わかりやすい アレルギー・免疫学講義

扇元敬司 ── 著

地球上に生物が出現したのは約35億年前といわれているが,生物は自己のおかれた環境に順応して環境からの被害を避けるとともに,自己保全のシステムを発達させながら進化を遂げてきた.その進化の歴史のなかで,生物は「自己」と「非自己」を識別し,「非自己」を排除して「自己」を保全する生体の防御機構としての免疫システムを確立した.免疫システムは,「自然免疫システム」と「獲得免疫システム」の2つから成り立っている.自然免疫は,生来,すでにもっている免疫で,事前に外来の抗原と接触したか否かにかかわりなく作動する.獲得免疫は,個人の成長とともに機能が発達する免疫システムで,ヒトなどの脊椎動物にのみ存在する高度な免疫システムである.本来,生体防御を担当している免疫現象は,ある条件下で生体に傷害を発現することがある.免疫機構が不正常な疾患群を免疫不全症といい,また,なんらかの原因で免疫学的自己寛容が破綻して,自己に過剰な免疫応答が発現する疾患を自己免疫疾患という.
── 人類の歴史は,疾病,とくに感染症とのたたかいの歴史でもある.たたかいのなかで人々は「疾病の二度なし」とよばれる免疫現象を発見した.しかし,この免疫現象はアレルギーという負の現象をも伴っていた.
歴史上の先駆者たちは,この免疫現象を,どのように見出し,どのように解釈してきたのであろうか.
ここでは,ギリシャ神話にまつわる星座の話からはじめよう.

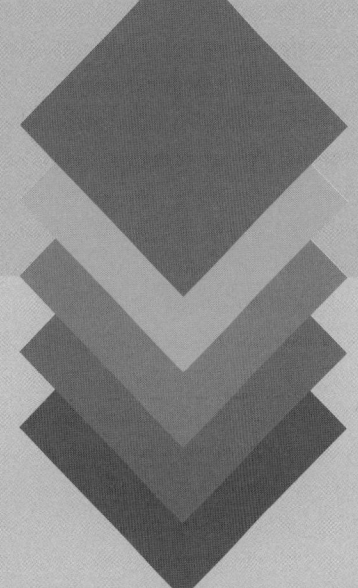

講談社サイエンティフィク

日本図書館協会推薦図書

序　文

　本書は一般教育課程（大学1，2年生）の「アレルギー学・免疫学」教科書および参考書である．とくに文科系・非医療系の学生を対象に執筆したつもりである．筆者は3年ほど前から，新設の女子大学人間発達心理学科2年生に免疫学を講じている．本書は，その3年間の講義プリントをベースに構成したものである．

　執筆にあたっては，中学・高校で「生物」を選択しない学生にも理解できる表現で，なおかつ自然科学が不得意な学生でも親しめる，簡潔な記述や表現をするようにこころがけた．国際的な情報交換が日常的な免疫学・アレルギー学で使用される重要な用語には英語を，難読な漢字とくに医学生物学用語にはふりがなを付し，電子辞書や携帯端末で意味が理解できるように配慮した．

　難解といわれる免疫学やアレルギー学の情報を90分間15回の講義で，理科的な関心もなく，また生物学の予備知識をもたない学生に，"どのようにしたら，わかりやすく理解してもらえるか"という思いが本書執筆の動機である．また，免疫やアレルギー現象の機作を知ることで，おそらく，多くの学生たちが悩んでいるかもしれない免疫学的過敏症アレルギーと上手に付き合うことを学んでもらえれば，というひそかな願望もある．

　1950年代後半からの筆者の研究生活は，サルモネラのスライド凝集反応判定というフィールド作業からはじまった．やがて，恩師　藤田尋吉先生の講義で，エールリヒ側鎖説やランドシュタイナー人工抗原の存在を学び，院生の頃にランドシュタイナー著『The Specificity of Serological Reactions』複刻版を入手してむさぼるように読んだ記憶がある．その後，従事した微生物学や寄生虫学の宿主寄生体関係論構築の研究生活のなかで，免疫学は研究ツールとして常のかたわらにあった．バイオテクノロジー分野の「免疫反応法」の解説（参考文献16），また学部学生対象の「免疫学概論」講義などにもたずさわってきた．爾来，定年退官後には，人間発達心理学科で免疫学講義を担当し，「心理学」と「免疫学」の接点を探していたが，最近，テキスト『Human Psychoneuroimmunology, Oxford Univ. Press（2005）：人間心理神経免疫学』を入手して，この分野に興味をそそられている．なお，加齢とともに進行している知に対する著者自身の内心忸怩たるおもいを文尾にファウストのモノローグで託した．

ご多忙のなかで心理免疫学に関する有益なご助言をいただいた柿沼美紀博士，難解な英文読解や構成内容に多くのご助言やご協力をいただいた幸田　力博士，星野結花氏，扇元　香氏，また日常の教育現場で数々のご配慮をいただいた林　寛博士，濱口恵子博士，志村二三夫博士，綿井雅康博士，すぐれた写真や原図を提供された今井壯一博士，奥薗淳子氏，図版や写真転載を許諾された各出版社，また編集出版にご尽力された小笠原弘高氏，堀　恭子氏をはじめ講談社の関係各位に厚く御礼申し上げる．

NACHT（夜）

　Faust（ファウスト）モノローグ

　　Da steh' ich nun, ich armer Tor, Und bin so klug als wie zuvor !
　　（それなのに，このとおりではないか，あわれな俺が，俺という「おろか者」が，
　　　　　　　　　　昔よりも少しも賢くなってはいないではないか！）
　　　　　　　　　　　　― ゲーテ『ファウスト：第一部，夜』―

ゲーテ（Johan Wolfgang von Goethe：1749-1832）：悲劇『ファウスト　第一部』冒頭，夜の書斎でファウストが独白する台詞の一部分から引用．日本語訳には相良守峯　訳『岩波文庫赤406-2』がある．原書は『GOETHE・FAUST, Der Tragödie erster und zweiter Teil Urfaust, Verlag C.H.Beck München（1994）』を使用した．

2006 年　晩秋

　　　　　　　　　　　　　　　　　　　　　　　　　　　　　　西荻窪寓居
　　　　　　　　　　　　　　　　　　　　　　　　　　　　　　扇元敬司

本書の使い方

1. 本書は，Ⅰ・Ⅱ部1〜15講で構成されています．90分間，15回の講義でひととおり学べるようになっています．
2. オリエンテーションでは，高等学校　生物教科書のアレルギー・免疫の説明，本書で使用するおもな用語の解説，そして本書全体の概要が説明してあります．
3. 各講は，はじめに**「チェックポイント」**として重要項目およびキーワードから各講の概要と基本的内容を提示しました．各講の構成をはじめに把握してください．
4. 各講のおわりには**「復習」**として各講のあらましの要約を示しました．復習に用いてください．
5. 原書解読の足がかりになるように**「研究課題」**を3か所に入れてあり，巻末（p.161, 162）に**「研究課題　解答アドバイス」**があります．
6. **「セルフチェック問題集」**として，各種資格試験の出題例に準じた**「A. 選択問題」**と**「B. 記述問題」**があります．各講をひととおり学習したら，これらの**「セルフチェック問題集」**に挑戦してください．巻末（p.169）に解答があります．
7. 確実に理解して覚えるべき重要語句や重要な事項は，ゴジック体または赤字になっています．
8. 本書は，免疫学・アレルギーの基礎的な知見について執筆したものです．免疫疾患やアレルギー性疾患の個々の治療状況に必ずしも当てはまらないことがあるかもしれません．罹患されている方は，くれぐれも担当されている医師と十分にご相談のうえ，医師の指導のもとで適切な治療や検査を受けていただくようにお願いいたします．

わかりやすいアレルギー・免疫学講義 ――― 目　次

序　文 ……………………………………………………………………………… iii
本書の使い方 ……………………………………………………………………… v
第0講　オリエンテーション …………………………………………………… 1

第Ⅰ部　生体防御・免疫システム ………………………………… 9

第1講　アレルギーと免疫学の歴史 …………………………………………… 10
第2講　自然免疫システム ……………………………………………………… 18
第3講　免疫を担当する器官と細胞 …………………………………………… 26
第4講　獲得免疫システム ……………………………………………………… 40
第5講　サイトカイン・エフェクター細胞 …………………………………… 51
第6講　感染症とワクチン・移植免疫と腫瘍免疫 …………………………… 59

第Ⅱ部　免疫異常・アレルギー …………………………………… 71

第7講　エイズ・免疫不全症・自己免疫疾患 ………………………………… 72
第8講　アレルギー・アナフィラキシー概説 ………………………………… 79
第9講　アレルギー対策・予防・検査法 ……………………………………… 92
第10講　アレルゲン ……………………………………………………………… 102
第11講　花粉症・鼻アレルギー・眼アレルギー ……………………………… 113
第12講　アトピー・アレルギー性皮膚炎・蕁麻疹 …………………………… 125
第13講　小児アレルギー・気管支喘息 ………………………………………… 137
第14講　食物アレルギー・環境アレルギー・シックハウス ………………… 145
第15講　職業アレルギー・心理免疫アレルギー ……………………………… 155

研究課題　解答アドバイス ……………………………………………………… 161
セルフチェック問題集・解答 …………………………………………………… 163
参考文献 …………………………………………………………………………… 170
図表出典一覧 ……………………………………………………………………… 171
索　引 ……………………………………………………………………………… 173

第0講 オリエンテーション

0.1 これまで高校では

高等学校の生物の教科書を開き,「免疫」や「アレルギー」についての記述を探すと,次のように書いてあるのに気が付くであろう.

生物Ⅰ（数研出版）
　子どものころ一度はしかにかかると,二度とかからないか,かかっても軽くすむ.このように,一度かかった病気の病原体に対して抵抗性をもつことを**免疫**という.
　抗原抗体反応が過敏に起こり,じんましんやぜんそくなどの病気の症状が現れることがある.このような生体に不利益をもたらす反応を**アレルギー**という.花粉症もアレルギーの一種である.

生物Ⅱ（東京書籍）
　生物は自己と異物（非自己）を認識するしくみをもっている.この識別と,それにもとづいて行われる異物処理のしくみを**免疫**という.
　異物の認識は,特定の細胞の細胞膜にあるタンパク質が異物に結合することによってなされる.
　花粉や,本来は無害な卵や牛乳などに対しても,過敏な免疫反応が起こることがある.これも抗原抗体反応によるもので,**アレルギー**とよばれる.

生物Ⅱ（教育出版）
　脊椎動物などでは,微生物に限らず,自分の体を構成する物質（自己の物質）と異物（非自己の物質）を区別し,非自己の物質のみを選択的に排除する.さらに,侵入した異物の種類は記憶され,ふたたびその物質が侵入したときにはすみやかに排除される.このしくみを**免疫**という.
　一方,免疫と同じようなしくみによって,生体に不都合な症状が現れることもある.ある抗原に対して免疫ができている生体にもう一度同じ抗原が入ると,過敏に反応して強い拒否反応を起こすことがある.これを**アレルギー**といい,花粉症やぜんそく,じんましん,アトピー性皮膚炎などはその例である.原因となる抗原を**アレルゲン**という.

各教科書は，それぞれ丁寧に免疫やアレルギーについて説明しているが，記述内容や焦点には三者三様のちがいがある．それは現在の免疫学の多岐にわたる研究をも示している．アレルギーをはじめとする免疫学研究は発展途上の過程にあり，関心や争点も日々変化している．研究する立場や研究目的が異なることも多く，一様に把握することはむずかしい．本講義では，数多い生体のアレルギーや免疫現象についておもに細胞レベルからの解説をする．

0.2 これからの講義のアウトライン

　これからの15回にわたる講義のアウトラインについて簡単な要約をしよう．

A. 免疫のなりたち

　免疫現象は生体の**防御反応**，アレルギー現象は生体の過剰防御による**傷害反応**である．いずれも外部環境から侵入した抗原（異物）の侵入に対する生体反応である．

　地球上に生物が出現したのは約35億年前といわれているが，その生物は自己のおかれた環境に順応して環境からの被害を避けるとともに，自己保全のシステムを発達させる方向で進化を遂げてきた．その進化の歴史のなかで，生物は**自己**と非自己を識別し，**非自己**を排除して自己を保全する生体の防御機構としての免疫システムを確立した．この免疫システムは，これまで人類が幾度となく遭遇し罹患した数々の**感染症**（伝染病）から奇跡的に治癒した者が，再度，同じ疾病にかかりにくくなる現象認識から見出された．しかし今日では，免疫システムはヒトの生体防御としての役割のみならず，神経システムや内分泌システムとともに，**生体機能の恒常性**（homeostasis）を維持しているシステムで，その異常反応が発現すると，**アレルギー**，**自己免疫疾患**などが起こることが知られている．

＊　やまい（疫）を免れるという意味の「免疫」の英語 immunity は，ラテン語の immunitas「義務から免れること，免税など」に由来している．パスツールは免疫現象を感染症の「二度なし：L'absence de recidive」とよんだ．

B. 自然免疫と獲得免疫

　ヒトの免疫システムは，**自然免疫システム**と**獲得免疫システム**の2つから成り立っている．

a. 自然免疫：自然免疫は，生来すでにもっている免疫で，**自然抵抗性**，**先天免疫**，**遺伝的免疫**，**非特異的抵抗性**などとよばれている．抗原の生体内侵入後，即時に応答して作用する体表組織，正常菌叢，補体などの体液成分，そして免疫細胞である単球，マクロファージや好中球などの抗原提示細胞，**貪食細胞群**さらに**NK細胞**や**NKT細胞**などである．

b. 獲得免疫：獲得免疫は個人の成長とともに機能が発達するので，**後天免疫**，**適応免疫**，**特異的抵抗性**などともよばれている．この獲得免疫は，特定の異物（抗原）の生体内に侵入後，約1週間程度のゆるやかな応答で作用する．Bリンパ球（B細胞）の活性化によって産生される抗体，またTリンパ球（T細胞）の活性化によるエフェクターT細胞と抗原提示細胞の抗原認識によって特定抗原の侵入に対応する．また，一度，外来の病原菌や異物を記憶したら二度と忘れない**免疫記憶**をもつ特長がある．この獲得免疫システムはヒトなどの脊椎動物にのみ存在する高度な免疫システムである．

C. 免疫異常・アレルギー

本来，生体防御を担当している免疫現象は，ある条件下で生体に傷害を発現することがある．生体被害を与える**先天性免疫不全症**，**後天性免疫不全症**，**自己免疫疾患**，**アレルギー性疾患**などの**免疫異常**である．特定の異物に対して過剰に免疫応答を発現するアレルギー性疾患では，生体防御バリアを破り侵入してきた異物に対して望ましくない傷害を示す．異常な免疫応答は個体に傷害を与えて種々の生体反応を誘発する．

D. ヒト血液成分の免疫機能 (表0.1)

骨髄の造血幹細胞から発生した血球細胞は，**白血球**，**赤血球**，**血小板**などに分化して生体内を**ホーミング**（homing：帰巣）する．造血幹細胞からは最初に**ミエロイド系（骨髄）細胞**と**リンパ系細胞**が分化するが，やがてミエロイド系細胞は，**単球**，**マクロファージ**，**好中球**，**好酸球**，**マスト細胞**（肥満細胞）などの**骨髄球**および樹状細胞，赤血球，血小板に分化する．これらはおもに自然免疫に関与する．またリンパ系細胞は，T細胞，B細胞，NK細胞，NKT細胞などのリンパ球に分化する．リンパ系細胞から分化した一部のリンパ球は，胸腺で分化し成熟してT細胞に変化する．T細胞はさらに**キラーT細胞**，**ヘルパーT細胞**などに分化しておもに獲得免疫に関与する．

表 0.1　血液成分のおもな免疫機能

型	亜型	免疫機能
ミエロイド系細胞（骨髄球） 単核白血球 多形核白血球	単球（monocyte） マクロファージ（macrophage） 好中球（neutrophil） 好塩基球（basophil） マスト細胞（肥満細胞：mast cell） 好酸球（eosinophil） 樹状細胞1（dendritic cell 1；DC1）	抗原提示・炎症・ADCC 抗原提示・炎症・ADCC 抗微生物活性・炎症・ADCC IgE応答 IgE応答・アレルギー応答 アレルギー・喘息応答・寄生虫防御 Th1細胞への抗原提示
リンパ系細胞（リンパ球）	T細胞（Tリンパ球） B細胞（Bリンパ球） NK細胞 NKT細胞 樹状細胞2（dendritic cell 2；DC2）	細胞介在免疫（細胞性免疫）担当 液性免疫担当 非特異的な細胞傷害・ADCC T細胞亜群・細胞性免疫担当 Th2細胞への抗原提示
赤芽球細胞	赤血球（erythrocyte） 血小板（platelet）	血液中の抗原抗体複合体の移動 血液凝固
血中の液性組成	凝固因子 補体 免疫グロブリン	炎症 液性免疫機能・免疫機能の制御 液性免疫機能

注）ADCC（antibody-dependent cellular cytoxicity）：**抗体依存性細胞傷害**
　　IgE（immunoglobulin E）：**免疫グロブリンE**

0.3 おもな免疫・アレルギー関連用語

知っていると本書の内容を理解する手がかりになる用語です.

用語	英語	解説
IgE	immunoglobulin E antibody	免疫グロブリンE. I型アレルギーに関与する抗体. アトピー性疾患や寄生虫症では顕著に増加する. マスト細胞表面に結合する. 旧名称はレアギン.
IgA	immunoglobulin A antibody	血清型 IgA と分泌型 IgA（sIgA：secretory IgA）の2種類がある. 血清型 IgA（分子約17万）は一量体として血清中に存在し, 分泌型 IgA（分子量約40万）は, 鼻汁, 唾液, 涙, 乳汁などの粘膜分泌物中に二量体として存在する. sIgA は局所免疫に重要な役割をつとめる.
IgM	immunoglobulin M antibody	生体に対する病原菌感染の初期に血中で上昇する抗体成分である.
IgG	immunoglobulin G antibody	液性免疫の主役で微生物や自己抗原との結合性が強い. 胎盤通過性があり, 母体胎児や生後数か月間乳幼児の感染防御に寄与する.
IgD	immunoglobulin D antibody	生体内では酵素分解を受けやすいが, B細胞の分化や増殖に関係している. B細胞表面に IgM とともに存在する抗原受容体（抗原レセプター）として発現する.
アイソタイプ	isotype	正常なヒトに存在する抗体の定常域構造, 抗体クラスやサブクラスのこと. イソタイプともいう.
アウトグロー	outgrow	寛解と同義. 小児成長に伴う免疫機能の発達によるアレルギー症状の軽減または消失をいう. 幼児期食物アレルギー, アトピー性皮膚炎, 思春期喘息などにみられる.
アグレトープ	agretope	MHC 分子と相互作用を起こす抗原または抗原フラグメント部分をさす.
アジュバント	adjuvant	抗原に対する反応を非特異的に増強する物質. 免疫反応を高める補助的薬剤.
アトピー	atopy	遺伝的体質と環境要因によって発症する過敏反応で IgE 介在型である. 喘息, 蕁麻疹などのアレルギー性疾患を発症する.
アナジー	anergy	リンパ球が機能的不応答になる可逆的な免疫寛容のこと.
アナフィラキシー	anaphylaxis	IgE やアナフィラトキシンによって誘導され, マスト細胞の脱顆粒によって起こる. 血管拡張や平滑筋収縮などを発症して, しばしば致死的な経過をとる.
アナフィラトキシン	anaphylatoxin	C3a, C4a, C5a のように補体解離によって生成する補体成分. マスト細胞の脱顆粒が起こる.
アビディティー	avidity	抗原と抗体のような2分子間結合力. アフィニティーよりも大きい.
アポトーシス	apoptosis	DNA 断絶によるプログラム細胞死. 細胞の自滅死.
アラキドン酸カスケード	arachidonate cascade	細胞が刺激され遊離したアラキドン酸からプロスタグランジン, ロイコトリエンなどが産生されて細胞機能調節を行う階段的な反応過程.
アレルギー	allergy	異物に対する生体の免疫学的な過敏反応. 皮膚炎, 蕁麻疹, 結膜炎, 浮腫, 鼻炎, 喘息などの病的な症状を発症する.
アレルゲン	allergen	アレルギーの原因となる抗原のこと. 低分子ポリペプチドまたはタンパク質. 生体感作は化学構造や決定物質（エピトープ）の組み合わせで決まる.
アロタイプ	allotype	アロ抗原（同種抗原）. 同種動物間で遺伝的に異なる形質が発現して生じた抗原.
イムノトキシン	immunotoxin	毒性物質とモノクローン抗体を化学的結合により作成した細胞傷害性物質.
インターフェロン	interferon；IFN；IF	非特異的防御細胞から分泌されるサイトカインの一種. 抗ウイルス因子でもある.
インターロイキン	interleukin；IL	サイトカインの一種. マクロファージやリンパ球から産生される細胞間シグナル伝達をする低分子糖タンパク質.
インバリアント鎖	invariant chain	抗原提示細胞内のペプチド鎖. MHC クラスⅡ分子の正しい構造を保持するために細胞内で結合するシャペロンのこと.
エイコサノイド	eicosanoid	アラキドン酸などポリ不飽和酸から生成される化合物. ロイコトリエン, プロスタグランジンなどがある.
衛生仮説	hygiene hypothesis	衛生環境の整備向上による感染症の危険性低下がアレルギー増加の一因ではないかという説.
HLA	human leukocyte antigen	ヒト白血球抗原の略称. マウスの MHC に該当する. 細胞内ペプチドをとり込む分子で, 細胞表面に運搬して CD4 T細胞または CD8 T細胞に提示する.
液性免疫	humoral immunity	体液性免疫. B細胞が作動して産生される抗体が直接抗原（異物）と結合して異物排除に働く.

用語	英語	解説
ADCC	antibody-dependent cellular cytotoxicity	抗体依存性細胞傷害．抗体構造のFc部分の受容体（レセプター）をもつマクロファージ，好中球，NK細胞など免疫細胞によって抗原を結合した標的細胞が直接に傷害される機構のこと．
NK細胞	natural killer cell, NK cell	ナチュラルキラー細胞ともいう．T細胞受容体（T細胞レセプター）を表現しないリンパ球．MHCクラスI分子を表現しない細胞に対して細胞毒性を示す．
エピトープ	epitope	抗原決定基．特異抗体が結合する分子上の抗原位置をいう．
エフェクター細胞	effector cell	最終的効果を発現する機能性細胞．おもにリンパ球や貪食細胞の機能性細胞をいう．
MHC	major histocompatibility complex	▶主要組織適合遺伝子複合体
炎症	inflammation	さまざまな有害作用に対する組織の防御反応．①発赤，②熱感，③疼痛，④腫脹の炎症四徴候，さらに⑤機能障害を加えて急性炎症五徴候という．
オプソニン	opsonin	貪食細胞の貪食作用を亢進させる物質．抗体や補体成分C3b，またレクチンなどのタンパク質．
オプソニン化	opsoninzation	食作用の促進のために標的抗原をオプソニンでおおうこと．
外因性	eogenous	生体外の因子によって起こること．外生ともいう．
外毒素	exsotoxisin	ブドウ球菌，ボツリヌス菌などのグラム陽性菌の毒素性タンパク質の代謝産物である．
化学走性	chemotaxis	走化性，ケモタキシスともいう．微生物や細胞が化学的刺激の方向へ，またはそれと反対の方向へ運動すること．その物質に向かうものを正の走化性，またそれから逃れるものを負の走化性という．
架橋	cross-linking	ポリペプチド結合間のS-S結合やリシン結合などの化学結合のこと．
カスケード反応	cascade reaction	階段小滝の流れように反応が次々と伝達され活性化して引き継がれる反応．
カドヘリン	cadherin	膜内在性糖タンパク質群．細胞間接着分子．形態形成分化に関与する．E-カドヘリン（ウボモルリン）は上皮細胞のベルトデスモソームに集中分布している．
寛解	outgrow, remission	アウトグローともいう．疾病そのものは完全に治癒していないが，症状が軽減また消失すること．
感作	sensitization	▶プライミング
感染	infection	病原性微生物（プリオン，ウイルス，細菌，真菌など），寄生虫などの生体への侵入のこと．
胸腺細胞	thymocyte	胸腺内で成熟段階にあるT細胞をいう．
キラーT細胞	cytotoxic T cell ; Tc	細胞傷害性T細胞．CD8 T細胞ともいう．おもにCD8抗原マーカーを表現するT細胞．MHC分子によって提示される抗原ペプチドを認識して細胞傷害性（細胞毒性）を発現する．
形質細胞	plasma cell	プラズマ細胞ともいう．抗体産生細胞．特異的免疫グロブリンを大量に産生・放出する識別されたB細胞．
ケモカイン	chemokine	サイトカインの一種．免疫担当細胞の走化反応と活性化を誘導．リンパ組織の発達，Th1/Th2細胞の分化，創傷治癒などに関係する．
抗原	antigen	特異的免疫応答の引きがねとなる物質．免疫応答を単独では誘導しない低分子物質をハプテンとよび，他のタンパク質と結合して免疫原性を発現する（ハプテンキャリア複合体）．
抗原提示細胞	antigen presenting cell ; APC	マクロファージ，単球，樹状細胞，ランゲルハンス細胞などである．外来抗原を貪食してMHC IIクラス分子と結合し，T細胞を刺激して提示する．APCはまたCD80・CD86を発現してT細胞活性化を惹起する．
抗原プロセシング	antigen processing	抗原が細胞内でタンパク質溶解を起こす．このプロセスによって種々のペプチド配列のMHC分子との接着を誘導され，抗原表面に提示される．
交差反応	cross reaction	2種以上のタンパク質・炭水化物・糖タンパク・ハプテンなどの物質が，特異抗体，特異T細胞に同時に認識されて反応すること．交差反応は当該の抗原決定物質の構造，機能が同一のために発現する．
骨髄球	myelocyte	単核球・マクロファージなどの単核白血球，好中球，好酸球，好塩基球，マスト細胞などの多形核白血球のミエロイド系細胞のこと．
コンビネーション効果	combination effect	ひとつの器官に同時に作用して生物機能に影響を与える2種以上の物質効果．生物学的影響の相乗または減少を示す．
サイトカイン	cytokine	免疫細胞の分化，増殖または機能を促進したり抑制する生理活性物質で低分子量タンパク質である．免疫細胞間の反応を干渉する可溶性分子の総称でもある．

用語	英語	解説
細胞傷害性T細胞	cytotoxic T cell	▶キラーT細胞
細胞性免疫	cellular immunity	T細胞を主役としたリンパ球に依存する免疫.
作用機序	mechanism of action	物理学的・生化学的・物理生理学的観点からみた物質の薬理作用または毒性作用の特性. それぞれの効果は物理化学的特性に基づく.
CLA	cutaneous lymphocyte-associated antigen	皮膚リンパ球抗原. T細胞上の糖タンパク抗原. 皮膚血管内皮細胞上のE-セレクチンとの相互作用でT細胞は皮膚に遊走浸潤する.
湿疹	eczema	皮膚炎と同義. 慢性皮膚炎を湿疹と定義することもある.
CD8 T細胞	cluster of differentiation 8 T cell, cluster of determination 8 cell, CD8 T cell	▶キラーT細胞
CD4 T細胞	cluster of differentiation 4 T cell, cluster of determination 4 cell, CD4 T cell	▶ヘルパーT細胞
JAK（ジャック）	Janus tyrosine kinase	細胞内シグナル伝達と細胞環境認識を担うチロシンキナーゼ. 構造末端に2つの異なるキナーゼをもつ酵素群. ローマ神話のなかの両顔面の門戸守護神ヤーヌスにちなんで命名されている.
シャペロン	chaperon(e)	ストレスタンパク質 HSP（heat shock protein）のこと. 高温などでタンパク質の立体構造が崩れた際に, すばやく元の構造に戻す役割をする. 社交界デビューの若い貴婦人介添人のことから転じた用語. 分子シャペロンともいう.
樹状細胞	dendritic cells；DC	プロフェッショナル抗原提示細胞. T細胞依存性免疫応答での抗原提示細胞（APC）として機能する. ①DC1はミエロイド系樹状細胞で皮膚のランゲルハンス細胞またはリンパ管内のベール細胞などの真皮細胞や間質細胞に分布している. マクロファージや顆粒球と近縁の細胞群である. ②DC2はリンパ球系樹状細胞で胸腺髄質や脾臓やリンパ節T細胞領域に分布する相互連結樹状細胞ともいう. T細胞と共通の前駆細胞に由来する. いずれのDCもマクロファージやB細胞などよりも強力な抗原提示細胞である. MHC分子やCD1分子を介して多くの分子を提示して特異的T細胞を刺激活性化する機能を保持している.
主要組織適合遺伝子複合体	major histocompatibility complex；MHC	T細胞に抗原提示をするのに必要な分子をコードする遺伝子領域のこと. MHC分子は形質膜上に発現する膜結合型糖タンパク質である. 抗原が分解されて生成されたペプチドと結合してT細胞の抗原認識における抗原提示を仲介する. ①MHCクラスI分子はほとんどの有核細胞に発現して内因性抗原を提示し, おもにCD8 T細胞を認識する. ②MHCクラスII分子は, 単球・マクロファージ・B細胞・樹状細胞などの抗原提示細胞などに発現して外因性抗原を提示し, おもにCD4 T細胞を認識する. ③MHCクラスIII分子は補体成分や腫瘍壊死因子に関係しており, 補体欠損疾患との関連性などが指摘されている. MHC分子は個体ごとに異なる遺伝的多様性をもち, 最初は臓器移植の免疫的拒絶拒否反応から見出された. MHCはマウスのHLAに該当する.
食物不耐性	food intolerance	非免疫機作による食物の副作用. 食物アレルギー以外の食物障害のこと. 食中毒, 乳糖不耐性, カフェインなどの薬理的副作用をいう.
親和性	affinity	抗原決定物質（エピトープ）と抗体の結合領域の結合度合いの強さをいう.
生体異物	xenobiotic	生物系における化学的な外来物質のこと.
セレクチン	selectin	糖タンパク質でリンパ球の血管外移動に関与する接着分子である. E-セレクチンは炎症性サイトカインの刺激により血管内皮細胞上に誘導する. L-, P-がある.
線維芽細胞	fibroblast	細胞間物質を合成できる結合組織の固有細胞. 生体内で創傷治癒や病的線維化を起こす細胞外物質を産生する細胞である.
喘息	asthma	慢性炎症・気管支過敏などの背景因子によって気道の収縮が突然起こること.
造血	hematopoiesis	赤血球や白血球を産生する.
耐性	tolerance	免疫活動の欠損状態をいう. トレランスともいう.
多クローン抗体	polyclonal antibody	モノクローン抗体の対語. 通常の抗血清の抗体. 通常の抗原分子は複数の抗原決定基（エピトープ）をもつ.
多形核白血球	polymorphonuclear leukocyte；PMN	顆粒球と同義. 好中球, 好酸球, 好塩基球, マスト細胞などを含む.

用語	英語	解説
単核食細胞	mononuclear phagocyte	貪食能をもつ単核球．単球，マクロファージ，樹状細胞，ランゲルハンス細胞などである．活性化するとIL-1，TNFなどのサイトカインを産生する．
単クローン抗体	monoclonal antibody	ポリクローン抗体の対語．1個のB細胞クローンに由来する抗体である．抗体が均一で，その抗原結合部位とアイソタイプは同一である．
中毒	intoxication	生体の毒物，毒物作用．物質，用量，暴露時間，個人などで感受性が異なる．多くの中毒は典型的臨床像を呈する．
TNF	tumor necrosis factor	腫瘍壊死因子．サイトカインの一種．腫瘍細胞傷害，抗ウイルス作用などをもつ．
T細胞	T cell	Tリンパ球（T lymphocyte）と同義．MHC分子によって提示される抗原に由来する特異的ペプチドを認識する特殊なレセプター（T細胞受容体）を表現するリンパ球．
T細胞レセプター	T cell receptor；TCR	T細胞表面にあり，抗原を捕捉する受容体．
特異体質	idiosyncrasy	初回接触時にみられる多様な外因物質に対する遺伝的過敏反応を起こす体質．ソラマメ中毒などの体質的な酵素欠損のことが多い．
毒物	toxin	生物由来で生物に傷害を与える物質．
内因性	endogenous	生体内の因子によって起こる．内生ともいう．
内毒素	endotoxin	大腸菌などグラム陰性菌の菌体表層の病原性リポ多糖体（LPS）のこと．
発症率	incidence	ある一定の期間（とくに明記なければ1年）に新しい疾患が発現する割合．
ハプテン	hapten	キャリアとよばれる分子複合体をつくると免疫原性をもてる低分子の抗原のこと．
PRR	pattern recognition receptor	パターン認識レセプター（型認識受容体）．
PAMP	pathogen associated molecular pattern	病原体関連分子パターン．抗原とくに病原体細胞表面に付着している特有な分子構造．
B細胞	B cell	Bリンパ球（B lymphocyte）と同義．免疫グロブリンを分泌するリンパ球のこと．
B細胞抗原レセプター	B cell receptor；BCR	B細胞抗原受容体．B細胞の細胞膜に存在する膜型免疫グロブリン（mIg）のこと．
プライミング	priming	ペプチドに対する免疫応答の誘導．感作ともいう．細胞レベルでは細胞の活性化をさす．
プロセシング	processing	抗原，タンパク質，糖鎖などの生化学的反応過程のこと．抗原プロセシングは，抗原が抗原提示細胞内で十数個のアミノ酸から構成されるペプチドにまで分解されてMHC分子とともにT細胞に認識される現象過程のことをいう．
ヘルパーT細胞	helper T cell；Th	CD4 T細胞ともいう．CD4抗原マーカーを表現するT細胞である．MHCクラスⅡ分子によって提示された抗原ペプチドを認識して免疫応答の開始・維持・誘導のおもな役割を果たす．Th1細胞はサイトカインを介した器官特異的な炎症性免疫応答を開始する．Th2細胞は，この反応を阻害する代わりにB細胞によって好ましいIgEを生成する．
発疹	exanthem	皮膚の発疹・皮疹で，開始・活動・寛解の経過で広範化する．感染や薬剤などの引きがね因子によって特徴的な症状を示す．
マイトジェン	mitogen	細胞分裂促進物質．リンパ球を抗原非特異的（ポリクローナル）に刺激活性化させてDNA合成や増殖を誘起分裂させる．B細胞活性化LPS（リポ多糖体），T細胞活性化PHA（フィトヘマグルチニン），レクチン，コンカナバリンなどがある．
メディエーター	mediator	化学伝達物質．刺激により細胞から放出される情報伝達を仲介する生理活性物質．ヒスタミン，セロトニンなどがある．化学メディエーターともいう．
免疫複合体	immune complex；IC	抗原-抗体反応物質で，補体系の成分を含む．
免疫抑制	immunosuppression	免疫応答の減弱または異常．
有病率	prevalence	ある一定の時点（時点有病率）または定義された期間（期間有病率）に，人口のうち障害または臨床徴候を有する患者数の割合．
リガンド	ligand	機能性タンパク質に特異的に結合する物質．たとえば，IL-2レセプターに対するリガンドはIL-2である．
リモデリング	remodeling	気管や皮膚などの正常な組織が傷害を受けて，これが修復された際に元の構造とはまったく異なる構造に改築，修復されること．正常な修復機構（repair）の対語．気管支喘息や皮膚炎などの症状でみられる．
リンパ球	lymphoid	T細胞，B細胞，NK細胞，NKT細胞で構成され，抗原に特異的に反応する細胞．獲得免疫の主役．
ロイコトリエン	leukotrien	アラキドン酸の代謝転換で生成する物質．気管支喘息などのアレルギー反応に関与するエイコサノイドの総称．

第Ⅰ部
生体防御・免疫システム

第1講 アレルギーと免疫学の歴史

第1講のチェックポイント

- ☐ ヒポクラテス
- ☐ 液性免疫と細胞性免疫
- ☐ 自然免疫と獲得免疫
- ☐ ジェンナー
- ☐ 貪食作用
- ☐ パスツール
- ☐ 血清療法
- ☐ 予防接種
- ☐ コッホ
- ☐ 種痘
- ☐ メチニコフ
- ☐ レーウェンフック
- ☐ ベーリング
- ☐ 北里柴三郎
- ☐ 側鎖説
- ☐ ランドシュタイナー
- ☐ エールリヒ
- ☐ P-K反応
- ☐ アルサス反応
- ☐ 人工抗原

1.1 人類と疾病の出会い

　人類の歴史は，疾病，とくに感染症とのたたかいの歴史でもある．たたかいのなかで人々は「**疾病の二度なし**」とよばれる**免疫現象**を発見した．しかし，この免疫現象はアレルギーという負の現象をも伴っていた．

　歴史上の先駆者たちは，この免疫現象を，どのように見出し，どのように解釈してきたのであろうか．

　ここでは，ギリシャ神話にまつわる星座の話からはじめよう．

A. 夜空のむこうには

　初夏の夜空，空を見上げると，天の川の右側に広がる大きな星座がある．α星を頂点に五角形の星列を描いている「へびつかい座（ophiuchus）」である．この星座は13番目の星座ともよばれている．このヘビ使いはギリシャ神話の医神アスクレピオスである．両手にへび座の聖蛇をもつ彼は，ヘビを使って疾病に苦しむ多くの人々を治癒したが，その名声におごり，死んだ人をよみがえらせてゼウスの怒りをかい，雷撃に打たれて天界に昇り星座を与えられたという（図1.1）．

　原始信仰では，脱皮するヘビは新生と死をつかさどるという善悪両面の象徴とされた．**免疫現象**は生体を守るという「光」と，病的な**アレルギー**という「影」の面をもっている「諸刃の剣」の生体システムとして人類の前に姿を現した．

B. ヒポクラテスの時代

　人類による四大河川文明とよばれる都市世界の形成によって多数の市民は集落を形成して東西の交易をくり返した．しかし，そこではさまざまな疾病が流行し

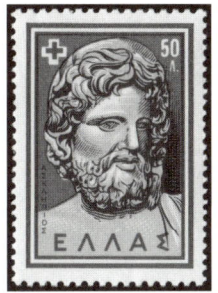 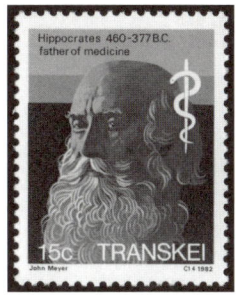

図1.1（左） 星座「へびつかい座」になったアスクレピオス（ギリシャ）

図1.2（右） 古代ギリシャの医学哲学者ヒポクラテス（ギリシャ）図右上に描かれている「杖にからまるヘビ（アスクレピオスの杖）」は医学のシンボルとして現在でも紋章に使用されている.

人々を苦しめた．そのなかで古代ギリシャの哲学者ヒポクラテス（Hippocrates：BC460～377）（図1.2）は，BC400年頃の医学書のなかで，アレルギー性気管支炎である喘息の流行は，汚れたミアズマとよばれる毒気を吸引して，体液調和を乱したためという**環境病因説**を唱えている．また，当時の古代中国の記録や旧約聖書には他人と接触すると病を招くという**接触感染説**が多く登場する．BC790年頃にローマで，またBC200年頃にはインドで多くの人々の間に疫病が流行した．BC430年から約30年に及んだアテネとスパルタ間で起きたペロポネソス戦争ではペストが大発生して多くの人々が病死した．しかし，そのなかで病気から回復した人々は二度と罹患しなかったという記録がある．これは「**疾病の二度なし**」という免疫現象のひとつの歴史逸話である．だが，所詮，人々は悪疫におびえて暮らす以外に防ぐ手立てはなかった．

C. 中世の暗黒からの脱出

10世紀，イランの医学者ラーゼス（Er Rhazes：865～932）は，罹患した患者は「二度と感染しない現象」すなわち免疫獲得について世界で最初に記述したとされている．そのころのヨーロッパでは**ペスト**や**天然痘**の大流行，アジアではガンジス川流域が起源といわれる**コレラ**の大流行や**赤痢**，**チフス**などの流行，さらに16世紀には北米大陸から**梅毒**が侵入して世界中に広がり人々を苦しめた．

このような文明の発展と阻害にかかわりを多くもっている微生物による感染症について人類が対処する方法を学んだのは17世紀後半になってからである．1674年，オランダのレーウェンフック（Antoni van Leeuwenhoek：1632～1723）の顕微鏡開発による微生物観察と発見は，人々を苦しめている感染症の正体が微生物であり，これを撲滅することが流行病を防ぐ手立てであることを初めて知った．

1.2 アレルギー・免疫学研究の夜明け

A. 種痘・ワクチンの発明

　古代インドではじめられ，中近東に伝えられた人痘を接種するトルコ式種痘法は，痘瘡（天然痘）の**免疫予防法**として17世紀に日本を含むアジア・中近東で広く用いられていた（図1.3）．18世紀にはトルコからイギリスをはじめ欧米各地に伝来して広く予防接種が行われた．なかでもアメリカでは，独立戦争当時の北軍司令官ジョージ・ワシントンが，1776年に痘瘡患者の膿を全北軍兵士に接種することを命令して多くの痘瘡予防効果をあげたという．しかし人痘接種法は，当然ながら民間の伝承医療の域にすぎず，危険性は高く，医療事故も多かった．

　18世紀（1796年），イギリスのエドワード・ジェンナー（Edward Jenner：1749〜1823）は，牛痘をヒトに接種してもヒトは天然痘に感染しなくなることを報告した．これは生体の免疫応答に関する科学的な最初の報告として知られている（図1.4）．1870年代になり，**滅菌法**を開発して**自然発生説**を打破したルイ・パスツール（Louis Pasteur：1822〜1895）は，ヒトや動物に伝染する病気の原因と予防の研究も行った．彼は感染症が微生物によって起こることを見出し，さらに生体の免疫記憶を利用した**ワクチン**（vaccine）による予防法を開発した．この予防法は，病原菌の変異現象を利用した方法である．パスツールはさまざまな病原菌を特殊な方法で培養し，他種動物に接種・継代して本来の宿主動物に対

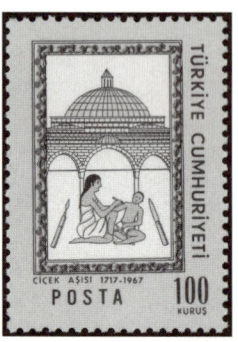
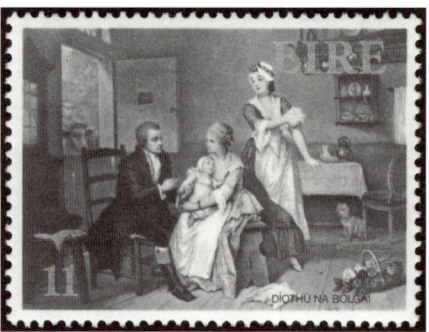

図1.3（左） トルコ式種痘法（人痘接種法）（トルコ）
1717年4月1日に人痘の集団接種がトルコで初めて実施されたとされている．

図1.4（右） ジェンナーによる牛痘接種（イギリス）

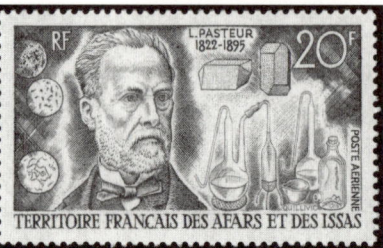

図1.5 ワクチン開発者ルイ・パスツール（フランス）

する病原性を低下させて弱毒化した．この弱毒菌には生体に免疫応答を引き起こす免疫原性を保持していたので，これを生体に接種して再び病気を起こさないようにする『**予防接種法**』を考案した．このような実験例は，いくつも積み重ねられ，やがてニワトリコレラワクチン（1880年），**炭疽病ワクチン**（1881年），**狂犬病ワクチン**（1885年）など多くのワクチンが実用化された．パスツールは基礎的な微生物学研究にとどまらず，実用的な一連のワクチン開発により予防接種法を成功させ，再感染に対する生体防御反応である免疫応答の結果を示したことで近代免疫学の出発点といわれている（図1.5）．

B. アレルギーの確認

a. 花粉症の発見（枯草熱の記載）：ワクチン開発が盛んになり生体防御としての免疫学研究が緒につきはじめた18世紀末から19世紀初頭には，免疫学のもうひとつの顔であるアレルギーの正体が人類の前に次第に姿を現しはじめた．

1819年，イギリスの医師ボストック（John Bostock）は，季節的な鼻症状，喘息，流涙などの夏風邪様の症状が，牧草の乾草との接触で発病する**枯草熱**（hay fever）であると記載した．さらに1873年に同じイギリスの医師ブラックレー（Charles H.Blackley）は，自著『枯草熱あるいは枯草喘息病因の実験的研究』のなかで，今日でも使用されている空中花粉測定，鼻誘発試験，また皮膚反応試験などから枯草熱が熱病ではなく牧草花粉による花粉症であることを証明した．なお牧草をはじめ野外や室内の塵埃からは，世界各地で枯草菌（*Bacillus subutilis*）とよばれる細菌が頻繁に分離される．もちろん，この細菌は花粉症（枯草熱）とは無縁であるが，日本のプロバイオテックスである納豆食品を発酵生産する納豆菌（*Bacillus natto*）は本菌種の仲間である．

b. コッホ現象：細菌の**純粋培養法**の確立，**炭疽菌**，**コレラ菌**，**結核菌**の発見また培養などで，パスツールとともに近代細菌学の開祖として知られているドイツのロベルト・コッホ（Heinrich Hermann Robert Koch：1843～1910）は，現在でも人々が苦しんでいるアレルギーの基礎的な知見であるコッホ現象（1891）を発見した．これは結核菌に感染している動物に再び**結核菌**を感染させた場合には，その皮膚に暗赤色のしこりが出現するが，結核菌は拡大せずに治癒する現象である．これは生体の防御反応とアレルギー反応が同時に起こる免疫応答のひとつで**IV型アレルギー反応**である．これを応用したのが結核の診断のための**ツベルクリン**である．

C. 血清学・液性免疫

a. 血清療法と血清病：1890年，ドイツのベーリング（Emil adolf von Behring：1854～1917）（図1.6）と北里柴三郎（1852～1931）（図1.7）は，**ジフテリア毒素**や**破傷風毒素**を中和する**抗毒素**，すなわち抗体が免疫した動物血清中に存在していることを発見した．この発見によって免疫応答には病原体や異物の抗

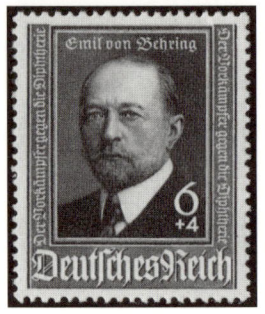 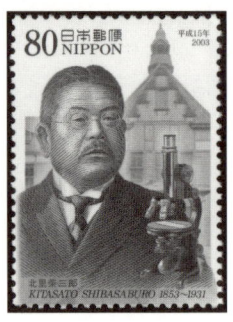

図1.6（左） 液性免疫，血清反応を発見したベーリング（ドイツ）

図1.7（右） ベーリングの共同研究者北里柴三郎

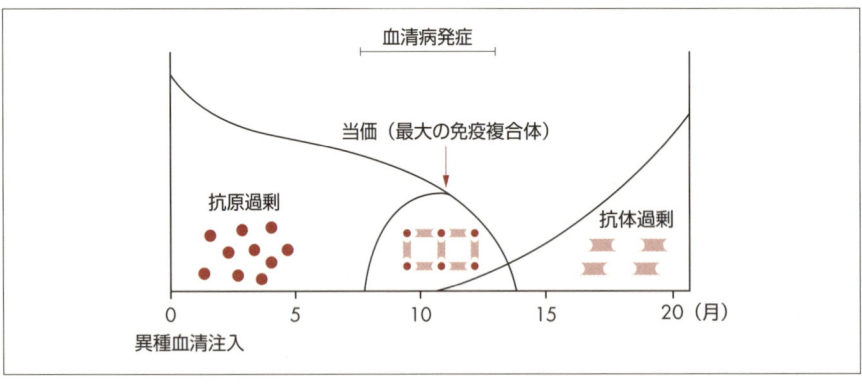

図1.8 血清病の変化と免疫複合体の大きさ

原と，それを認識して排除する生体タンパク質の**抗体**という概念が確立された．これを応用して，ジフテリア，破傷風，百日咳，ヘビ毒などの抗毒素による**血清療法**を開発した．これらの業績は現在の**液性免疫**に関する基礎的知見となった．しかし，異種動物の血清を使用する血清療法は，蕁麻疹，発熱，関節痛またはショックなどのアレルギー性の傷害を呈したり，異種動物の血清の反復投与による血清成分に対する抗体産生による血清療法の副作用である**血清病**（serum sickness）を発症する．使用した異種血清は条件によってヒトに強い免疫応答を誘導して**IgG**（**免疫グロブリンG**）**抗体**を産生して**免疫複合体**を形成する（図1.8）．血管壁ではアルサス型反応，糸状体腎炎などを引き起こす**Ⅲ型アレルギー反応**となる．さらに血清療法を反復すると高い確率でⅠ型アナフィラキシー，血液型が適合しない同種血液の輸血は急性Ⅱ型アレルギーとなる．

b．細胞性免疫・貪食作用：1883年，ロシアのメチニコフ（Ilya Ilyich Metchnikov：1845～1916）（図1.9）は，イタリアのシシリー島で，ヒトデの体内に侵入した異物の粒子をとり込み破壊する細胞を見出し，これを**貪食細胞**と命名した．同様にヒトのからだに炎症が起こると血中に多数の小型白血球（好中球）が多数出現して微生物を捕捉して食べはじめ，さらに大型の貪食細胞が出現した．メチニコフははじめに出現する好中球をミクロファージ（microphage），あとから出現する細胞を**マクロファージ**（macrophage）と命名した．このマクロファージは血中の白血球の一種である単球が血管外にしみだしたものであることや，皮

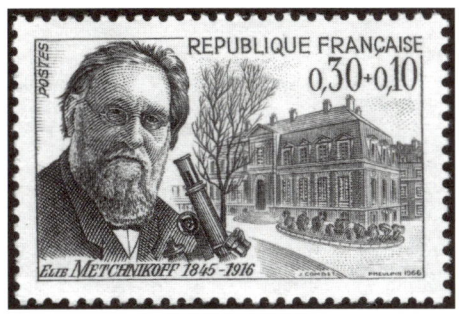
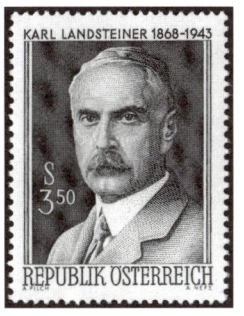

図1.9（左） マクロファージ，細胞性免疫を発見したメチニコフ（ロシア）

図1.10（右） 血液型，自己免疫疾患を発見したランドシュタイナー（オーストリア）

表1.1 液性免疫システムと細胞性免疫システム

	対象抗原	対応免疫細胞	エフェクター機構	機　能
液性免疫システム	細胞外抗原	B細胞	抗体の分泌	細胞外抗原の排除
細胞性免疫システム	細胞内抗原 貪食細胞内抗原	Tc細胞 Th細胞	抗原提示・処理 貪食細胞活性化	細胞内抗原処理 抗原殺滅・排除

注）B細胞：Bリンパ球，Tc細胞：キラーT細胞（細胞傷害性T細胞）
Th細胞：ヘルパーT細胞，貪食細胞：好中球・単球・マクロファージなど

膚のランゲルハンス細胞などの組織マクロファージとよばれる多くの種類が存在していることも後年判明した．これらの知見は現在の**細胞性免疫**の基礎的知見となった．この細胞性免疫の発見は，さきのベーリング・北里らの液性免疫と同じように免疫現象の解明に大きく貢献した（表1.1）．また，メチニコフは**プロバイオテックス**であるヨーグルトの普及者としても知られている．彼は自分の免疫効果を高めて老化を防止するためにブルガリアに赴き，ヨーグルトを入手して常飲し，周囲の人々にも薦めた．そしてさらにヨーグルトから乳酸菌を分離培養して，その培養菌液を連日飲用して健康保持に専念したが71歳で逝去した．

c. 側鎖説・抗原抗体反応： 好中球，好酸球，好塩基球などの白血球の染色法やマスト細胞（肥満細胞）を見出して血液学の基礎を築き，梅毒特効薬サルバルサンを創薬したドイツの化学者エールリヒ（Paul Ehrlich：1854～1915）は，免疫反応に化学量論的な考えを導入して，血清力価測定法，**受動免疫・能動免疫**，**毒素・抗毒素相互作用**による抗体産生機作として**側鎖説**（Seitenkettenthorie ザイテンケッテンテオリー）を提唱し，著書『免疫理論』を1900年に刊行した．

d. 血液型と人工抗原・自己免疫疾患： 1901年，オーストリアのランドシュタイナー（Karl Landsteiner：1868～1943）（図1.10）は，同種血球凝集反応によってヒト血清の**血液型**を発見した．彼は1904年に発作性血色素尿症の研究から**自己免疫疾患**の存在を指摘した．さらに**人工抗原**の研究から，抗原特異性が化学構造によることや抗体多様性の課題を提示した．免疫現象は自己をも攻撃しうること，抗原に対する抗体の選択性は無限に近くあり，抗体は病原菌に対してのみ用意されているのではないことを示唆した．

1.3 アナフィラキシー・アレルギー現象

A. アナフィラキシー現象

　血液型発見の年と同じ1901年夏，フランスのリシュエ（Charles Robert Richet：1850〜1935）とポルチェ（Paul Jones Portier：1866〜1962）は，大西洋を回遊しているカツオノエボシ（電気クラゲ）毒素の研究していた（図1.11）．そして，その毒素ワクチン開発のために実験用イヌにクラゲ毒素を注射した．初回注射ではイヌに変化はなく平静であった．しかし数週間後に反復注射を行うと，血圧低下，腸管出血性などの強いショック症状を呈して，ついに死亡した．これは本来，ワクチン接種によって毒素からイヌ生体を防御するための実験が，防御とは正反対の死の結果となってしまったのである．この実験結果から，初回毒素注射で防御作用をもっていたイヌが防御力を失うという意味で，彼らはこの現象を**アナフィラキシー**[†]と命名した．

[†] アナフィラキシー（anaphylaxis）は，「ana + phylaxis ＝失われた防御力」という造語である．ギリシャ語で，アナ（ana）は「ない」または「失う」を意味し，フィラキシー（phylaxis）は「防御」または「耐性」を意味している．

B. アルサス反応・アレルギー現象

　1903年，フランスのアルサス（Nicolas Maurice Arthus：1862〜1945）は，ウサギの皮下にウマ血清を反復注射すると接種局所に発赤出血などの壊死性病変が形成することを見出した．この現象を**アルサス反応**とよぶ．彼は当初，局所性アナフィラキシーと考えたが，のちに**Ⅲ型アレルギー**であることがわかった．その後1906年，オーストリアのウィーン大学小児科の医師ピルケー（Clemens Peter von Pirquet：1874〜1929）とシック（Bela Schick）は，数種類の動物抗血清を用いた血清病やアルサス反応の免疫現象を研究し，これらがこれまでの生体防御とは異なる症状を示すことから，この現象に対して**アレルギー**[†]という語彙を提唱した．

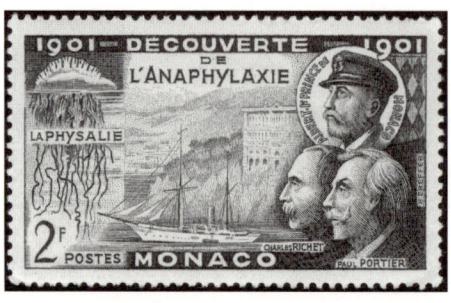

図1.11 アナフィラキシーの命名者たち（フランス・モナコ）
フランスのリシュエとポルチェはモナコ王族アルベルトⅠ世とともに海洋調査船ヒロンデルⅡ世号で電気クラゲ毒素を研究してアナフィラキシー現象を命名した．

† アレルギー（allergy）は，「allos + ergo ＝変わった作用，異なる作用」という造語である．ギリシャ語で allos は「other ＝変化する」を意味し，また ergo は「action ＝作用」を意味している．これから免疫応答が変化した作用をアレルギーとよんだ．

C. P-K 反応（プラウスニッツ-キュストナー反応）

1921 年，ドイツのプラウスニッツ（C.Prausnitz：1876 ～ 1963）は，サバに対して**過敏体質**をもつ同僚キュストナー（H.Küstner：1879 ～ 1963）の血清中にサバ抽出液と反応するアレルギー生起物質を見出して**レアギン**（のちの IgE）とした．これはアレルギー現象が「抗原と抗体による免疫応答であることを示唆した」最初の報告として知られている．この反応は，**プラウスニッツ-キュストナー反応（P-K 反応）**として**アレルゲン**（アレルギー抗原）の確定診断に用いられていた．

復習

第1講のあらまし

- 人類の歴史は感染症（伝染病）とのたたかいの歴史である．この感染症を防疫するために見出された「**疾病の二度なし**」とよばれた免疫現象の開発者たちの歴史とアレルギー現象発見の歴史を述べた．
- 原始～古代：古代ギリシャの人々は，夜空のむこうに煌めく星座のなかに免疫現象を暗示する神話伝説を伝え，また喘息の発症には**環境病因説**が唱えられた．ローマ時代の熱病流行のなかで「疾病の二度なし」という逸話が歴史上に残された．
- 17 世紀～ 18 世紀：人痘接種は 17 世紀には日本を含むアジア・中近東に広がり，18 世紀にはトルコから欧米に伝えられた．やがてジェンナーによる牛痘による**種痘法**が開発され免疫現象の科学的研究がはじまった．そして，生体の免疫記憶を利用した多くのワクチンが開発され予防接種法が確立した．
- 18 世紀末～ 19 世紀：花粉症・血清病などがアレルギーであること，免疫応答には液性免疫や細胞性免疫があることなどが判明した．また**アルサス反応**や**アナフィラキシー**が確認され，さらに血清中にサバ抽出液と反応するアレルギー生起物質が見出され，**レアギン**（のちの IgE）と命名された．
- 生体が先天的にもっている非特異的な防御機構は，事前に外来の抗原と接触したか否かにかかわりなく作動することから**自然免疫**（innate immunity）とよばれる．自然免疫は，生来すでに存在している免疫であることから，**自然抵抗性**，**先天免疫**，**遺伝的免疫**などともよばれている．

第2講 自然免疫システム

第2講のチェックポイント

- □ 貪食作用
- □ PAMP
- □ 表皮ブドウ球菌
- □ 好中球
- □ MPS
- □ 異物認識
- □ 常在微生物叢
- □ コリネバクテリア菌
- □ マスト細胞
- □ 樹状細胞
- □ PRR
- □ ミクロフローラ
- □ 多形核白血球
- □ 単球
- □ パフォーリン

2.1 傷害からの生体防御

A. 傷害に対する生体防御応答

　生物は自己のおかれた環境に順応して環境からの被害を避けるとともに，自己保全の反応性を発現させる方向で進化を遂げてきた．生物が環境の被害から生命を保持するしくみをもつことは，**生物進化の所産**である．このことに関係した反応は，生体の防御反応として現れる．生体外からの異物侵入に対しての貪食作用による異物消化，無害化，走化性，走光性などによる加害物からの逃避，生体の損傷箇所の修復能などである．この傷害に対する応答に，**①傷害に対する予防**，**②傷害の即時修復**，**③傷害の局所的処置**，**④傷害の全身防御性**，**⑤傷害の再発防止性**などがある．

B. 生体防御の基本型

a. 貪食作用：生体の傷害に対する防御反応の基本型は，アメーバやゾウリムシなどの単細胞の原生動物にすでに存在している．メチニコフはヒトデ体液細胞や白血球などの**貪食作用**（phagocytosis）を見出したが，単細胞生物もまた非自己の異物を貪食して消化する貪食作用が観察される．図2.1は原始的な単細胞生物である原虫類の一種の繊毛虫が非自己の異物デンプン粒を貪食している写真である．これは生物の進化のなかでも初期からみられる生体の防御反応のひとつで，自己と非自己とを識別する**原始的な異物認識**システムである．

b. パターン認識レセプター（PRR）：貪食作用は細胞の表層分子による異物認識から開始される．貪食細胞は細胞自体にとって無害な自己の成分と危険な外来の異物とを区別するしくみをもたねばならない．たとえば，貪食細胞は異物が凝集する相手なのか，また接触すべきでない相手なのかなどを認識してから異物の貪

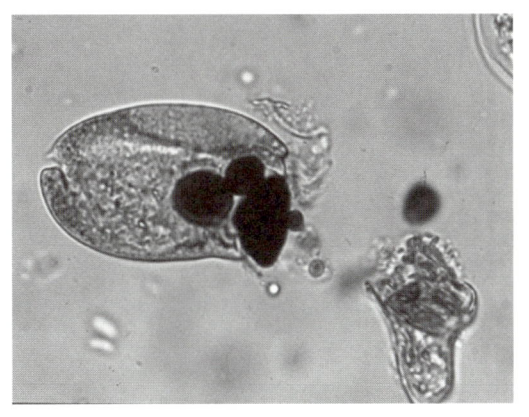

図 2.1 原虫（繊毛虫）の貪食作用
〔今井壮一〕
原始的な単細胞生物（原虫）が非自己の異物（黒い塊状物質：ヨード染色したデンプン粒子）を貪食している様子がわかる．

食をはじめることになる．そのために貪食細胞は PRR（パターン認識レセプター：pattern recognition receptor）を細胞表層上に発現している．

2.2 自然免疫システムの構成

ヒトの生体防御の資質や強度は，先天的な素因である遺伝的な統御によるが，乳幼児期・成熟期・老齢期などの年齢的素因，疲労・妊娠などの生理的素因，暑熱・寒冷などの環境的素因，飢餓・肥満・ビタミン・ミネラル欠乏などの栄養的素因などによっても制御される．ヒトをはじめとする脊椎動物の高度な免疫システムは生命維持に合目的性をもつ反応システムである．なお，ヒトなどの脊椎動物のみに存在する獲得免疫システムと自然免疫システムとの大凡の比較を表 2.1 に示した．

A. 自然免疫に関与する体表バリア

皮膚粘膜バリア： 外部から生体内に侵入しようとする病原体や異物などに対する最前線の防御は，体表の皮膚と体腔粘膜である（図 2.2）．ヒトの皮膚は，表皮，真皮，皮下組織の 3 層構造に分けられる．各層の特徴および相互関係は生体部位によって大きく異なる．

表 2.1 自然免疫システムと獲得免疫システム

	自然免疫システム	獲得免疫システム
保有生物の種類	無脊椎動物以上のすべての動物種	脊椎動物のみ
免疫を担当する細胞	骨髄球（ミエロイド系細胞）	リンパ球（リンパ系細胞）
免疫を認識する細胞	PAMP	抗 原
免疫を認識する受容体	PRR	TCR，BCR

注）PAMP（pathogen-associated molecular pattern）：病原体関連分子パターン
　　PRR（pattern recognition receptor）：パターン認識レセプター（受容体）
　　TCR（T cell receptor）：T 細胞受容体，BCR（B cell receptor）：B 細胞受容体

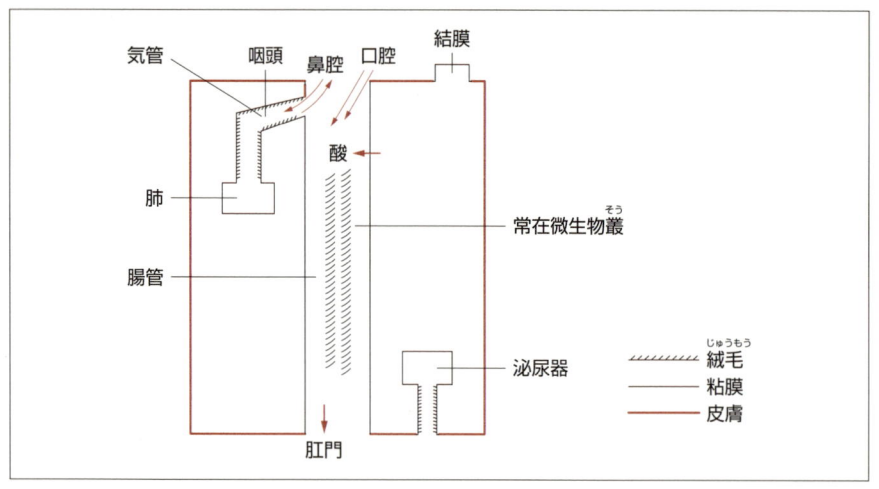

図2.2 ヒト体表バリア

常在微生物叢：管腔には常在微生物叢が生息しており，生体防御の一翼を担っている．

①相互作用：生物は他の生物との相互作用のなかで生活を営んでいるが，ヒトもまた数多くの生物，とくに無数の微生物との交渉のなかで一生を過ごす．新生児は生後まもなく，体表の口腔，腸管，上気道，膣など外界と通じる管腔に微生物からの侵入を受ける．これらの微生物はヒトが乳児から成人になる過程で多くの因子や環境の影響を受けて淘汰され，生息箇所の条件に獲得した菌群のみが生き残って定住する．このような微生物叢は常在菌叢または常在ミクロフローラ（フローラ）とよばれ，ヒト固有の微生物叢として一生，ヒトと共生して生存する．

②皮膚上皮菌叢：健康なヒトの体表や体腔には $10^3 \sim 10^{12}$ 内外の微生物が付着し，皮膚の襞，皮膚腺，汗腺などに生息している．皮脂，皮膚pH，温度などの影響を受けており，乳酸や酢酸などの有機酸類を産生して有害菌の殺菌効果を助長している．構成菌種は表皮ブドウ球菌やコリネバクテリア菌，プロピオン酸菌，酵母などである．菌叢は年齢や体部位で変動して加齢とともに単純化してカビ（真菌類）などが増加する．皮膚上皮の酸性物質が中和され消失すると，菌叢構成も変化して外来菌の増殖がはじまり，防御機構の第1ゲートが破られることになる．

③消化管菌叢：消化管粘膜は表面に絨毛が存在している．絨毛には約600個の微絨毛があり腸管呼吸を行い，ここに微生物が数多く付着している．新生児の誕生直後の胎便はほとんど無菌的であるが，誕生翌日の糞便中には $10^{10}/g$ 以上の微生物が認められる．わずか24時間以内に腸管に侵入する微生物は大腸菌やブドウ球菌などである．生後3～4日目にはビフィズス菌が出現し，やがて初期の微生物は減少して，新生児腸管内には本菌を**優占種**としたフローラが成立する．

B. 自然免疫に関与する細胞

自然免疫に関与している細胞は，おもにミエロイド系細胞から分化した多形核白血球（PMN；polymorphonuclear leukocyte）で，循環している体液中の白血球である好中球，好酸球，好塩基球，マクロファージ，樹状細胞などがある．また，リンパ球の NK 細胞も自然免疫に関与する．

a. 多形核白血球（PMN）

ⅰ．**好中球**：好中球（neutrophil）は PMN の 90％以上を占める．皮膚や粘膜を感染から防ぎ，また異物処理をするなど貪食作用を行う．アルサス反応に関係し，血中の液性成分である補体や抗体と共同作用をする．

ⅱ．**好酸球**：好酸球（eosinophil）は PMN の 2％程度である．マスト細胞から好酸球走化因子によって動員され，アレルギーや寄生虫病の防御に関与する．

ⅲ．**好塩基球**：好塩基球（baseophil）は PMN の 0.1～0.2％である．炎症を引き起こす**ヒスタミン**，**ロイコトリエン**，**セロトニン**，**ヘパリン**，また **PAF**（血小板活性化因子：platelet activating factor）などを分泌する．**Ⅰ型アレルギー**を引き起こす．

ⅳ．**マスト細胞**：マスト細胞（mast cell：肥満細胞）は組織中に好塩基球と同じ顆粒をもって分布している細胞で，アレルギーに関与し，細胞表面で IgE（免疫グロブリン E）が抗原と反応すると活性化してヒスタミンなどの化学メディエーターを分泌する．

ⅴ．**単 球**：単球（monocyte）は非特異的な異物に貪食作用を示す．マクロファージ，樹状細胞，皮膚のランゲルハンス細胞なども単核食細胞群である．骨髄から血液に遊走してきた単球は組織へと移動してマクロファージに成熟する．

ⅵ．**マクロファージ**：マクロファージ（macrophage）は生体内に侵入した微生物など異物に対する貪食細胞である．生体内に分布する単球由来のマクロファージ群を総称して **MPS**（mononuclear phagocyte system：単核食細胞系）という．これらのマクロファージは全身の結合組織，小血管の基底膜周辺に存在する．とくに異物の排除や濾過に便利な部位に配置されている．MPS は存在する組織により特有の名称でよばれる（表 2.2）．異物貪食のみならず抗原提示能や抗腫瘍作用などの特異的防御や老化赤血球，体液中の変性タンパク質などの除去も行う．またサイトカインを産生する．白血球全体の 3％を占めている．

ⅶ．**樹状細胞**：**樹状細胞**（DC；dendritic cell）は単球由来で，侵入してきた抗原の異物情報を T 細胞に提示する**抗原提示細胞**である．樹状細胞には 2 つの亜群があるが，このことについては第 3 講で述べる．

ⅷ．**NK 細胞**：NK 細胞（natural killer cell）は末梢血リンパ球の約 15％を占めている．非特異的な異物，とくにウイルスや腫瘍細胞などの標的細胞に直接結合して傷害を与える．マクロファージが産生する IL-12（インターロイキン-12）によって NK 細胞は活性化し，強力な細胞傷害活性を保持するとともにウイルス増殖抑

表 2.2　マクロファージの異名称

- 肺では肺胞マクロファージ (alveolar macrophage)
- 肝臓ではクパー細胞 (kupffer cell)
- 脳内ではミクログリア細胞 (microglia cell)
- 腎臓ではメサンギウム細胞 (mesangial cell)
  腎糸球体の毛細血管叢中央・茎部基底膜の内皮細胞間に存在．
- 脾臓では洞内腔細胞
- 骨では破骨細胞 (osteoclast, osteophage)
  多くの好酸性細胞質をもつ単一細胞の元と考えられる大型多核細胞で骨細胞の吸収や除去をする．
- 破骨細胞活性化因子 (osteolast activating)
  骨吸収を促進して骨コラーゲン合成を抑制するリンホカイン．
- 神経組織では小神経膠細胞 (microglia cell, hortega cell)．小グリア細胞．

制能をもつ IFN-γ を産生する．一方，活性化した NK 細胞は抗体分子の Fc 部分に対するレセプター（受容体）を発現して抗体と結合した標的細胞を傷害する ADCC（**抗体依存性細胞傷害**：antibody-denpendent cellular cytotoxicity）を発現するようになる．この作用によって特定の標的異物に対する抗体が関係する獲得免疫にも関与することになる．

ix．**NKT 細胞**：NKT 細胞 (natural killer T cell) は NK 細胞に特徴的なマーカーとともに TCR（T 細胞レセプター）を発現する T 細胞のサブセットである．骨髄や肝臓の T 細胞の 20〜30%，また脾臓の 1% を占める．NK 細胞と T 細胞の中間的形質を示し，胸腺外で発生分化する．自己反応性 T 細胞として調節制御に関与して自己免疫疾患の発症抑制，肺や肝臓への癌転移抑制など**腫瘍免疫**に重要な役割を演じている．NKT 細胞は刺激されると，ただちに大量の IL-4 や IFN-γ を産生して制御機能を発揮する．NKT 細胞や NK 細胞は**パフォーリン**（perforin：サイトライシン，孔形成タンパク質，C9 関連タンパク質）を分泌して標的細胞を傷害する．このタンパク質の作用は補体の**膜貫通構造**の作用と類似している．

b．貪食細胞による異物処理

i．**異物認識・貪食作用**：おもな貪食細胞は多形核好中球と MPS（単核食細胞系）の単核由来マクロファージである．病原体などの異物は，PAMP（病原体関連分子パターン：pathogen-associated molecular pattern）と，貪食細胞表層の PRR（パターン認識レセプター）によって異物を貪食細胞に結合する．シグナルは PRR から貪食細胞内に転写因子を介して活性化されて貪食作用（ファゴサイトーシス：phagocytosis）が開始される．

ii．**マクロファージの貪食作用**：食細胞の作用例としてマクロファージによる貪食作用を図 2.3 に示した．侵入してきた異物や病原菌は貪食細胞が放出するサイトカインの**走化性**（ケモタキシス：chemotaxis）により特定される．

①**接　着**（attachment）：マクロファージは病原菌など**異物標的**（target）を接着し，**糸状仮足**（filopodia）を伸ばして異物をとり込む．細胞に付着した標的によってアクチン-ミオシン収縮システムが活性化し，仮足が伸びて標的をとり囲む．

②**摂　食**（ingestion）：その後，標的周囲のレセプターが標的に付着して細胞

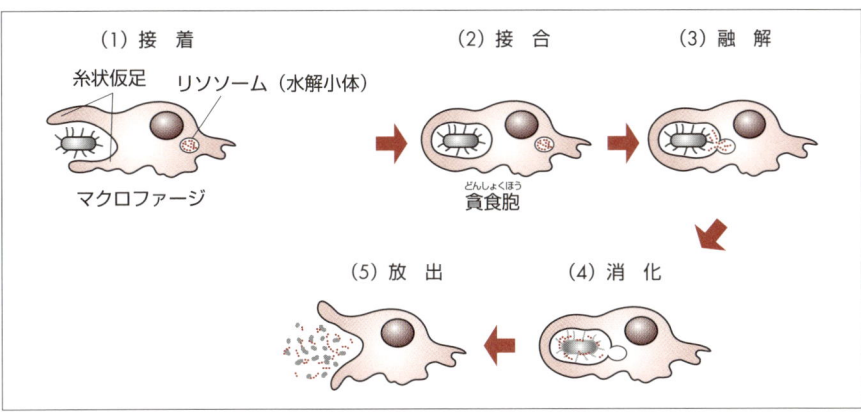

図 2.3 マクロファージの貪食作用

膜がジッパーのように標的を閉じ込める．このような状態の細胞を**貪食胞**（phagosome）とよぶ．

③ **融　解**（fusion）：異物は貪食胞内で融解され，**リソソーム**（lysosome：水解小体）は貪食胞膜と融合して**ファゴリソーム**（消化胞：phagolysosome）を形成しリソソーム酵素を放出する．

④ **消　化**（digestion）：リソソーム酵素はファゴリソーム内容物の標的異物を消化分解する．

⑤ **放　出**（release）：菌体構造，タンパク質，毒素など貪食作用を阻止する病原体もあり，それらは消化されずに放出される．

c．細胞外の防御因子：貪食作用が作動できない大きな寄生虫などは好酸球が放出する**主要塩基性タンパク質**（MBP），ペルオキシダーゼ，**神経毒**など細胞傷害性物質によって殺滅される．またウイルスなどは，NK 細胞が分泌する細胞傷害タンパク質で破壊される．

C．自然免疫に関与する循環タンパク質

液性防御因子は，病原体の殺菌，貪食細胞の活性化，炎症反応の惹起などを発現する．**補体システム**，**リゾチーム**，**デフェンシン**，**コレクチン**，**CRP**（C 反応性タンパク質）などである．

a．補体システム

ⅰ．**補　体：**補体（complement）は肝臓で産生されて体内を循環する．活性化する補体成分（C），補体レセプター（補体受容体：complement receptor；CR），補体制御因子など 30 種類以上の酵素タンパク質で構成されている．

ⅱ．**カスケード反応：**反応産物が次の酵素触媒となるというような反応である．いったん反応が起これば，次々と反応が引き継がれる**カスケード反応**（cascade reaction：階段反応）が生起する．

ⅲ．**補体作用：**補体はひとつの刺激に対して持続的な増強応答を発現する．通常は活性のない血清タンパク質として生体内を循環しているが，抗原が侵入すると

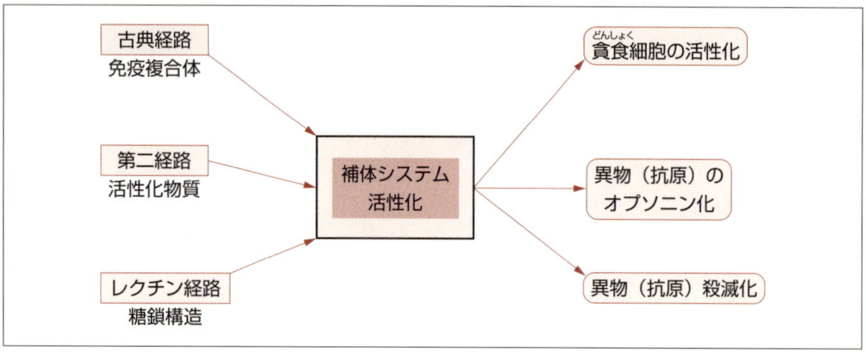

図 2.4　補体の活性化経路

補体タンパク質は生理活性をもつペプチドに変換され，抗原を処理して殺滅する補体活性化を発現する．補体作用は多様な生体防御作用をもつが，抗原侵入に際して**貪食細胞の活性化，異物（抗原）のオプソニン化と殺菌化**を発現する．

iv．**補体活性化経路**：抗原認識の異なる3つの活性化経路が知られている（図2.4）．

　①**古典経路**（classical pathway）：抗原と抗体が結合した免疫複合体が認識分子として働く**抗体依存性経路**をもつ．抗体は抗原抗体結合物（**免疫複合体**）となり，補体第1成分（**C1**）を認識して結合させ活性化する．ヒト抗体Igのなかで IgM，IgG1，IgG3 は C1 と強く結合するが，他の抗体は結合できないか微弱である．

　②**第二経路**（alternative pathway）：**代替経路，副経路，プロペルジン経路**などともよばれている．この経路には認識分子は存在しないが，補体第3成分（**C3**）から活性化がはじまり，**C3a** と **C3b** に分解され，最終的に抗原表層に多量の C3b が蓄積される．

　③**レクチン経路**：菌体表面の糖鎖に**マンノース結合レクチン**（MBL：mannose binding lectin）や**フィコリン**（ficolin）が異物の認識成分として作動する．ヒト補体成分には **C1 成分**から **C9 成分**また D 因子，B 因子などが存在する．これらの補体成分の血中濃度は，C3 成分では 1200 μ/ml，C4 成分では 400 μ/ml，また限定分解された C1q では 70 μ/ml である．

v．**アナフィラトキシン**（anaphylatoxin）：補体カスケード反応の過程で生成される炎症の誘起作用をもつ補体成分 C3a，C4a，C5a をいう．マスト細胞からのヒスタミン遊離，平滑筋収縮，血管透過性亢進などの作用を発現する．

vi．**補体受容体**：補体受容体（補体レセプター）は生体防御に働く細胞表層に存在する．補体が付着した抗原，補体由来の活性因子と結合し生体防御に必要な反応を起こす．

b．**リゾチーム**：リゾチーム（lysozyme）は**ムラミダーゼ**ともよばれるタンパク質分解酵素である．ヒトや動物の組織や体液に広く存在しており，ニワトリ卵白に多量に存在する．

c. デフェンシン： デフェンシン[†]（defensin）は，ヒト，ウサギ，マウス，モルモットなどの脊椎動物に存在している抗菌性ペプチドで著名である．

[†] 腸管や好中球にはα-デフェンシン，皮膚・口腔・上気道・腎・泌尿器などにはβ-デフェンシンが存在している．アトピー性皮膚炎ではデフェンシンに属すHBD-2（human-β-defensin-2）濃度が低下して気管粘膜が傷害を起こす．

d. コレクチン： コラーゲン様レクチンであるコレクチン（collectin）は，32 kDのサブユニット構造と三重らせん構造の糖タンパク質である．

e. CRP（C反応性タンパク質）： CRP（C-reactive protein）は，感染症，外傷，腫瘍などで急増する血中タンパク質である．急性期タンパク質ともいう．健常人では約500 mg/mlであるが，感染症に罹患すると約1000倍以上にも増加する．

2.3 自然免疫システムの突破

上皮→粘液→デフェンシンの3段階バリアが破壊されると，次に非特異的な炎症が起きる．さまざまな内因性機作が貪食細胞を引き寄せて初期の生体の損傷制御が行われる．これら非特異的な反応は生体危機に対して特異的な免疫応答が作動する前に即時的に反応する．また同時に初期非特異的反応は，後続の特異的反応を刺激する．

復 習

第2講のあらまし

● 私たちの暮らしている周囲には，無数ともいえる病原微生物をはじめ，ヒト生体とはなじまない多くの抗原が存在している．これらの危険な抗原に対して，ヒトは一連の防御システムを構築して発達させてきた．この防御システムは免疫（immunity）または免疫システムとよばれ，この免疫システムが生体でどのように機能しているかを研究する科学を免疫学（immunology）とよぶ．

● 外来異物の防御に対する生物進化の過程で原始的な生物の防御機能である自然免疫システムの補体の活性化および貪食細胞の刺激のみならず，個々の特定異物との結合に関与する外部認識機能，すなわち抗体の産生が脊椎動物に出現した．

● 自然免疫は外来の抗原をパターン認識して即時的反応をする特徴をもっている．このシステムでは，白血球，マクロファージ，NK細胞などがもつ受容体アンテナによって抗原成分をパターン認識して捕捉することから免疫システムが開始される．

第3講 免疫を担当する器官と細胞

第3講のチェックポイント

- ☐ 中枢リンパ器官　☐ 多能的造血幹細胞　☐ 脾臓　☐ ミエロイド系細胞
- ☐ 化学メディエーター　☐ 末梢リンパ器官　☐ 造血幹細胞　☐ リンパ節
- ☐ マスト細胞　☐ B細胞　☐ 骨髄　☐ 胸腺
- ☐ PMN　☐ APC　☐ T細胞　☐ MALT

3.1 免疫を担当する器官

　免疫システムを構成する器官は他の器官とは異なり液性組織を保持しておらず特定の機能部位に存在している（図3.1）．免疫システムを担当する器官は，免疫担当細胞の発生分化の場である**中枢リンパ器官**（第一次免疫器官）と細胞群が免疫機能を発現する**末梢リンパ器官**（第二次免疫器官）とに分けられる．

A. 中枢リンパ器官（第一次免疫器官）

　中枢リンパ器官は骨髄と胸腺である．骨髄は**造血幹細胞**の再生産とミエロイド系細胞（骨髄球）の産生を行う．一方，胸腺は未熟細胞からのT細胞の増殖分化の場となる．

a. 血液幹細胞の発生： 免疫システムの成り立ちは血液の新生からはじまる．分化の際には自己複製能によってさらに幹細胞を複製する．同時に多様な細胞に分化ができるので**多能的造血幹細胞**（multipotential hematopoietic stem cell）という．この幹細胞はIL-3（インターロイキン-3），IL-4，GM-CSF（顆粒球マクロファージコロニー刺激因子）などの**サイトカイン**を産生する．

b. 骨髄： 骨のなかにある造血組織は**骨髄**（bone marrow）である．ヒト体重の約4.5％を占め，平均重量は2.6 kgに達する．骨髄で産生された細胞は，一定のレベルに成長すると骨髄から分離されて**循環血流**に流れ込み，他の組織へと移行する．酸素を運搬する赤血球，血液凝固をする血小板，そして免疫を担当する白血球となる．ヒト白血球数は1 mm^{3}あたり6000〜8000個である．生体に病原体などの抗原が侵入すると血球数は増加する．白血球は3つに大別され，最多は好中球，次いで好酸球，好塩基球などの多形核白血球（顆粒球）である．ほかは単球またはマクロファージなどの単核白血球とT細胞やB細胞などの**リン**

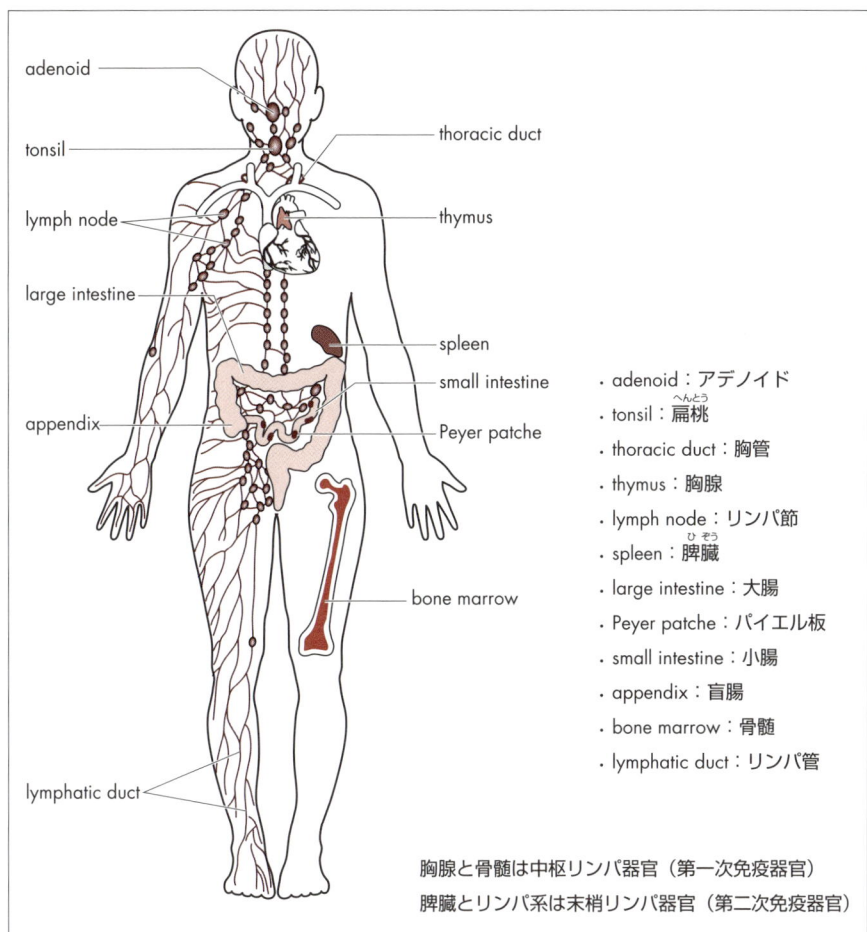

図 3.1 ヒトの免疫を担当する器官

胸腺と骨髄は中枢リンパ器官（第一次免疫器官）
脾臓とリンパ系は末梢リンパ器官（第二次免疫器官）

パ級である（表 0.1 参照）．これらの細胞は**ナイーブ細胞**（naive cell：未熟細胞）として骨髄から遊離する．B 細胞は骨髄中で分化し，末梢リンパ組織に遊走してそこで抗原によって活性化される．T 細胞は骨髄を離れ前駆細胞として胸腺に移行してから成熟細胞へと分化する．

c．胸 腺：ヒトの胸腺（thymus）は気管の横，胸骨の手前の横隔前部にある．やわらかい実質構造で皮質領域と髄質領域から形成される．皮質部分にはリンパ球が密集している．ヒト胸腺の発達は生後 12 か月以内にはじまり 10 歳時に最大 40 g になる．その後，徐々に退縮して脂肪と入れ替わる．この器官で T 細胞は成熟して免疫を担う細胞となる．骨髄幹細胞から発生した T 細胞前駆体は骨髄から離れて胸腺に移行する．胸腺では **T 細胞**は厳しい選別を経験して成熟する．

B．末梢リンパ器官（第二次免疫器官）

ヒトの末梢リンパ器官は，脾臓，リンパ節，腸管リンパ組織などである．リンパ節は体組織に流入する異物を沪過処理する器官である．脾臓は血液を沪過する一方，T 細胞，B 細胞が抗原提示細胞と接触して成熟する器官でもある．被膜をもたない各リンパ組織は，IgA 分泌などの**粘膜局所免疫**（local immunity）の場で

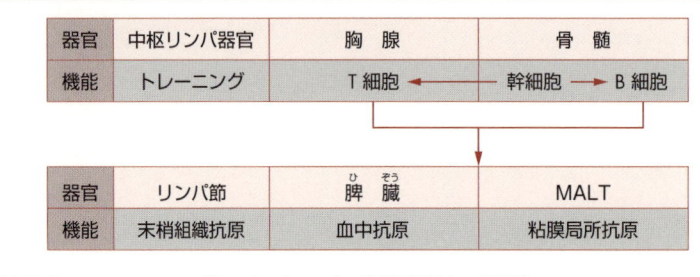

図 3.2 免疫担当器官の機能分布

注）MALT（mucosa-associated lymphoid tissue）：粘膜関連リンパ組織

もある（図 3.2）.

a. 脾臓およびリンパ節：脾臓とリンパ節は T 細胞，B 細胞，マクロファージ，単球，樹状細胞の貯蔵庫である．免疫応答の開始・連携・記憶などの機能にとって重要なリレー基地である．またここでは，マクロファージ，樹状細胞などの多様な抗原提示細胞が T 細胞の分化増殖を促す．T 細胞は血流を介して末梢器官の**標的抗原**に到達する.

ⅰ．脾 臓（spleen）：ヒト体重の約 0.5％の重さの細網線維と細網細胞から構成される．リンパ節と散在性リンパ組織の**白脾髄**および静脈性洞様血管の**赤脾髄**から構成され，両者は脾索で連絡している．幼若期は造血器官であるが，やがて赤血球や血小板の貯蔵器官となり，マクロファージによって老化赤血球の識別や廃棄を行う.

ⅱ．リンパ節（lymph node）：体組織を流れる異物を沪過処理する．リンパ節は被膜をもち細網細胞で構成されている．輸入リンパ管から流入するリンパ液は，皮質リンパ球内に拡散して**髄洞**（medullary sinus）のマクロファージに到達する．リンパ節内の T 細胞領域は，おもに傍皮質領域（paracortical area）または**胸腺依存領域**（thymus-dependent area）に存在している．接触皮膚炎を発症する漆を実験的に皮膚に塗布すると，リンパ節内の傍皮質では T 細胞が増殖して典型的なリンパ球前駆細胞が認められる（図 3.3）.

b. 関連リンパ組織：生体の管腔内粘膜は，鼻腔，口腔，咽頭，上気道，消化管，泌尿生殖器などの組織を構成している．これらは粘液と上皮細胞の粘膜バリアによって保護される．粘膜免疫を担当する器官は，**MALT**[†]（粘膜関連リンパ組織：mucosa-associated lymphoid tissue）である.

[†] MALT は生体の各器官粘膜によって異なる名称が付されている．OALT（口腔関連リンパ組織：oral-associated lymphoid tissue），BALT（気管関連リンパ組織：bronchus-associated lymphoid tissue），GALT（腸管関連リンパ組織：gut-associated lymphoid tissue），NALT（鼻腔関連リンパ組織：nose-associated lymphoid tissue），SALT（皮膚関連リンパ組織：skin-associated lymphoid tissue）である．これらの用語は，mucosa（粘膜），gut（腸管），nose（鼻腔），bronchus（気管），skin（皮膚）に関連するリンパ組織（associated lymphoid tissue）である.

c. MALT：MALT のひとつ BALT には**扁桃**（tonsil）が，また GALT には**パイエル板**（Peyer patch）がある（図 3.4）．多数のパイエル板が空腸と回腸被膜に存在して

図 3.3 リンパ節の断面模式図

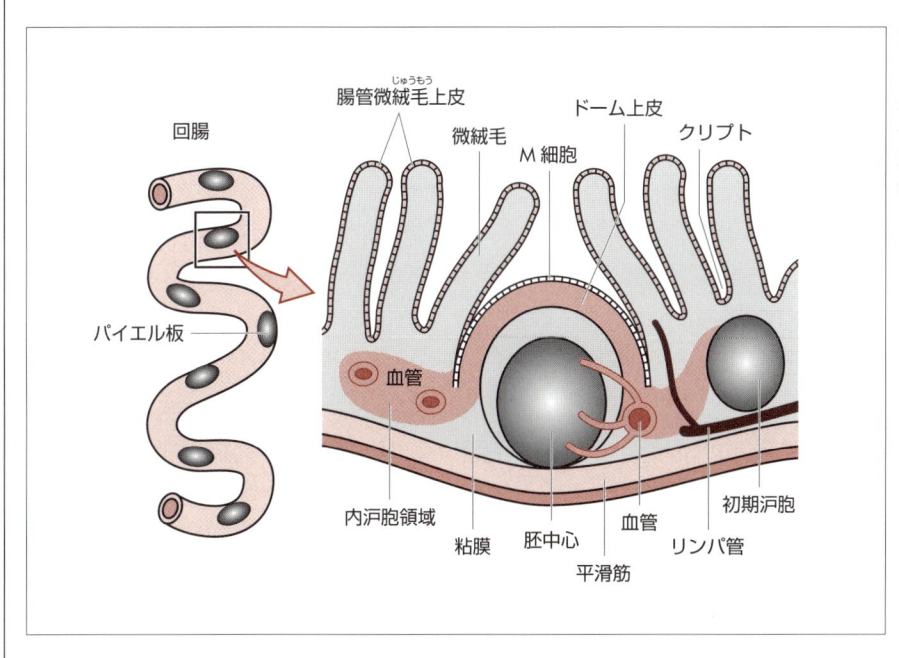

図 3.4 パイエル板（GALT：腸管関連リンパ組織）
小腸パイエル板（左），腸管粘膜の M 細胞の挙動（右）

いる．このパイエル板は B 細胞が多い沪胞部分と T 細胞が多い沪胞間領域に区分されている．沪胞をおおう部分は**ドーム**とよばれており，この上皮層には，侵入した抗原を**パイエル板**にとり込む役割をもつポケット型をした**M細胞**[†]（microfold cell）が存在している．

[†] M 細胞は固有の上皮細胞である．微絨毛が短く，胃壁血管からのマクロファージ輸送を担う．M 細胞は上皮内リンパ小節や APC（抗原提示細胞）と接触する．吸収された抗原は APC によってとり込まれ MHC クラス II 分子を介してリンパ球に提示される．

3.2 免疫担当細胞の成熟分化

免疫応答を担う細胞は造血系に由来する．この集団に属するのは，**好中球**，**好酸球**，**好塩基球**，**マスト細胞**，**T細胞**，**B細胞**，**NK細胞**，**単球**，**マクロファージ**などである．これらの細胞は遊走性で相互に干渉しあい，他器官系の結合組織の細胞や体細胞と接触して情報の伝達を行う．免疫細胞の情報交換は数々の表面分子群を介して行われ，その活性化と移動に影響を与える．図 3.5 に示したようにミエロイド系細胞（骨髄球）およびリンパ系細胞（リンパ球）の**前駆細胞**から分化する．形態上の特徴から，白血球は**顆粒球**と**無顆粒球**に区別されることもある．顆粒球白血球は**多形核白血球（PMN）**ともよばれる．無顆粒球白血球にはリンパ球と単球が含まれる．リンパ球はTリンパ球（**T細胞**），Bリンパ球（**B細胞**），また **NK細胞**，**NKT細胞**などに分化し，**単球**は組織内で**マクロファージ**に成熟分化する．ヒト血液成分は血漿（けっしょう）成分が 60%，細胞成分が 40% であるが，そのなかで赤血球はヘモグロビンを含有して**酸素運搬**，血小板は**血液凝固作用**を行う．

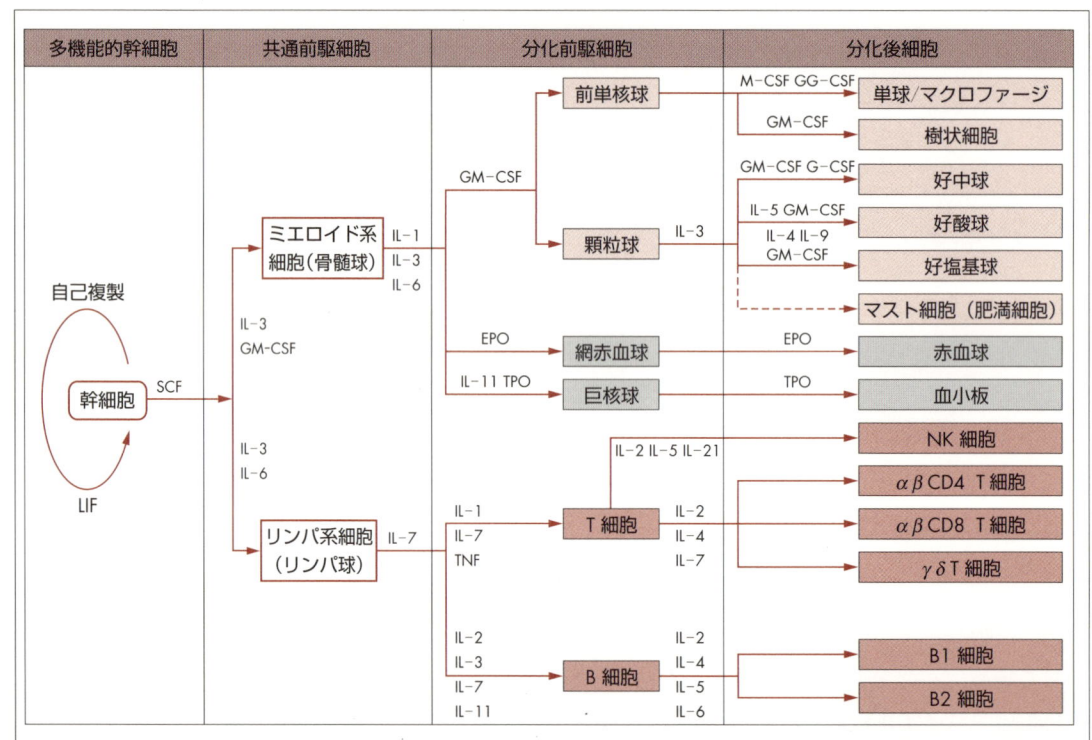

多機能的幹細胞	共通前駆細胞	分化前駆細胞		分化後細胞

図 3.5 免疫を担当する細胞群の分化

注) SCF (stem cell factor)：幹細胞因子，LIF (leukemia inhibitory factor)：白血病阻止因子，EPO (erythropoietin)：エリスロポエチン，TPO (thrombopoietin)：トロンボポエチン，GM-CSF (granulocyte-macrophage colony-stimulating factor)：顆粒球マクロファージコロニー刺激因子，TNF (tumor necrosis factor)：腫瘍壊死因子，M-CSF (monocyte colony-stimulating factor)：単球コロニー刺激因子，G-CSF (granulocyte colony-stimulating factor)：顆粒球コロニー刺激因子

3.3 ミエロイド系細胞（骨髄球）

ミエロイド系細胞（骨髄球）のなかで顆粒球は，**好中球**，**好酸球**，**好塩基球**，マスト細胞（肥満細胞）に分けられる．無顆粒球は，単球，マクロファージ，樹状細胞に分けられる．

A. 顆粒球・マスト細胞・NK 細胞の機能

a. 顆粒球： 好中球，好酸球，好塩基球は，病原菌や壊死組織を効果的に貪食するエフェクター細胞（機能性細胞）とみなされている．ヒト幼児期の自然免疫にもかかわり，サイトカイン分泌を行う調節機能をもつ．好中球は細菌感染や細胞傷害に関与し，また好酸球や好塩基球は寄生虫感染やアレルゲンに対して重要な役割を果たしている．

b. マスト細胞と化学メディエーター： マスト細胞（肥満細胞）は多岐に分化する組織関連性細胞である．ヒスタミン，プロスタグランジン，ロイコトリエンなどの炎症性メディエーター（炎症性化学伝達物質）をもつ．また常に生成貯蔵されるものや刺激のたびに生成されるものがある．マスト細胞表面のFcεRⅠ（FcεレセプターⅠ）と結合するIgE抗体にアレルゲン（抗原）が作用すると細胞内シグナルが伝達されて脱顆粒を起こす．FcεRⅠに架橋されたマスト細胞では，脱顆粒とともに膜リン脂質成分**アラキドン酸**が代謝されて**プロスタグランジン**や**ロイコトリエン**が生成される．なお，マスト細胞放出物質には好酸球走化性因子もある．この因子により殺菌性タンパク質を放出して寄生虫体を攻撃する．マスト細胞は化学メディエーターを即時に大量放出する機能やⅠ型アレルギー（即時型アレルギー）発現に重要な役割を果たしている．

c. NK 細胞： NK細胞（ナチュラルキラー細胞）は自然免疫を担う数少ないリンパ系細胞である．この細胞は**MHC**（主要組織適合遺伝子複合体）クラスⅠ分子を提示しない細胞を認識して殺滅する．またキラーT（Tc）細胞の関与を回避するために，MHCクラスⅠ分子の提示阻害があるウイルス感染細胞や腫瘍細胞を排除する．

B. 抗原提示細胞（APC）

樹状細胞，マクロファージ，単球などは，外来抗原をT細胞に提示する**抗原提示細胞**（APC；antigen presenting cell）の役割をも演じている．APCであるためには，異物（抗原）の貪食能があること，**MHCクラスⅡ分子**を発現していること，TCR（T細胞レセプター）を刺激できるサイトカインを発現していることが必要である．

a. APC としてのマクロファージ： リンパ組織にとり込まれた抗原は，通常，マクロファージによって貪食される．これらの抗原はペプチドに消化分解されるが，ときとして可溶性物質となってマクロファージから遊離して，さらにほかの抗原提示細胞によってとり込まれる．これらの断片は MHC クラス II 分子とともに抗原ペプチドとして細胞表面に再度発現する．APC としてのマクロファージは T 細胞への刺激信号とともに特異的な免疫発現の架橋となる．またリポ多糖体のような抗原は血中のマクロファージが分解酵素をもたないので処理は不可能である．そのため脾臓やリンパ節皮膜で抗原を直接 B 細胞に提示する．この過程には T 細胞は介在しない．

b. APC としての樹状細胞： マクロファージはナイーブ T 細胞を活性化できない．その機能は**樹状細胞**（DC；dendritic cell）が担当する．いわばプロフェッショナルな APC で，単球やマクロファージの直系細胞である．樹状細胞はさまざまな器官に存在している．末梢器官では外来抗原を認識してリンパ節中の T 細胞領域へと遊走させる．このリンパ組織でナイーブ T 細胞に抗原を提示して T 細胞を刺激活性化する．**樹状細胞**は DC1 と DC2 の 2 つのサブセット（亜群）があることが知られている．

ⅰ．**DC 1：** ミエロイド系細胞由来で **DC1**（1 型樹状細胞）ともよばれ，Th1 細胞に抗原を提示する．関節リウマチや自己免疫甲状腺炎の炎症部位には，多数の樹状細胞が活性化 T 細胞とともに機能する．この細胞は皮膚では**ランゲルハンス細胞**（Langerhans cell；LC），リンパ節では**ベール細胞**（veiled cell；VC）ともよばれている．

ⅱ．**DC 2：** リンパ系細胞で **DC2**（2 型樹状細胞）といい，B 細胞集積性である．末梢リンパ内の B 細胞を刺激して活性化させる．これらの樹状細胞もまた多様なサイトカインを産生して獲得免疫にも寄与している．

3.4 リンパ系細胞（リンパ球）

造血幹細胞から分化したリンパ系細胞は，リンパ球を産生してリンパ節をはじめリンパ器官にリンパ球を集積する．これらの細胞のなかには，おもに自然免疫に関与する **NK 細胞**と **NKT 細胞**および獲得免疫に関与するリンパ系細胞の **T 細胞**や **B 細胞**がある．リンパ球細胞の膜表面は多くの機能性タンパク質が存在している．T 細胞表面上には抗原特異的な **TCR**（T 細胞レセプター（受容体）：T cell receptor），B 細胞には **sIg**（表面免疫グロブリン：surface immunoglobulin）などがある．また TCR 反応性を刺激補強する**共刺激分子**（costimulatory molecule）が存在する．これは細胞膜表面を貫通する糖タンパク質で，T 細胞と抗原提示細胞間の接着や共刺激シグナルを伝達する．これらは **CD**（cluster of differentiation）**抗原**，マーカー抗原ともよばれており，これまでに 300 あまりが知られている（表 3.1）．

表3.1 免疫細胞上に発現する若干のCDマーカー

CD	機　能	分　布
CD3	T細胞抗原レセプターのシグナル伝達	T細胞
CD4	MHCクラスⅡ分子のレセプター	Th細胞, 単球, マクロファージ, 樹状細胞
CD8	MHCクラスⅠ分子のレセプター	Tc細胞
CD19	B細胞抗原レセプター複合体の一部分	B細胞, 樹状細胞
CD20	B細胞活性化・増殖へのシグナル伝達	B細胞
CD21	B細胞抗原レセプター複合体の一部分	B細胞, 樹状細胞
CD28	CD80/CD86レセプターに対する補助的な刺激機能	活性化T細胞, 活性化B細胞
CD40	CD40Lに対する補助的な刺激機能	B細胞, マクロファージ, 樹状細胞
CD45	細胞の活性化, ホスファターゼ	B細胞, T細胞, 顆粒球などすべての免疫細胞

A. T細胞

　リンパ系細胞から産生された未成熟な細胞群は**胸腺**に入り，分化成熟してT細胞となる．胸腺ではT細胞になる過程で自己と非自己を識別するように訓練され成熟して変身する．このT細胞は末梢リンパ球の約60％，脾臓細胞の約40％を占めており，獲得免疫システムのなかで細胞性免疫の主役となる．抗原刺激によって，さまざまな機能をもつT細胞の亜群に分化する．T細胞は抗原提示細胞からの情報を把握して異物かどうかを**TCR**によって判断する．T細胞は細胞表面に存在している**CD抗原**の種類よって区分されており，CD4 T細胞は機能的にはヘルパーT (Th) 細胞，CD8 T細胞は機能的にはキラーT (Tc) 細胞とよばれている．これらのT細胞レセプター (TCR) の遺伝子鎖はαとβである．T細胞に属さないγ鎖とδ鎖でTCRを構成するT細胞もある．この$\gamma\delta$T細胞は機能的には細胞傷害性で，皮膚や腸管上皮のT細胞の多数を占め，末梢血中T細胞の0.5～15％である．T細胞は細胞結合型MHC分子のみを認識し反応する．

a. Th細胞： CD4 T細胞の大部分はTh細胞で，他の免疫担当細胞の活性化を補助するヘルパー機能をもつ．このTh細胞はTh1細胞とTh2細胞に区分される．

　ⅰ. Th1細胞： マクロファージ, Tc細胞活性化の補助役割をする．またマクロファージを活性化するIL-2 (インターロイキン-2)，IFN-γ (インターフェロン-γ)，TNF-α (腫瘍壊死因子α) などの生理活性物質サイトカインを放出する．

表3.2 ヘルパーT細胞とキラーT細胞

CD4・MHCクラスⅡ分子拘束性T細胞			
	サブクラス	産生するサイトカイン	機能活性
ヘルパーT (Th) 細胞	Th1細胞	IFN-γ, TNF-α, IL-2, IL-3など	マクロファージ, Tc細胞活性化
	Th2細胞	IL-4, IL-5, IL-10, TGF-βなど	B細胞の活性化 (抗体産生)
CD8・MHCクラスⅠ分子拘束性T細胞			
	関係するサイトカイン	機能活性	
キラーT (Tc) 細胞	IL-2, IL-12などの作用	細胞傷害作用 (異物の殺滅作用)	

注) CD4・CD8：T細胞表面のタンパク質で補助機能分子．MHC拘束性：MHC依存性の抗原認識, 免疫記憶があること．

ii．**Th2 細胞**：B 細胞活性化や抗体産生の補助的な役割をする．B 細胞を活性化して形質細胞（プラズマ細胞）に分化し，抗体産生を促すために IL-4，IL-5 などを放出する（表 3.2）．

b．**Tc 細胞**：キラー T 細胞，細胞傷害性 T 細胞，細胞傷害性 T リンパ球（cytotoxic T lymphocyte；CTL）という．Tc 細胞表面に存在する TCR および補助受容体 CD8 によって自己と非自己の区別である抗原認識を行う．この抗原認識は樹状細胞などの抗原提示細胞からの抗原刺激が必要である．Tc 細胞からは標的細胞膜に孔を開け，細胞死を誘導する**パフォーリン分子**が放出されて抗原を殺滅する．

c．**T 細胞レセプター**：T 細胞レセプター（T cell receptor；TCR）は T 細胞の表面に存在する．T 細胞による抗原認識は抗原単独では不可能で，抗原ペプチド断片と MHC 分子とが複合体を形成して，これを TCR が認識して開始される．TCR の化学構造は免疫グロブリン（Ig）と類似している．多くの T 細胞の TCR は α 鎖と β 鎖で，皮膚や腸管上皮の T 細胞では γ 鎖と δ 鎖のペプチド鎖で構成される．TCR は標的抗原のペプチドを認識するとともに T 細胞の特異性を決定する．成人では**約 10^{12} の TCR** を伴う約 10^9 の T 細胞が存在するが，それぞれの特異抗原に遭遇して APC に活性化されるまでナイーブ T 細胞として血管内を循環する．

d．**共刺激分子**：**共刺激分子**（costimulatiory molecule）は補助受容体（coreceptor）または**アクセサリー分子**ともよばれる．T 細胞の抗原認識の際に TCR の反応性を補助する分子群で，いずれも細胞膜を貫通する糖タンパク質である．CD4 T 細胞は，T 細胞に対して外来抗原を提示する MHC クラス II 分子と反応する．CD8 T 細胞は，ウイルスや腫瘍抗原などの**内因性抗原**を提示する MHC クラス I 分子と反応する．なお共刺激分子ではないが，T 細胞の抗原認識には ICAM-1（intercellular adhesion molecule-1），LFA-1（lymphocyte funciona-associated antigen-1）などの**接着分子**も細胞親和性に深く関与する．

e．**アクセサリーペア分子**：T 細胞と APC（抗原提示細胞）の会合には細胞表面に発現する**相補的**なペア分子が必要である．ペア分子は MHC II/CD4，MHC I/CD8，また ICAM-1/LFA-1，LFA-3/CD2，B7/CD28（CTLA-4）などである．これらの相互結合の仲介によってリンパ系細胞は活性化される．このような MHC 分子と CD 抗原，また接着分子の組み合わせを**アクセサリーペア分子**という．

f．**MHC（主要組織適合遺伝子複合体）**：MHC（major histocompatibility complex）は元来，組織移植の際の免疫拒絶反応を誘導する分子として明らかにされた．この MHC は自己の身分証明書のようにすべての細胞に存在しており，I から III までの**3 つのクラス分子**がある．

i．**MHC クラス I 分子**：すべての体細胞表面に発現している．

ii．**MHC クラス II 分子**：マクロファージ，B 細胞などの抗原提示細胞に発現する．MHC クラス II 分子は自己分子の正しい折りたたみ構造保持のために**シャペロンのインバリアント鎖**と会合する．

ⅲ．**MHC クラスⅢ分子**：補体成分や腫瘍壊死因子に関係している．MHC 遺伝子は多型性を示すが，遺伝子は単純なメンデル遺伝形質として一括して遺伝する．

B. B 細胞

a. 名称と機能： ヒトの B 細胞（B cell：B リンパ球）は，胎児・新生児では肝臓で，成人になると骨髄で産生される．B 細胞の名称 B は鳥類ファブリシウス囊（bursa of Fabricius）で初めて見出されたことに由来する．B 細胞の機能は**抗体の産生**である．また**抗原提示細胞**（APC）として抗原を T 細胞に提示し，自然免疫に関与するサイトカインを分泌する．胸腺で産生される T 細胞とは発生も機能もまったく異なり，抗原刺激によって抗体を分泌するリンパ系細胞である．**骨髄**から派生した**プロ B 細胞**（前駆細胞）は**プレ B 細胞**（B1 細胞）となり，やがて **B 細胞**へと段階的に分化して成熟する．腹腔や胸腔に浮遊しているプレ B 細胞は IgM を抗原レセプターとして細胞表面に発現し，やがて血流を介して**末梢リンパ器官**に移動して段階的に成熟して B 細胞となるが，**成熟 B 細胞**では IgM と IgD をもち抗原レセプターとして発現する．

b. B 細胞表面分子： 細胞表面に 2 種類の免疫グロブリン（IgM と IgD）を発現した成熟 B 細胞は，さらに **MHC クラスⅡ分子**，白血球に特異的な CD45，また B 細胞特異的 CD19，CD20，CD21，CD40 を発現する（図 3.6）．なお，細胞表面に発現する Ig は sIg（surface immunogloburin：表面免疫グロブリン）とよばれ，**細胞膜貫通型**の Ig で TCR と同じような抗原レセプターとなる．

c. 3 つの抗原タイプ対応： B 細胞は 3 つの異なる抗原タイプに応答する．

ⅰ．**T 細胞依存性抗原**：この抗原に対する B 細胞からの抗体産生誘導には Th 細胞の協力が必要である．B 細胞表面上の抗原レセプターで捕捉された抗原は B 細胞内にとり込まれ，処理後，MHC クラスⅡ分子と会合したペプチド抗原として提示される．この複合体は Th 細胞によって認識されて B 細胞を活性化する．しかし T 細胞の関与が不要で B 細胞を直接活性化することが可能な 2 つの抗原型が存在する．

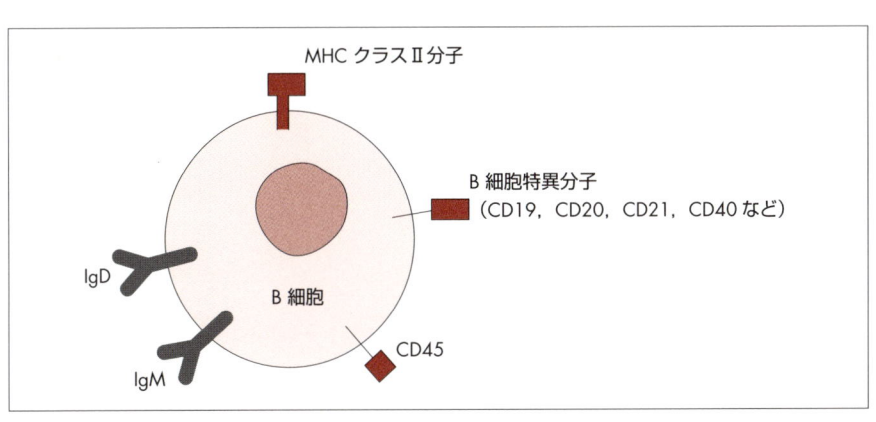

図 3.6 **B 細胞表面の機能分子群**

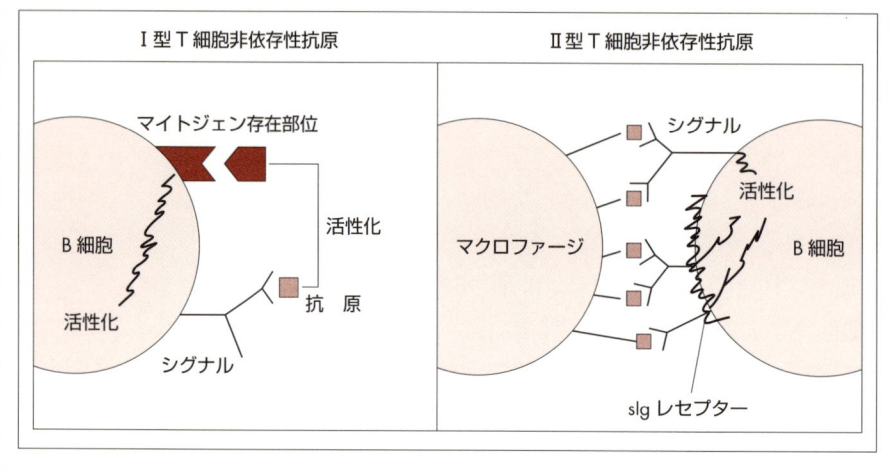

図3.7 B細胞の抗原タイプ対応：T細胞非依存性抗原2種

ii. **I型T細胞非依存性抗原**：この抗原はマイトジェン（細胞分裂促進物質）でLPS（リポ多糖体：大腸菌などのグラム陰性菌内毒素成分）などがあり，非特異的な多クローン能をもつ．B細胞を非特異的に刺激活性化するマイトジェン部位から活性化シグナルを伝達する．

iii. **II型T細胞非依存性抗原**：この抗原は肺炎球菌やブドウ球菌多糖体，フィコール，D-アミノ酸ポリマーなどである．生体内でリンパ節皮膜下洞や脾臓胚領域に分布する特別なマクロファージ表面に長期間存在する．Igレセプターとの多重結合によって，抗原特異的B細胞と結合してIgレセプターを架橋する．この架橋はB細胞の早期の活性化現象を誘導する．

iv. **活性化**：B細胞の活性化は抗体を産生することである．特異的sIgレセプターにより捕捉された抗原はB細胞内で処理された後，MHCクラスII分子と会合してペプチドとしてB細胞表面に提示される．この複合体はTh細胞によって認識され，B細胞を活性化する（図3.7）．

3.5 リンパ球の再循環現象

中枢リンパ器官（第一次免疫器官）で産生したリンパ球は，体内の免疫器官の間をくり返し循環してコミュニケーションを図り，外来異物抗原の侵入に対するパトロール役をつとめる．このリンパ球の回遊を**リンパ球再循環現象**(lymphocyte recirculation)とよぶ．この中枢リンパ器官で産生されたリンパ球は，リンパ節や腸管パイエル板などに存在する特殊な静脈**HEV**（high endothelial venule：高内皮細静脈）の高い血管内皮細胞を経由する．血管外リンパ節からリンパ管に移動して胸管を通り，再度血管に戻ってくる（図3.8）．

図 3.8 リンパ球の再循環現象

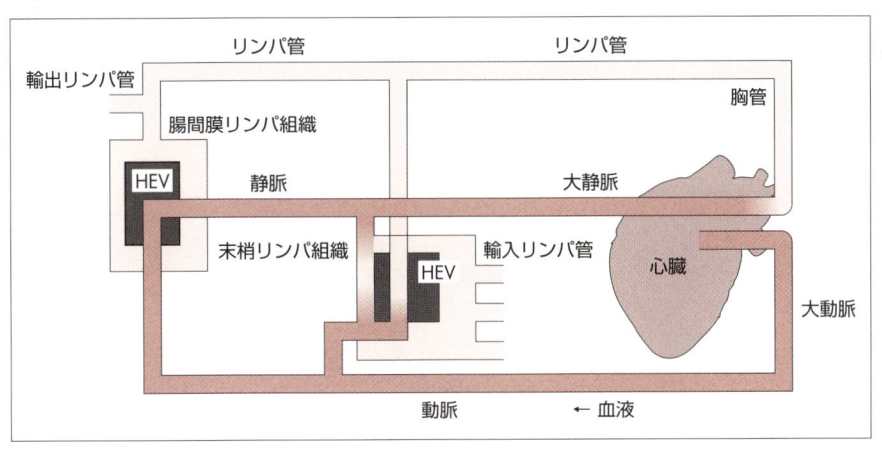

A. リンパ球ホーミング

　リンパ球が血液系とリンパ系の間をくり返し循環する再循環現象には組織特異性が存在している．末梢リンパ節由来のリンパ球は血液系とリンパ系を回遊した後に，再び同じ末梢リンパ節に戻る．また腸管リンパ節パイエル板由来のリンパ球は腸管を離れて血管系を回遊した後に，再度腸管リンパ組織に戻る．このような現象は，皮膚，気管，関節などの炎症部位に存在しているリンパ球でもみられ，末梢リンパ組織に移動した後に，再度それぞれの棲み家に帰宅してくる．これは，あたかも渡り鳥やサケなどの帰巣現象に似ていることから**リンパ球ホーミング**（lymphocyte homing）という．

B. ホーミング受容体

　リンパ球ホーミングには，リンパ球，**HEV**（**高内皮細静脈**）などの複数のケモカイン，接着分子などが関与している．リンパ球のホーミングをつかさどるリンパ球受容体を**ホーミング受容体**（ホーミングレセプター：homing receptor）とよぶ．ホーミング受容体が結合する HEV 細胞上の分子は血管内の所在住居（アドレス）を示す分子になぞらえて**血管アドレシン**（vascular addressin）とよぶ．回遊するリンパ球は血管内皮細胞上で自分の住所を知り，その居住地にたどり着く．

C. 免疫器官内のリンパ球の棲み分け

　リンパ球は，さまざまな分子機構を用いて目的とする免疫器官に回帰して移住するが，リンパ球の各器官内の存在は特異的である．リンパ節では B 細胞は**沪胞領域**に，T 細胞は沪胞領域を除く**皮質全域**に存在する．ただし CD4 T 細胞の一部は沪胞内の胚中心に分布しているが，CD8 T 細胞は沪胞内には存在していない．脾臓ではリンパ球は**白脾髄**に選択的に集積し，B 細胞は**沪胞領域**に，T 細胞は中心動脈周囲の**リンパ鞘**（パルス：PALS；periarteriolar lymphoid sheath）に分かれ

て存在している．**パイエル板**（腸管関連リンパ組織）では，B細胞は濾胞領域に選択的に存在する．CD4 T細胞およびCD8 T細胞はともに濾胞間領域に存在しているが，一部のCD4 T細胞のみB細胞とともに濾胞内の胚中心に分布している．このようなリンパ球の**棲み分け現象**は細胞間の相互作用の微小環境整備のためと考えられている（図3.9）．

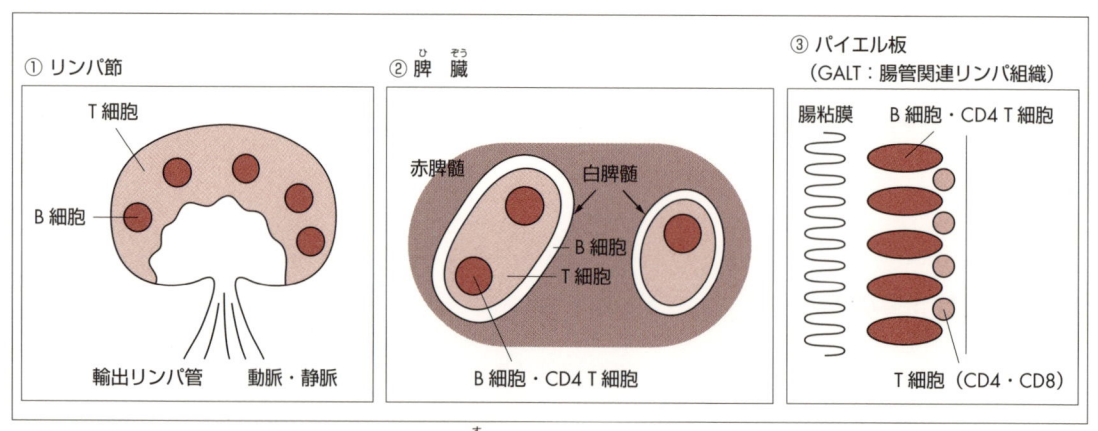

図3.9 末梢リンパ器官におけるT細胞とB細胞の棲み分け

復　習

第3講のあらまし

●**免疫器官の要点**

①中枢リンパ器官（第一次免疫器官）は**骨髄**と**胸腺**である．骨髄は造血幹細胞の再生産とミエロイド系細胞（骨髄球）を産生する．胸腺は未熟細胞からT細胞に教育し分化する．

②末梢リンパ器官（第二次免疫器官）は，**脾臓**，**リンパ節**，**腸管リンパ組織**，**気管リンパ組織**などである．リンパ節は体組織を異物を濾過処理する．脾臓は血液を濾過してT細胞，B細胞が抗原提示細胞と接触して成熟する器官である．

●**免疫細胞の要点**

①**マクロファージ**：貪食細胞．異物や病原体を貪り食べる細胞．白血球全体の3％を占める．

②**樹状細胞**：単球由来で貪食能はないが抗原提示細胞である．

③**顆粒球**：多形核白血球（PMN）は異物処理細胞で，**好中球・好酸球・好塩基球**の3種類．白血球全体の62％である．

④リンパ球は白血球全体の35％である．

T細胞：胸腺を通過した際に変身して**自己**と**非自己**を識別するように訓練される．

獲得免疫系では司令塔の役割を果たす．胸腺で訓練を受けた T 細胞は **3 つの顔**を
もっている．

①**キラー T（Tc）細胞**：ウイルスや腫瘍を破壊する．細胞傷害性 T 細胞，細胞傷害
性 T リンパ球（CTL）ともよぶ．……**攻撃部隊の役割**

②**ヘルパー T（Th）細胞**：さらに Th1 細胞と Th2 細胞に分かれる．B 細胞に**抗体**を
つくらせるなど免疫力を高める．……**システム司令官の補助**

B 細胞：T 細胞の指令を受けて病原体（**抗原**）を**ピンポイント攻撃**する**抗体**を製造
する．この抗体産生は，侵入抗原を B 細胞が結合して Th 細胞がサイトカインを産
生し，B 細胞を活性化する．その後 B 細胞は分裂増殖しながら**プラズマ細胞（形質
細胞，抗体産生細胞）**に変身して抗体を産生する．侵入した病原体とのたたかいの
現場に姿を現さず，抗体を**ミサイル**のように発射攻撃する．

NK 細胞：ウイルスや腫瘍細胞を攻撃する．ストレスに左右されることが多い．

NKT 細胞：NK 細胞と T 細胞の中間的細胞．自己反応性 T 細胞として調節制御に関
与する．

第4講 獲得免疫システム

第4講のチェックポイント

- □ 免疫記憶
- □ クローン選択
- □ Fc フラグメント
- □ 人工抗原
- □ T 細胞依存性抗原
- □ 免疫特異性
- □ 形質細胞
- □ クラススイッチ
- □ スーパー抗原
- □ T 細胞非依存性抗原
- □ 抗体産生
- □ 免疫グロブリン
- □ 抗原決定基
- □ アロ抗原
- □ 異原抗原
- □ エピトープ

4.1 獲得免疫の特徴

獲得免疫は，生後，外来異物の侵入に対して獲得する免疫システムである．ヒトなどの脊椎動物のみに存在する特異的な免疫防御機構であるため**特異的生体防御，適応免疫，後天免疫**などともよばれる．獲得免疫には 2 つの特性がある．ひとつは外来の微生物など異物の侵入を受けたら長期間にわたり二度と忘れない**免疫記憶**（immune memory）をもつことで，これを利用してワクチンが創薬された．もうひとつは高度な**免疫特異性**（immune specificity）である．生体に侵入した抗原に対して免疫細胞が特異的に応答する．

A. 免疫記憶

同じ抗原に再度暴露された生体は，初回よりも強力に，そして迅速に免疫応答を引き起こす免疫記憶を発現する．初めて抗原に暴露されて**一次免疫反応性**を獲得し，さらに同一の抗原刺激を受けると，一度目よりも強力な**二次免疫反応性**を獲得する．この免疫記憶はおもに B 細胞が機能を担当する．これまで抗原暴露を受けたことのないナイーブ B 細胞が抗原によって刺激されて活性化されて**形質細胞**（plasma cell：抗体産生細胞，**プラズマ細胞**）と**記憶細胞**（memory cell：**メモリー細胞**）に分化する．この免疫記憶を利用した臨床治療や診断の例がワクチンである（図 4.1）．病原菌感染に対する免疫のために無毒化した変異菌や菌体成分などを**予防接種**する．

B. 免疫特異性

数多くの抗原を明確に認識して免疫応答が起こることを免疫特異性という．1 つの抗原に対しては 1 つの受容体をもつリンパ球が特異的に増殖する．

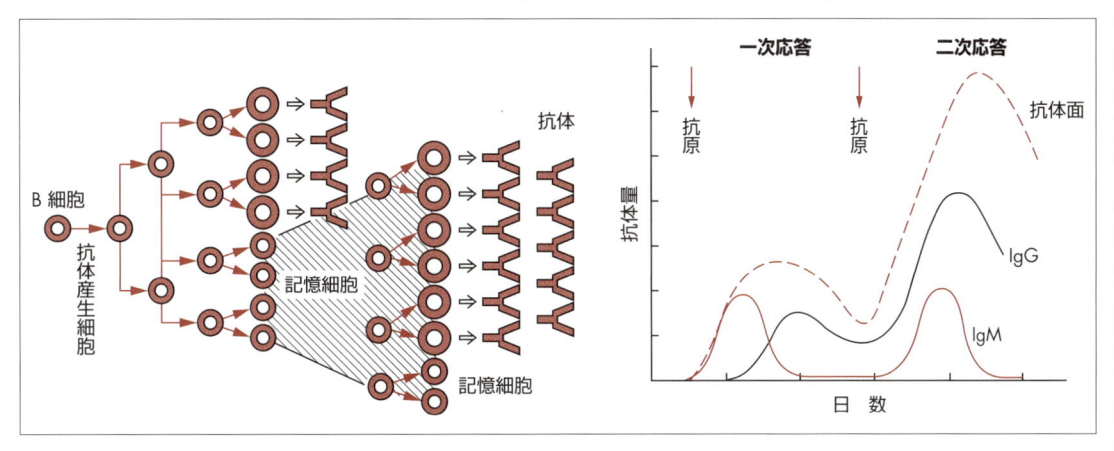

図 4.1　免疫記憶を利用した生体の抗体産生【例】ワクチン接種
IgM（免疫グロブリン M）から IgG（免疫グロブリン G）への転換はサイトカインによって引き起こされる．右図のグラフ中の矢印（↓）は抗原（ワクチン）の接種時期を示す．最初の接種で抗体の**一次応答**があり，その後，血清抗体価は低下するが，2 回目の抗原接種によって抗体の**二次応答**があり，抗体価は著しく増加する．B 細胞は抗体産生細胞（形質細胞）から抗体産生また記憶細胞へと分化する．

4.2　抗　体

生体を構成する成分以外の物質（抗原）が生体内に侵入してくると，その物質と特異的に結合するタンパク質が生成される．この結合タンパク質は**免疫グロブリン**（Ig；immunoglobulin）または**抗体**（antibody）とよばれる．抗体は体液中や B 細胞上に存在しており，**抗原との結合，補体の活性化，貪食細胞の機能促進**，また**毒素中和**や**ウイルス不活化**などを発現する．

A. 抗体の産生

a．B 細胞による抗体産生：図 4.2 のように病原体などの抗原は，生体内でマクロファージなどの貪食細胞による攻撃を受けて**エピトープ**（epitope：抗原決定基）を介して抗原特異的レセプターをもつ T 細胞や B 細胞と結合する．B 細胞は生体内に侵入した抗原と結合する一方で，ヘルパー T（Th）細胞がサイトカインの IL（**インターロイキン**）を産生して B 細胞を活性化する．その後，B 細胞は分裂増殖しながら**形質細胞**と**記憶細胞**に変身して抗体を産生する．この B 細胞では 1 種類の抗体しか産生しないようにプログラムされている．

b．クローン選択：1 個の B 細胞が細胞増殖して生じる細胞集団は同一性状の細胞集団である．これを**クローン**とよぶ．抗原との接触で刺激された B 細胞は連続的に分裂増殖して，特異的抗体をつくる形質細胞クローンを大量に産生する．この**クローン選択**方式により効率的な特異的生体防御が可能となる．

c．形質細胞：B 細胞が分裂増殖して分化した**形質細胞**（**プラズマ細胞**：plasma cell）は抗体を産生する．対応する抗体に結合した抗原は細胞を活性化してクロー

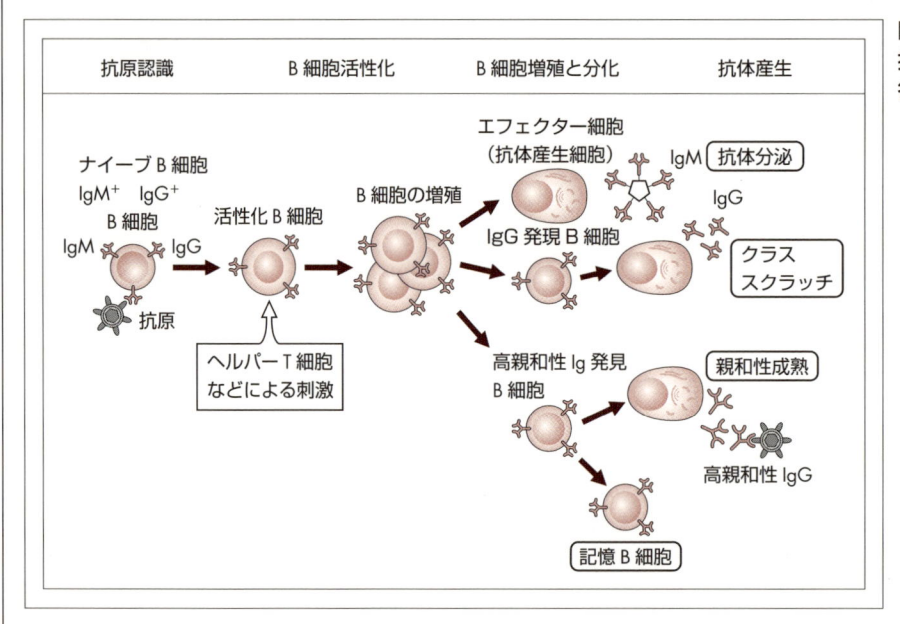

図 4.2 B 細胞による抗体産生（液性免疫応答）

表 4.1 T 細胞および B 細胞の諸性状

性　状	T 細胞	B 細胞
細胞表面に存在する諸分子		
MHC 分子	MHC クラス I 分子・活性化後には MHC クラス II 分子も陽性	MHC クラス I 分子，MHC クラス II 分子
CD	CD2, CD4 (Th), CD8 (Tc), CD5	CD19, CD20, CD21, CD3, CD32
抗原認識の対象	ペプチドなどに分解された後に認識する	直接的な状態で認識する
血中の濃度	65〜80%	8〜15%

注）Th：ヘルパー T 細胞，Tc：キラー T 細胞
　　CD4 は Th 細胞で MHC クラス II 分子拘束性，CD8 は Tc 細胞で MHC クラス I 分子拘束性.
　　MHC：主要組織適合遺伝子複合体

ン増殖を誘導促進し，B 細胞が**抗体産生細胞**である形質細胞と記憶細胞へと分化する．いわば抗原はそれ自身に対する形質細胞をクローン選択する．形質細胞は中枢リンパ系や末梢リンパ系など全身に分布する抗体産生細胞である．

1 個の形質細胞は**抗原レセプター**として使用された 1 種の抗体のみを産生する．ただし，このクローンを拡張し**クローン選択**をして抗体を産生するには，初めて抗原に遭遇してから数日間が必要である．

d. 獲得免疫反応：抗原暴露の結果として，あらたに抗体産生することを**獲得免疫反応**（acquired immune response）という．B 細胞は MHC 分子を細胞表面に提示して T 細胞に対する**抗原提示細胞**としても機能する．この B 細胞と T 細胞の比較を表 4.1 に示す．

B. 抗体の構造

a. 抗体の構造： 免疫グロブリン（Ig）であり，Y字状タンパク質である．基本構造は長短各2本のポリペプチド鎖4本から構成されている（図4.3）．

b. 2本の鎖： 長い鎖は**H鎖**（heavy chain），短い鎖は**L鎖**（light chain），4本のペプチド鎖はS-S結合[†]で相互に結合している．

[†] S-S結合：2個のSH基の酸化的な共有結合のこと．二硫化物結合，ジスルフィド結合（disulfide bond）．

c. FabとFc： 免疫グロブリン（Ig）を**パパイン分解**すると抗原と特異的に結合する2つの断片（フラグメント）が切り出される．**Fab**と**Fc**である．

 ⅰ．**Fab**：H鎖とL鎖の対の部分は**Fabフラグメント**（antigen-binding fragment：抗原結合断片）である．N末端には抗原が結合する．FabのH鎖領域は**Fd部分**とよぶ．

 ⅱ．**Fc**：残りのH鎖2本が対の部分は**Fcフラグメント**（crystallizable fragment：結晶性断片）である．この部分は補体や貪食細胞表面の**Fcレセプター**（Fc受容体）と結合する抗体活性の**発現部位**である．C末端ではさまざまな免疫グロブリンの特異的機能性を決定する．

d. H鎖： 免疫グロブリン（Ig）のクラスによってH鎖の分子構造は異なる．IgGはγ，IgAはα，IgMはμ，IgDはδ，IgEはε鎖の特異性を発現する．抗μ鎖血清はIgMにのみ反応する．

e. L鎖： L鎖は各免疫グロブリンに共通である．抗原性のちがいによってχ鎖とλ鎖に区分され，それぞれK型，L型とよばれる．

f. IgGサブクラス： IgGはIgG$_1$，IgG$_2$，IgG$_3$，IgG$_4$（γ_1，γ_2，γ_3，γ_4）の4つの亜群（サブクラス）に区分される．IgG$_4$は非補体結合性である．

g. IgAサブクラス： IgAはIgA$_1$とIgA$_2$（α_1とα_2）の2つの亜群（サブクラス）に区分される．

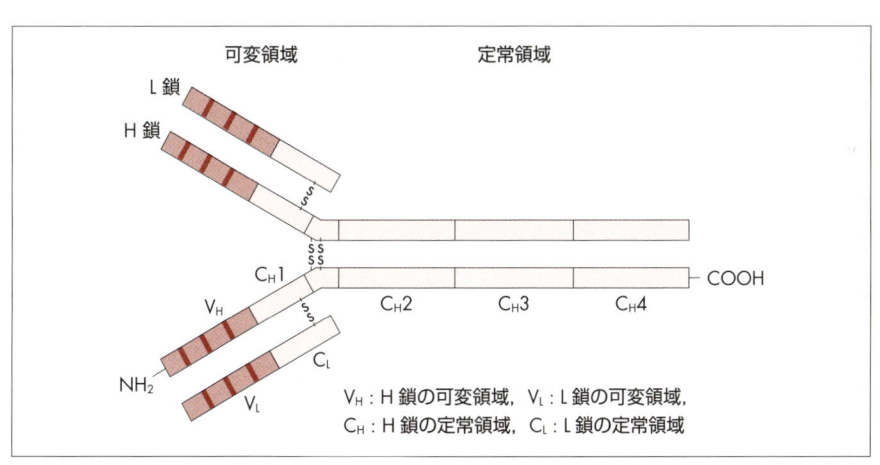

図4.3 ヒト免疫グロブリンE（IgE）の分子構造

h. **可変領域**：抗原結合部位を**可変領域**（V；variable）とよび，H鎖ではV_H，L鎖ではV_Lと表記する．他のアミノ酸配列の変化しない部分は**定常領域**（C；constant）とよばれる．

i. **定常領域**：H鎖定常領域ではIgMとIgEはC_H1，C_H2，C_H3，C_H4の4つに細分化されているが，他のIg（免疫グロブリン）クラスはC_H1，C_H2，C_H3の3つに細分化されている．両領域ともに約100個のアミノ酸で構成されている．C_H2領域は補体が結合する部位である．

j. **超可変領域**：抗体の特異性は，可変領域のアミノ酸組成の相違による．とくにH鎖の15〜30個のアミノ酸残基に相当する**超可変領域**で決定される．

C. 免疫グロブリンの多様性

ヒトのもっている抗体の数や性状は侵入してきた抗原性状によって変化するが，通常は健常人の正常血液中には10^9以上の免疫グロブリンが存在するとされている．この免疫グロブリンの構造のうち，H鎖とL鎖のN末端には多種多様なアミノ酸をもつ構造が存在しているが，ほかはほぼ構造が一定している．

D. 免疫グロブリン遺伝子

ロアットら（I.M. Roittら（2006）：参考文献2）の記述によれば，免疫グロブリン分子は多くの遺伝子分節（gene segments）によってコードされているという．ヒトの免疫グロブリン分子を構成しているH鎖の可変領域では，V（variable）遺伝子分節，D（diversity）遺伝子分節およびJ（joining）遺伝子分節の結合によってコードされている．またL鎖可変領域では，V遺伝子分節およびL遺伝子分節の結合でコードされている．

E. 免疫グロブリン遺伝子構造の多様性

免疫グロブリンは，H鎖定常領域の構造によってクラスに分類される．ヒトでは5つのクラス，すなわち，免疫グロブリンG（IgG），IgA，IgM，IgD，IgEである．このクラスには，サブクラス，変異体（バリアント）が存在する．

a. **アイソタイプ**（isotype）：イソタイプともいう．同種生物に共通で異種生物に対して抗原特異性を発現する．H鎖定常領域（C_H）およびL鎖定常領域（C_L）に対する抗原決定基によって決定される．免疫グロブリン（Ig）のクラス，サブクラス，バリアントとして表現される．

b. **アロタイプ**（allotype）：同種生物の各個体に特有な遺伝子支配を受ける抗原決定基で決定される．単一遺伝子座の対立遺伝子によってコードされるH鎖のバリアントである．親子鑑別などの遺伝的マーカーに利用されることもある．

c. **イディオタイプ**（idiotype）：同種，異種および同系動物に抗原特異性を発現する．抗体上の抗原決定基の総称である．免疫グロブリン（Ig）構造の可変領域のアミノ酸配列により決定される．自己抗体もイディオタイプである．

4.3 抗体の種類

抗体の種類は表 4.2 に示した．ヒト血清中の免疫グロブリン（Ig）の **75%は IgG** である．IgA は 15%，IgM は 9%，IgD は 0.04%，IgE は 0.002% である．すなわち，ヒト血中免疫グロブリン濃度は，IgG ＞ IgA ＞ IgM ＞ IgD ＞ IgE の順となる．

表 4.2 おもな免疫グロブリンクラスの種類と特徴

種類	IgG	IgA	IgM	IgD	IgE
おもな特徴と性状	体液のなかで最多量，血管外で微生物，毒素を中和する	粘膜分泌物内で局所免疫に関与している	免疫応答の早期に産生し濃度が上昇．細菌感染症で活躍	B 細胞分化の際に細胞表面に存在している	I 型アレルギー，アトピー性アレルギーを惹起．寄生虫感染で上昇する．血中で最微量
補体の活性化	古典的経路で活性化	第二経路で活性化	古典的経路で活性化	補体を活性化しない	補体を活性化しない
胎盤通過性	よく胎盤を通過する	胎盤を通過しない	胎盤を通過しない	胎盤を通過しない	胎盤を通過しない
マスト細胞・好塩基球への結合	結合しない	結合しない	結合しない	結合しない	よく結合する
マクロファージ・好中球への結合	よく結合する	結合する	結合しない	結合しない	結合する
血中濃度	8～16 mg/ml	1.4～4.0 mg/ml	0.5～2.0 mg/ml	0.003～0.04 mg/ml	17～450 ng/ml
Ig 総量に対する%	75	15	5～10	0～1.0	0.002

注）ng：10^{-9} g

A. 免疫グロブリンの性状

a. IgG： さまざまな細胞外の**防御反応**で活躍する．通常の免疫応答で多く産生される．**胎盤通過性**で新生児免疫の主役である．IgM より遅れて大量に出現する．IgG_1，IgG_2，IgG_3，IgG_4 は循環型 Ig である．抗毒素，オプソニンの多くは IgG クラスが存在している．IgG_1 と IgG_3 は強い補体結合性を発現するが，IgG_2 は弱い補体結合性で IgG_4 は補体を結合しない．なお，抗原と結合した IgG は 1 分子では補体活性化を発現できず，近接部位に 2 分子が結合しなければならない．

b. IgA： 生体**粘膜面**をガードする．**血清型 IgA** と **分泌型 IgA** の 2 種類がある．血清型 IgA は高濃度の一量体を含む．鼻汁，唾液，涙，乳汁，胃腸などの局所の粘膜分泌物には一量体 IgA が存在する．これに J 鎖が結合して二量体を形成して分泌成分が結合すると分泌型 IgA となる．二量体の分泌型 IgA は**局所免疫**に働く．

c. IgM： IgM はナイーブ B 細胞上に最初に出現する．微生物血症では防御因子として作動する一方，リュウマチ因子にもなる．抗原刺激直後の**感染初期**につくられるが寿命は短い．分子量は Ig 中で最大で，**結合力**が強く，凝集能，沈降能また補体結合能を強力に発現する．健康なヒト血中には五量体として存在する．IgA と同様にサブユニット重合には J 鎖[†]が必要である．抗原と結合すると 1 分

子で補体を活性化することができる．IgM は**ナイーブ B 細胞上**に発現する．

† J 鎖：IgM や分泌型 IgA の重合を補助する分子で 137 個のアミノ酸残基から構成される Ig 様のシステインに富むポリペプチド鎖である．J 鎖は IgM または IgA の C 末端から 2 番目のシステイン残基と S-S 結合して抗体の多量体形成を補助する．成熟 B 細胞や形質細胞で産生される．

d. IgD：細胞表層の受容体（レセプター）である．健康なヒト血清には一量体として微量に存在する．生体内では酵素分解を受けやすい．B 細胞の分化や増殖に関係しており，ナイーブ B 細胞上に IgM とともに発現する．

e. IgE：IgE 産生には IL-3（インターロイキン-3）または IL-4 が膜レセプター JAK-1 と JAK-3（Janus tyrosin kinase：ジャック，ヤーヌスチロシンキナーゼ）に結合するレセプター（受容体）との結合が必要である．血中濃度は 5×10^{-5} mg/ml で，免疫グロブリン全体の 0.01％未満で最小量である．しかし，**寄生虫症**や**アトピー性疾患**では IgE が顕著に増加する．

B. Fc フラグメントの活性化

抗体構造の Fab フラグメントと抗原が結合すると，抗体の立体構造が変化して Fc フラグメントが活性化する．

a. 活性化 Fc フラグメントの機能
① 抗原と結合した IgG は，好中球，マクロファージ，リンパ球などの **IgG Fc レセプター**と結合して貪食作用，細胞傷害などを発現する．
② IgE とマスト細胞や好塩基球の **IgE Fc レセプター**，およびアレルゲンや異物などの抗原の三者が結合するとヒスタミンなどを放出して I 型アレルギーを起こす．

b. 補体の活性化
① IgG および IgM が抗原と結合すると古典経路を活性化する．
② IgA が抗原と結合すると第二経路を活性化する．

c. 抗体活性化の比較
① 補体活性化は IgM のほうが IgG よりも強い．
② 感染防御能は IgM がいちばん強力で，次に IgA，IgG となる．
③ 溶血性は IgM のほうが IgG よりも強い．
④ 凝集反応性は IgM のほうが IgG よりも強い．

d. クラススイッチ
① クラス転換，アイソタイプスイッチともいう．B 細胞が，あるクラスの免疫グロブリンのクラス産生から他のクラスの Ig 産生細胞に転換することをいう．B 細胞は膜表面に免疫グロブリン（Ig）を発現しているが，骨髄の幹細胞から分化する過程で細胞膜表面に複数の Ig を保有する．胎児では 10 ～ 12 週齢の sIg（表面免疫グロブリン）は **IgM** のみであるが，やがて **IgD** が出現し，その後，各 B 細胞は **IgE，IgA，IgG** も発現する B 細胞に変換して成熟する．
② MHC 分子によって提示されるペプチドのみを認識する T 細胞と異なり，抗体

ではその特定抗原を直接識別する $10^6 \sim 10^8$ のレセプター（受容体）群のそれぞれを産生する B 細胞クローンがある．
③ T 細胞は常に同一 TCR をもつが，B 細胞はイディオタイプスイッチを作動させてイディオタイプまたは抗原受容体の構造を免疫応答の途中で変化させる．T 細胞では常に同一の TCR をもつが，B 細胞では不定である．
④ アイソタイプスイッチでは Fc フラグメントの変化によって産生する Ig の種類が変化する．なお，抗体はこれらの変化に関係なく，その抗原特異性を維持する．
⑤ アイソタイプスイッチでは B 細胞ゲノムのスイッチ領域のある遺伝子を変える．スイッチは最良のかたちで作用するわけではないが，サイトカイン由来の T 細胞が特異的アイソタイプ産生に中心的役割を果たす．

e. T 細胞の刺激：B 細胞が抗体産生工場であるプラズマ細胞に成長するには，CD4 T 細胞の刺激が必要である．この変化は通常リンパ節で起こるが，この過程には，抗原と TCR は CD4 分子，共刺激因子の CD40−CD40L 相互作用，アイソタイプ決定 T 細胞サイトカインが必要である．

4.4 抗原・抗原提示・抗原処理

A. 抗原の定義

外来の異物，病原体やアレルゲンを構成する分子のなかで抗体産生を誘導する物質および抗体と反応性を保持している物質を抗原（antigen）という．多くの効果的な抗原は，通常，タンパク質か糖タンパク質で微生物の菌体などの成分である．低分子の物質（**ハプテン**：hapten）は，単独では免疫応答を誘導できないので，ほかのタンパク質を結合させて抗原として使用することがある．

a. 抗原性（免疫原性）：抗原としての働きや機能をもつものを**抗原性**（**免疫原性**）があると表現する．

b. 抗原決定基（エピトープ）：抗原の特異性を決定している化学構造の部分を**抗原決定基**（**エピトープ**：epitope）とよぶ．抗体や T 細胞レセプター（TCR）に特異的に認識して結合される抗原上の化学構造のことである．

c. 抗原性の発現条件
① 非自己であること．
② 分子量がある程度の大きさであること．タンパク質では分子量が 1 万〜1 万 5 千以上では抗原性を示すが，1 万以下では抗原性は弱い．
③ 一定量の抗原であること．多くとも，また少なくとも抗体産生能は低下する．
④ 生体内の投与方法により抗原性に差異がある．
⑤ 同種動物でも同一抗原に対して抗体産生能など免疫応答に差異を生じることがある．これは動物個体の遺伝形質が異なることに由来している．

d．抗原の機能的区分

ⅰ．**完全抗原**：タンパク質や微生物など，生体に対して抗体産生能やリンパ球感作能をもち，産生した抗体や感作リンパ球と反応するものを**完全抗原**（complete antigen）という．

ⅱ．**不完全抗原（ハプテン）**：免疫原性は欠損している（抗体産生は誘導しない）が，特異的に抗体やT細胞と結合する物質である．

① **単純ハプテン**：免疫原性は欠損しており，試験管内でも抗原抗体反応（沈降反応など）を示さない．しかし阻止反応を示す．
【例】ステロイドホルモン，トリニトロフェニル（TNP）など．

② **複合ハプテン**：免疫原性は欠損しているが，試験管内では抗原抗体反応（沈降反応など）を示す．【例】カルジオライピン（梅毒の反応抗原）など．

ⅲ．**アジュバント**：免疫補助剤．免疫原性を高める物質．フロイントアジュバント（結核死菌，流動パラフイン；界面活性剤）を油中水滴になるように混和して製造する．その他，水酸化アルミニウム，ベントナイトなども使用する．

e．T細胞依存性抗原（胸腺依存性抗原）：B細胞の抗体産生過程でヘルパーT（Th）細胞の介助を必要とする抗原である．多くの天然抗原（微生物，毒素，酵素，アルブミン，グロブリンなど）が属している．

f．T細胞非依存性抗原（胸腺非依存性抗原）：B細胞の抗体産生過程にTh細胞の介助を必要としない．グラム陰性菌の菌体内毒素LPS（リポ多糖体），肺炎双球菌多糖体など，くり返し構造の多糖体や脂質多糖重合体に多い．

g．細胞種属間の状態による区分

ⅰ．**同種抗原（アロ抗原[†]）**：ヒトとヒトなどの同種動物でも遺伝的に異なる形質が発現してできた抗原．
【例】血液型抗原，MHC（主要組織適合遺伝子複合体），HLA（ヒト白血球抗原：human leukocyte antigen），アロタイプなど．

[†] アロ（allo）は「他の」，「異系の」という意味．アロ抗原は同種異系の抗原．

ⅱ．**異種抗原**：ヒトとマウスなどの**異種動物間**で存在する抗原．多くの抗原がこれに属している．
【例】ヒトとウイルス，ウサギ血清と細菌．

ⅲ．**異原抗原（異好抗原）**：動物や物質を超えて広く自然に存在する**共通の抗原**．
【例】モルモットとヒツジ赤血球の間にみられるフォルスマン抗原など．

ⅳ．**自己抗原**：自己の体構成成分であるが自己に対して抗原性を発現する抗原．
【例】自己免疫病で産生される自己抗体に対応する**臓器抗原** DNAなど．

ⅴ．**種特異抗原**：ある種の動物や細胞にのみ存在する抗原．
【例】ヒト血清タンパク質をウサギに接種して作成した抗ヒト血清タンパク質抗体はヒト血清にのみ反応する．

ⅵ．**臓器特異性抗原**：動物種に関係なく臓器にのみ存在する共通の抗原．
【例】ウシ水晶体タンパク質をウサギに接種作成した抗体はウシ以外の動物水

晶体タンパク質とも交差する．

vii. **隔絶抗原**：免疫細胞と接触できないような生体の隔絶部位にある抗原．
　【例】眼球の水晶体や精囊内の精子など．これらは免疫寛容が成立していないので組織傷害が発生すると隔絶部位の抗原が放出されて免疫応答が出現する．

h. 由来からの区分

i. **天然抗原**：抗原性が強い**タンパク質**．
　【例】微生物菌体，毒素，グロブリン，酵素など．

ii. **人工抗原**：化学合成の抗原．
　【例】芳香族アミノ基をジアゾ化してハプテン抗原と結合させる．

iii. **潜在抗原**：抗体や免疫細胞が認識できない部位の抗原で，立体化学的な変化が起きた際に露出する．
　【例】赤血球のT抗原．

iv. **スーパー抗原**：食中毒菌黄色ブドウ球菌外毒素などの細菌抗原やNタンパク質抗原などのウイルス抗原である．抗原特異性とは関係なくT細胞上のTCRを共有するT細胞集団を刺激活性化を誘導する．

4.5 獲得免疫システムの抗原認識

　獲得免疫では，樹状細胞やマクロファージなどの抗原提示細胞によって提示された抗原をT細胞レセプターやMHC分子などで修飾して，これを外来の異物の抗原として認識する（図4.4：**研究課題1**）．

研究課題1　図4.4

図は獲得免疫システムの抗原認識である．用語を和訳して説明しなさい．

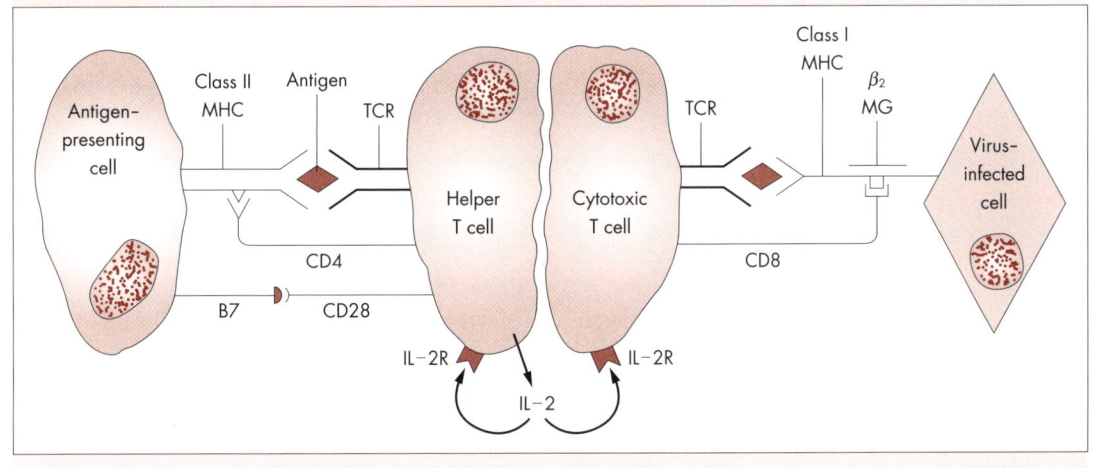

解答は p.161

第Ⅰ部　生体防御・免疫システム

4.6 自然免疫から獲得免疫への橋渡し

　地球上に出現した単細胞生物から脊椎動物に至る生物進化の過程のなかで2つの免疫システムが成立した．生物は無差別に異物を排除する非特異的な生体防御機構である自然免疫システムから次第に特定の異物を排除する特異的な生体防御機構である獲得免疫システムへと進化した．ヒトは2つのシステムが生体内で共存して生体の防御機構を担当して異物の排除を営んでいる．図4.5には自然免疫システムから獲得免疫システムを連結する2つの経路を示した．

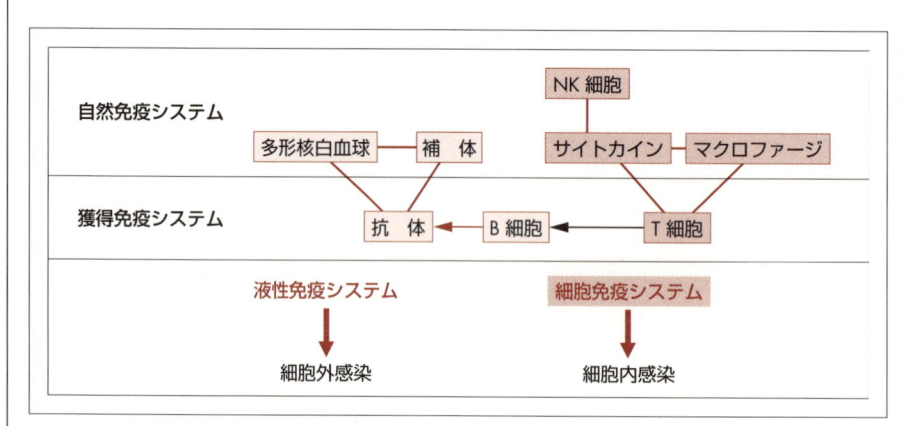

図 4.5　自然免疫システムから獲得免疫システムに

復習

第4講のあらまし

● 獲得免疫は，生後，外来異物の侵入に対して獲得する免疫システムである．ヒトなどの脊椎動物のみに存在する高度に発達した特異的な免疫防御機構である．そのため，**特異的生体防御**，**適応免疫**，**後天免疫**などともよばれる．

● 獲得免疫の特性のひとつは，外来の微生物などの異物の侵入を受けたら長期間にわたり二度と忘れない**免疫記憶**をもつことである．外来の**抗原**に一度暴露され，それに対して免疫を獲得したら，再度抗原刺激を受けると一度目よりもはるかに速い応答を示す二次免疫応答を発現する．これを利用してワクチンが創薬された．

● 獲得免疫のもうひとつの特性は，抗原に対する高度な**免疫特異性**である．生体に侵入した抗原に対応する受容体をもつリンパ球（免疫細胞）が特異的に応答し，1つの抗原に対して1つの受容体しか反応しないという性状をもつ．

● 自己抗原に対する反応性を除去するためにクローン選択によって自己反応性細胞が除去される．これらの反応にはT細胞とB細胞などの**リンパ球**と**抗原提示細胞**が役割を演じる．

第5講 サイトカイン・エフェクター細胞

第5講のチェックポイント

□サイトカイン　　　□インターロイキン　　□メディエーター　　□接着分子
□ヒスタミン　　　　□オートクライン　　　□インターフェロン　□マスト細胞
□エフェクター細胞　□ロイコトリエン　　　□パラクライン　　　□ケモカイン
□好酸球　　　　　　□プロスタグランジン　□シグナルカスケード　□セロトニン

5.1 サイトカイン

サイトカイン（cytokine）は免疫を担当する細胞をはじめとする細胞が産生する生理活性物質の総称である．

A. サイトカインのおもな性状

a. 化学的性状
① **糖タンパク質**である．
② 10^{-13} Mから10^{-15} Mの極微量で効果を発揮するが，生物学的な半減期は短く，一時的に局所で作用する．
③ タンパク質ホルモンと同じように標的細胞の細胞膜上の特異的な**レセプター**（受容体）と結合して，細胞体内にシグナルを伝達し活性化が発現する．

b. 生物学的性状
① 多種類の標的細胞に作用して多面的な機能を発揮する．複数のサイトカインが同一標的細胞に作用することが多い．
② 種々の刺激によって分泌され，刺激が消失すると分泌産生は中止される．
③ サイトカインは他のサイトカインの産生をも制御する．
④ 多くのサイトカインは同じシグナル伝達経路を共有しており，そのことで相互の制御や相補または相加的な作用を可能にしている．

c. 作用機作：標的細胞に作用する機構は2つある．
ⅰ．**オートクライン**（autocrine）：サイトカインを産生した細胞が自己の細胞表面レセプターにサイトカインを作用させる機構．
ⅱ．**パラクライン**（paracrine）：遠隔領域に存在する（接触していない）細胞から分泌されたサイトカインが近傍に存在する細胞のレセプターに作用する機構．

d. 名　称： 免疫細胞から産生された活性物質をかつてはモノカインまたはリンホカインとよんでいたが，現在はサイトカインとよぶ．また遺伝子クローニングによって生理活性が明らかにされた物質は**インターロイキン**（interleukin：IL）の名称に統一された．

B. サイトカインネットワーク

サイトカインは相互作用の制御および調節を行って**ネットワーク**を形成する（図 5.1）．これらのサイトカインは複雑に統合されているが，その関係は標的細胞体内の複雑な事態を反映している．

C. 主要なサイトカイン

サイトカインは，インターロイキン（IL），成長因子およびインターフェロンを含む可溶性メディエーター群である．主要なサイトカインを表 5.1 に掲げた．腫瘍壊死因子（TNF），IL-1 および IL-18 などは炎症を起こす初期メディエーターで，自然免疫応答の初期段階でマクロファージから放出される．IL-1 または TNF を遮断すると炎症反応の大部分は遮断される．また T 細胞サイトカインは他の細胞

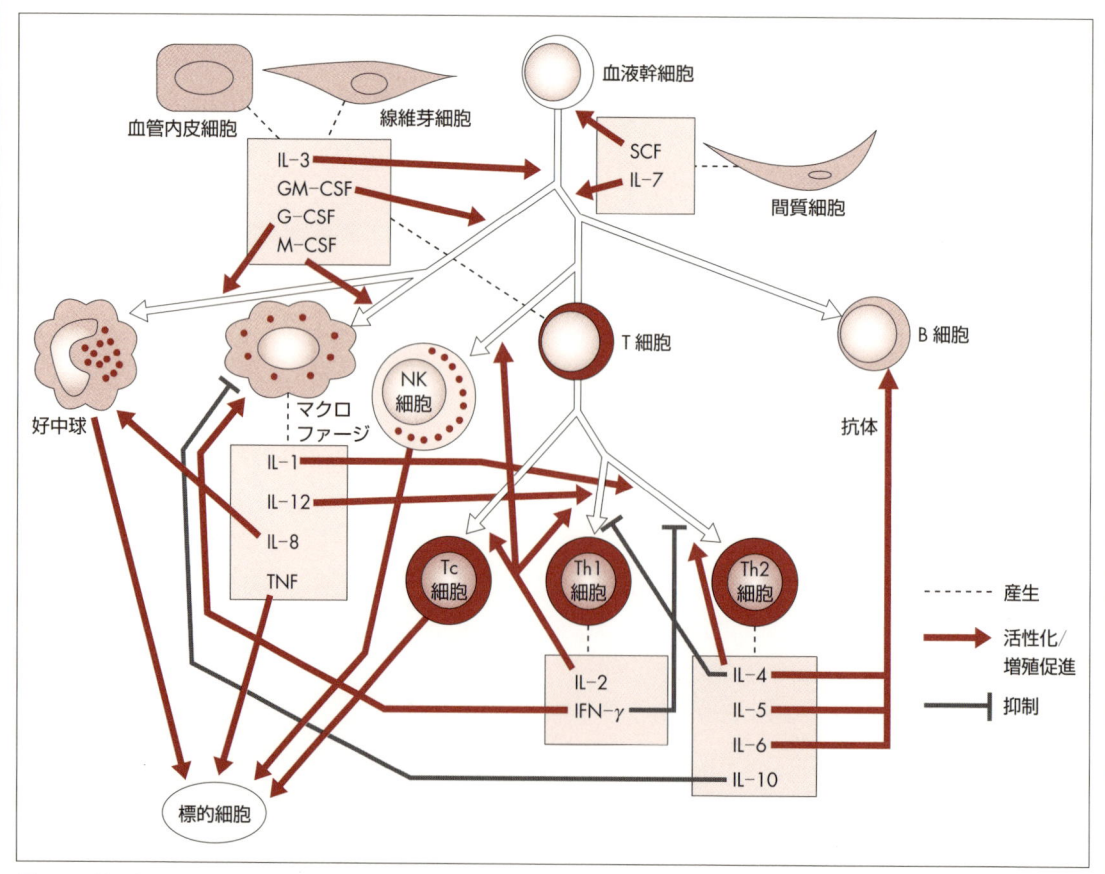

図5.1　サイトカインのネットワークのあらまし

表 5.1 おもなサイトカインの性状

名称	産生細胞	標的細胞	生理活性	分子量 (kD)
A. 自然免疫に関与するおもなサイトカイン				
IL-1α	単球, マクロファージ, 樹状細胞, NK細胞, B細胞, 好酸球	胸腺細胞	補助活性, T細胞の活性化促進, B細胞の増殖分化促進, NK細胞の細胞傷害性促進	17
IL-1β	単球, マクロファージ, 樹状細胞, NK細胞, B細胞, 好酸球	内皮細胞	補助活性, T細胞の活性化促進, B細胞の増殖分化促進, NK細胞の細胞傷害性促進	17
IL-12	単球, マクロファージ, 樹状細胞, NK細胞, B細胞, 好酸球	T細胞	Th1細胞の分化促進, IFN-γの産生誘導, NK細胞の活性化	35
IL-18	単球, マクロファージ, 樹状細胞, NK細胞, B細胞, 好酸球	単球, マクロファージ	T細胞によるIFN-γの産生誘導, NK細胞の活性促進	17
IFN-α	単球, マクロファージ, 樹状細胞	すべての細胞	抗ウイルス活性, ウイルス複製阻止, MHCクラスI分子の発現増強, NK細胞の活性化	18
IFN-β	単球, マクロファージ, 樹状細胞	好中球	抗ウイルス活性, ウイルス複製阻止, MHCクラスI分子の発現増強, NK細胞の活性化	18
TNF-α	単核食細胞（単球, マクロファージ, 樹状細胞など）, マスト細胞, NK細胞, B細胞, 好酸球	T細胞, NK細胞, 単核食細胞	腫瘍細胞傷害, 内皮細胞の接着分子の発現増強, IL-1・IL-6などの産生促進	17
B. 獲得免疫に関与するおもなサイトカイン				
IL-2	Th1細胞, 好酸球	T細胞, B細胞	T細胞の活性化, B細胞増殖と抗体産生誘導, NK細胞の増殖と活性化	14〜17
IL-4	Th2細胞, Tc細胞, マスト細胞	T細胞, B細胞	Th2細胞の誘導, マクロファージ上のMHCクラスII分子の増強, B細胞上のCD23増強, IgG1からIgEへのクラススイッチ誘導	20
IL-5	Th2細胞, マスト細胞, 好酸球	T細胞, B細胞, 好酸球	IgG・IgA・IgMの産生誘導, クラススイッチ	30〜40
IL-10	Th2細胞, Tc細胞, マスト細胞, マクロファージ, 好酸球	単核食細胞, B細胞	Th1細胞からTh2細胞の産生抑制, 単球・マクロファージ・樹状細胞のMHCクラスII分子の産生抑制, B細胞分化を増強, IFN-γの産生抑制	18
IL-13	Th2細胞, マスト細胞, 好酸球	単核食細胞, B細胞	B細胞増殖活性化の促進, IgG1・IgEへのクラススイッチ誘導, IgEの産生増強, 単球上のMHCクラスII分子・CD23の発現促進誘導	20
IFN-γ	Th1細胞, Tc細胞, NK細胞	単核食細胞, T細胞, B細胞, NK細胞	ウイルス複製阻害, MHCクラスI分子の増強, マクロファージ活性化, Th1細胞の分化とTh2細胞の分化抑制, NK細胞の活性化, IgG2の産生促進	21〜24
TGF-β	B細胞, マクロファージ, マスト細胞, 好酸球	T細胞, B細胞	T細胞の増殖と分化抑制, 単球・マクロファージの遊走誘導, 好中球の活性化	14
C. 造血の制御に関与するおもなサイトカイン				
SCF	骨髄間質細胞	多能的幹細胞	幹細胞の増殖促進	24
G-CSF	単核食細胞, 線維芽細胞, 内皮細胞	骨髄球造血前駆細胞	好中球前駆細胞の増殖促進	19
M-CSF	単核食細胞, 線維芽細胞, 内皮細胞	骨髄球造血前駆細胞	単球前駆細胞の増殖促進	40
GM-CSF	単核食細胞, 線維芽細胞, Th1細胞, Th2細胞	T細胞, B細胞, 骨髄球造血前駆細胞	単球・好中球・好酸球・好塩基球などの増殖促進, マクロファージの活性化	40

注) IL：インターロイキン, IFN：インターフェロン, TNF-α：腫瘍壊死因子α, TGF-β：トランスフォーミング増殖因子β, SCF：幹細胞因子, G-CSF：顆粒球コロニー刺激因子, M-CSF：マクロファージコロニー刺激因子, GM-CSF：顆粒球マクロファージコロニー刺激因子, Th：ヘルパーT細胞, Tc：キラーT細胞, Ig：免疫グロブリン

表 5.2　インターフェロン（IFN）の性状

1. 抗ウイルス活性
2. 腫瘍細胞の増殖抑制
3. マクロファージの機能増殖
4. マクロファージの遊走阻止
5. マクロファージの抗腫瘍活性の増強
6. NK 細胞の増強
7. キラー T（Tc）細胞の分化誘導
8. Fc レセプターの発現増強
9. IL-2 レセプターの発現増強
10. MHC クラス I 分子の発現増強

からも分泌されるが，T 細胞は炎症反応の悪化を制御するためサイトカインを利用する．T 細胞成長因子のもっとも重要なものは IL-2 である．

a. IFN-γ と IL-2： IFN-γ（インターフェロン-γ：interferon-γ）と IL-2（インターロイキン-2）は，Th1 細胞サイトカインの代表で，次のような機能をもっている．

① TNF の生成とマクロファージの酸化フリーラジカルを刺激する．
② キラー T（Tc）細胞に分化する CD8 T 細胞を誘導する．
③ B 細胞による免疫グロブリンへの変換を補助する．

　インターフェロン（IFN） は，分子量約 2 万の 1 本鎖のポリペプチド鎖で構成されるタンパク質のサイトカインである．この IFN は抗ウイルス作用などの多彩な生理活性を保持している（表 5.2）．IFN は，α，β，γ の 3 種類の型が知られているが，なかでも IFN-α は，次のような特徴をもっている．

① T 細胞の分化を促進する．とくに Th1 細胞の生成を選択的に亢進して Th2 細胞の生成を抑制する．
② MHC クラス II 分子の発現を増強する活性を保持している．
③ 単核貪食細胞の活性因子で，マクロファージによる細胞内寄生菌の殺滅を促進する．とくにマクロファージ殺菌因子である一酸化窒素（NO）の産生を増強する．

　インターロイキン-2（IL-2） は，分子量約 1.5 万の糖タンパク質のサイトカインである．発見当初（1976 年）は T 細胞増殖因子（T cell growth factor）とよばれたように，T 細胞の活性化とそれに続く増殖に関与している．とくに Th1 細胞から IFN-γ などとともに分泌されて活性化を促進する．

b. IL-4，IL-9，IL-13： IL-4，IL-9 および IL-13 は Th2 細胞サイトカインで，次のような機能がある．

① マクロファージの炎症促進を補助する．
② B 細胞における IgE と IgG4 産生スイッチを補助する．
③ 気道の状態，分泌，粘膜構成などを亢進して即時型アレルギーを刺激する．

　他の主要なサイトカインは IL-10，IL-12 で，APC（抗原提示細胞）によって産生される．IL-10 は T 細胞性免疫応答を変更させ，IL-12 は強力な Th1 応答を誘導し Tc 細胞の増殖を促進する．

5.2 ケモカイン

A. ケモカインの種類

　細胞が化学物質の刺激に対して移動する性質を**走化性**（chemotaxis）といい，白血球球やリンパ球などの免疫細胞群の細胞走化を誘導するサイトカイン群を**ケモカイン**（chemokine：**走化性誘導サイトカイン**）という．ケモカインは塩基性ヘパリン結合性の分泌タンパク質で，8〜12 kDの分子サイズをもつ．

　ヒトでは，これまでに50種以上のケモカインが知られており，4つのファミリーが存在する．主要なファミリーはCCケモカイン・CXCケモカイン，少数のファミリーはCX3Cケモカイン・Cケモカインである．このような区分は分子内システインの配置によって決められている．

　このなかのCCケモカインに属している**エオタキシン**（eotaxin）は，強力な**好酸球走化性**や**脱顆粒能**，また**好塩基球の走化性誘導能**を示すことが知られている．エオタキシン産生はIL-4によって誘導され，IFN-γによって抑制されることから，Th2細胞が優位な状況で作用しており，アレルギー性疾患や炎症部位で認められる**好酸球浸潤**に関与していると考えられている．

B. ケモカインの性状

　各ケモカインは，それぞれ特定の白血球やリンパ球の走化を誘導する．CCケモカイン群の多くは単球に作用し，CXCケモカイン群の多くは好中球に作用する．**好中球**や**好酸球**などを誘導するケモカイン群は炎症性ケモカインともよばれており，急性炎症や慢性炎症部位の白血球浸潤に関係している．生体炎症部位への**T細胞**や**マクロファージ**の選択的移行は，ケモカインの作用によって促進され増強される．このケモカイン産生の促進刺激因子は，IL-1やTNFなどの**炎症性サイトカイン**の作用である．ケモカインは，接着分子を誘導するIL-1やTNFと緊密に連携して免疫細胞群を**炎症部位**まで誘導する．

　また一方，**リンパ球**や**樹状細胞**を誘導するケモカイン群は**免疫系ケモカイン**とよばれており，リンパ球の再循環や移動，ホーミングなどを制御して，免疫組織の維持・形成，また免疫応答に関与している．

　さらに多くのケモカインは，**Th1細胞**と**Th2細胞**の選択的走化性の誘導によってアレルギー性炎症や慢性炎症の病態形成に深くかかわりをもっている．また炎症性ケモカインは，おもに**自然免疫細胞群の走化性**を誘導し，免疫系ケモカインは，おもに**獲得免疫細胞群の走化性**を誘導することから，ケモカインは自然免疫と獲得免疫の橋渡しを担っているとされる．

5.3 化学メディエーターと接着分子

A. 化学メディエーター

a. 化学メディエーター: 化学伝達物質 (chemical mediator) ともいい,メディエーターとも略す.免疫細胞が抗原刺激を受けると細胞から放出されて細胞間の情報伝達を仲介する生理活性物質の総称である.免疫細胞は多様な情報伝達をするために情報交換を行う (図5.2).

b. 情報伝達: メディエーターによる情報伝達には,近傍の細胞に生理活性物質が放出されるものと接着分子による細胞の直接接触によるものがある.可溶性分子は通常メディエーターを指定してシグナル伝達および効果的な免疫応答に対する活性また阻害過程で主要な役割を果たしている.ここではおもにサイトカインやケモカインについて述べるが,ホルモンやビタミンまたプロスタグランジンなども重要なメディエーターである.

c. メディエーター機能: 基本的に標的細胞上の特異的膜受容体に結合してメッセージを伝達する.大部分のレセプター(受容体)は,二量体で3分子複合体を形成する.膜通過型レセプター細胞質が部分的にサイトカインまたは他のさまざまなシグナルカスケードにより細胞核へとメッセージを送る.結合の長さ,親和性の高低,メディエーターの濃度,レセプターの密度などは,すべてシグナルの質に大きく影響する.サイトカインであるインターフェロン(IFN)の場合は顕著で,IFN-α と IFN-β はともに同じレセプターに結合するが,IFN-α は免疫刺激性シグナルを伝達し,また IFN-β は免疫抑制性シグナルを伝達する.

d. マスト細胞(肥満細胞): 顆粒内にはヒスタミン,ヘパリン,プロテアーゼなどが貯蔵されており,刺激時に産生される脂質メディエーターはプロスタグランジン D_2,ロイコトリエン C_4,PAF(血小板活性化因子)などである(図5.3).

e. 好酸球: 顆粒内には細胞傷害を有する ECP (eosinophil cationic protein:好酸球陽イオンタンパク質),MBP (major basic protein:主要塩基性タンパク質),EPO (eosinophil peroxidase:好酸球ペルオキシダーゼ),EDN (eosinophil derived

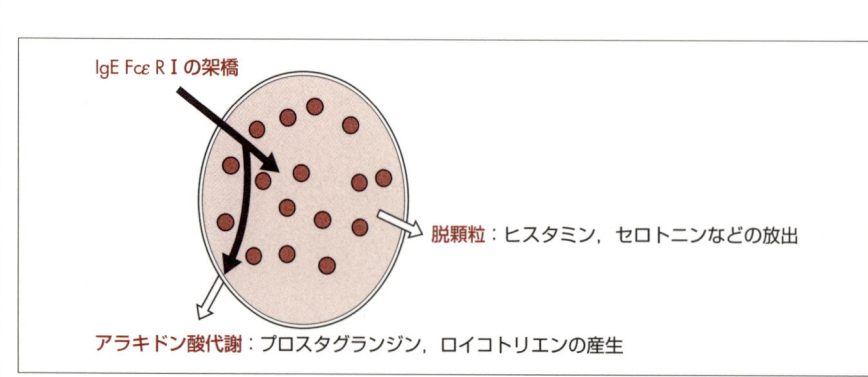

図5.2 マスト細胞,好塩基細胞から放出・産生されるメディエーター

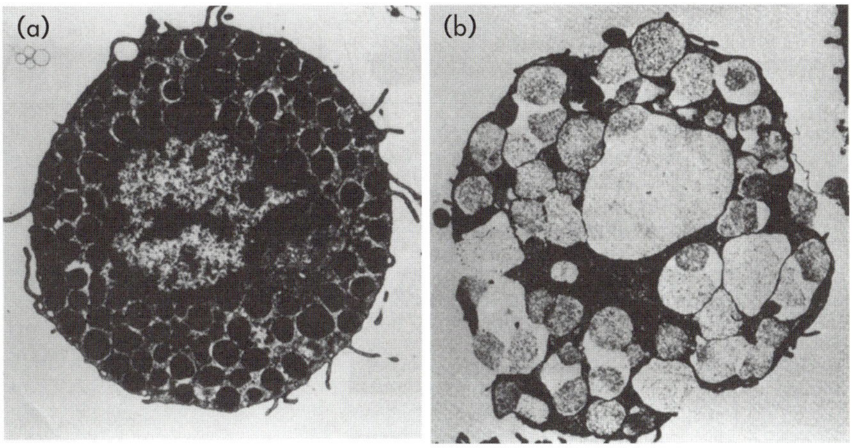

図 5.3 マスト細胞（肥満細胞）の電顕写真

(a) 休止期のマスト細胞．細胞内の濃い電子密度の部分にはメディエーターとなる多くの細胞膜結合型顆粒が詰まっている．
(b) メディエーター放出後のマスト細胞．細胞内の濃い電子密度の部分は少なく，細胞内部には空胞が多くなっており，細胞膜結合型顆粒の存在はない．

neurotoxin：好酸球由来神経毒タンパク質）などが貯蔵されており，刺激時に産生される脂質メディエーターは**ロイコトリエン C_4** などである．

B. 接着分子

接着分子（adhesion molecule：接着因子）は細胞膜上に存在しており，細胞どうしや細胞外基質などの結合に関与する分子である．接着細胞との間には特異性があり，結合してシグナルを細胞内伝達する機能をもつ．

5.4 エフェクター細胞

免疫応答において，標的抗原に直接的に作用して免疫効果を発現させる細胞を**エフェクター細胞**（effector cell）という．エフェクター細胞は抗体やサイトカインによってエフェクター活性を調整する．

T 細胞によるマクロファージ活性化（図 5.4）

病原菌（抗原）を摂取したマクロファージや樹状細胞などの APC（抗原提示細胞）は，サイトカインの IL-12 を分泌してナイーブ CD4 T 細胞を活性化し，エフェクター T 細胞として **Th 細胞**に分化させる．このエフェクター活性は抗原を貪食したマクロファージで発現する．そして，このエフェクター T 細胞から分泌された IFN-γ は殺菌物質を産生したマクロファージの活性化シグナルとしてマクロファージ細胞表面上の IFN-γ レセプターと結合する．さらに活性化したマクロファージは，**MHC 分子**または**共刺激分子**（B7）を発現して T 細胞応答を高める．

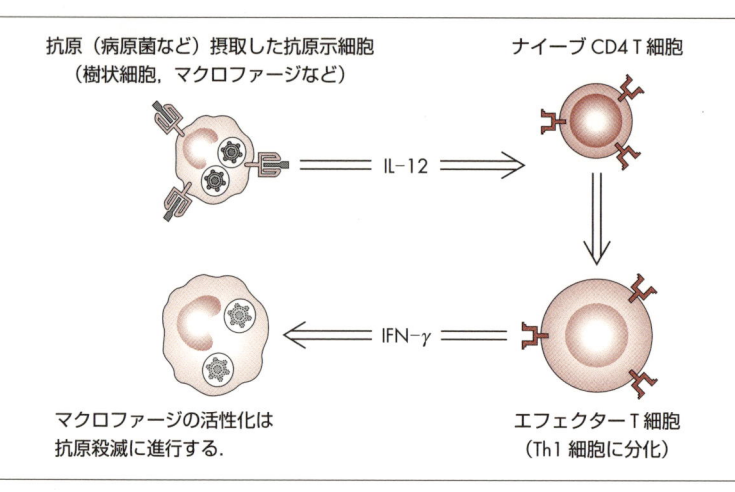

図5.4 サイトカインを介したT細胞とマクロファージの活性化

抗原（病原菌など）摂取した抗原示細胞
（樹状細胞，マクロファージなど）

ナイーブCD4T細胞

IL-12

IFN-γ

マクロファージの活性化は抗原殺滅に進行する．

エフェクターT細胞
（Th1細胞に分化）

復習

第5講のあらまし

- **サイトカイン**は細胞が産生する生理活性物質で化学的には糖タンパク質である．10^{-15} M程度の極微量で生理活性を発現する．標的細胞の特異的なレセプターと結合して細胞内にシグナルを伝達活性化する．
- サイトカインの作用は2つある．
  ① **オートクライン**：自己細胞にサイトカインを作用させる機構．
  ② **パラクライン**：細胞から分泌されたサイトカインが近傍に存在する細胞に作用する機構．
- **ケモカイン**は走化性誘導サイトカインのことで，塩基性ヘパリン結合性の分泌タンパク質である．
- 化学メディエーターは，マスト細胞や好塩基球などが抗原刺激によって放出する**ヒスタミン**，**セロトニン**，**プロスタグランジン**，**ロイコトリエン**などである．
- エフェクター細胞は，免疫応答における標的抗原に直接作用して免疫効果を発現させる細胞である．このエフェクター細胞は，抗体，サイトカインなどでエフェクター活性を調整する．

第6講 感染症とワクチン・移植免疫と腫瘍免疫

第6講のチェックポイント

- □ 感染症法
- □ 細菌感染
- □ 予防接種
- □ 不活化ワクチン
- □ 移植片拒絶反応
- □ ウイルス感染
- □ 寄生虫感染
- □ ワクチン
- □ トキソイド
- □ MHC
- □ 病原菌の免疫認識
- □ 旋毛虫感染
- □ 生ワクチン
- □ 免疫診断
- □ 腫瘍免疫
- □ 免疫血清

6.1 日本の感染症の種類

　病原微生物（病原菌）による疾病を感染症という．日本では，この疾病に対処するために『感染症の予防及び感染症の患者に対する医療に関する法律』（以下『感染症法』という）が施行されている．**『感染症法』**で規定されている感染症は表6.1に示し，表6.1に示した一類感染症から五類感染症，および指定感染症，新感染症の類型については表6.2に示す．

6.2 感染症と免疫

A. 病原菌の免疫認識

　さまざまな病原菌がヒトの生活のなかで生体侵入の機会をうかがっている．生体防御システムでは，常時，これを防衛する体制は整えてある．それは第2講で学んだ「自然免疫システム」である．自然免疫システムでは，外来からの病原体や異物などの抗原が皮膚粘膜などの体表バリアを乗り越えて生体侵入をすると，**マクロファージ**や**樹状細胞**などの**貪食細胞**，また**補体**などの液性タンパク質による**オプソニン化**（opsonization）などでこれらを迎え撃つ．病原菌は獲得免疫で認識するT細胞レセプターやMHC分子などで修飾された抗原ではなく外来抗原そのものである．病原菌はヒト細胞には存在しない分子型 **PAMP**（病原体関連分子パターン：pathogen-associated molecular pattern）を保持している．この PAMP は生体（宿主）の免疫細胞である貪食細胞群のマクロファージや樹状細胞表面に存在している PRR（パターン認識レセプター：pattern recognition receptor）によって**パターン認識**される（表6.3：**研究課題2**）．

表 6.1 感染症法によって規定されている感染症

一類感染症

1	エボラ出血熱
2	クリミア・コンゴ出血熱
3	痘そう（天然痘）
4	南米出血熱
5	ペスト
6	マールブルグ病
7	ラッサ熱

二類感染症

1	急性灰白髄炎
2	結核
3	ジフテリア
4	重症急性呼吸器症候群（病原体がコロナウイルス属 SARS コロナウイルスであるものに限る）
5	中東呼吸器症候群（病原体がベータコロナウイルス属 MERS コロナウイルスであるものに限る）
6	鳥インフルエンザ（H5N1）
7	鳥インフルエンザ（H7N9）

三類感染症

1	コレラ
2	細菌性赤痢
3	腸管出血性大腸菌感染症
4	腸チフス
5	パラチフス

四類感染症

1	E 型肝炎
2	ウエストナイル熱
3	A 型肝炎
4	エキノコックス症
5	黄熱
6	オウム病
7	オムスク出血熱
8	回帰熱
9	キャサヌル森林病
10	Q 熱
11	狂犬病
12	コクシジオイデス症
13	サル痘
14	ジカウイルス感染症
15	重症熱性血小板減少症候群（病原体がフレボウイルス属 SFTS ウイルスであるものに限る）
16	腎症候性出血熱
17	西部ウマ脳炎
18	ダニ媒介脳炎
19	炭疽
20	チクングニア熱
21	つつが虫病
22	デング熱
23	東部ウマ脳炎
24	鳥インフルエンザ（H5N1 及び H7N9 を除く）
25	ニパウイルス感染症
26	日本紅斑熱
27	日本脳炎
28	ハンタウイルス肺症候群
29	B ウイルス病
30	鼻疽
31	ブルセラ症
32	ベネズエラウマ脳炎
33	ヘンドラウイルス感染症
34	発しんチフス
35	ボツリヌス症
36	マラリア
37	野兎病
38	ライム病
39	リッサウイルス感染症
40	リフトバレー熱
41	類鼻疽
42	レジオネラ症
43	レプトスピラ症
44	ロッキー山紅斑熱

五類感染症・全数把握

1	アメーバ赤痢
2	ウイルス性肝炎（E 型肝炎及び A 型肝炎を除く）
3	カルバペネム耐性腸内細菌科細菌感染症
4	急性脳炎（ウエストナイル脳炎，西部ウマ脳炎，ダニ媒介脳炎，東部ウマ脳炎，日本脳炎，ベネズエラウマ脳炎及びリフトバレー熱を除く）
5	クリプトスポリジウム症
6	クロイツフェルト・ヤコブ病
7	劇症型溶血性レンサ球菌感染症
8	後天性免疫不全症候群
9	ジアルジア症
10	侵襲性インフルエンザ菌感染症
11	侵襲性髄膜炎菌感染症
12	侵襲性肺炎球菌感染症
13	水痘（患者が入院を要すると認められるものに限る）
14	先天性風しん症候群
15	梅毒
16	播種性クリプトコックス症
17	破傷風
18	バンコマイシン耐性黄色ブドウ球菌感染症
19	バンコマイシン耐性腸球菌感染症
20	風しん
21	麻しん
22	薬剤耐性アシネトバクター感染症

五類感染症・定点把握

23	RS ウイルス感染症
24	咽頭結膜熱
25	A 群溶血性レンサ球菌咽頭炎
26	感染性胃腸炎
27	水痘
28	手足口病
29	伝染性紅斑
30	突発性発しん
31	百日咳
32	ヘルパンギーナ
33	流行性耳下腺炎
34	インフルエンザ（鳥インフルエンザ及び新型インフルエンザ等感染症を除く）
35	急性出血性結膜炎
36	流行性角結膜炎
37	性器クラミジア感染症
38	性器ヘルペスウイルス感染症
39	尖圭コンジローマ
40	淋菌感染症
41	感染性胃腸炎
42	クラミジア肺炎（オウム病を除く）
43	細菌性髄膜炎（インフルエンザ菌，髄膜炎菌，肺炎球菌を原因として同定された場合を除く）
44	ペニシリン耐性肺炎球菌感染症
45	マイコプラズマ肺炎
46	無菌性髄膜炎
47	メチシリン耐性黄色ブドウ球菌感染症
48	薬剤耐性緑膿菌感染症

表 6.2 感染症の類型

感染症法では，新たに感染力と罹患(りかん)した場合の重篤性に基づく総合的な観点から，一類から五類感染に類型し，それぞれに対して行政的な対応・措置を定めている．

性　格	おもな対応・措置
一類感染症 感染力，罹患した場合の重篤性等に基づく総合的な観点からみた危険性が極めて高い感染症	・原則入院 ・消毒等の対物措置 　（例外的に，建物への措置，通行制限等の措置にも適用対象とする）
二類感染症 感染力，罹患した場合の重篤性等に基づく総合的な観点からみた危険性が高い感染症	・状況に応じて入院 ・消毒等の対物措置 ・特定職種への就業制限
三類感染症 感染力，罹患した場合の重篤性等に基づく総合的な観点からみた危険性が高くないが，特定の職業への就業によって感染症の集団発生を起こしうる感染症	・特定職種への就業制限 ・消毒等の対物措置
四類感染症 人から人への感染はほとんどないが，動物，飲食物等の物件を介して感染するため，動物や物件の消毒，廃棄などの措置が必要となる感染症	・動物の措置を含む消毒等の対物措置
五類感染症 国が感染症発生動向調査を行い，その結果等に基づいて必要な情報を一般国民や医療関係者に提供・公開していくことによって，発生・拡大を防止すべき感染症	・感染症発生状況の収集，分析とその結果の公開，提供
指定感染症 既知の感染症のうち上記一〜三類に分類されない感染症において，一から三類に準じた対応の必要が生じた感染症（政令で指定，1年限定）	・一〜三類感染症に準じた対応
新感染症 人から人に伝染すると認められる疾病であって，既知の感染症と症状等が明らかに異なり，その伝染力および罹患した場合の重篤度から判断した危険性が極めて高い感染症	・一類感染症に準じた対応

研究課題 2　表 6.3

表は病原微生物の免疫認識を述べたものである．これらの用語について調べなさい．

Species	PAMPs		PRR
Bacterial DNA	CpG	→	Toll-like receptor 9
Mycobacteria	Lipoarabinomannan	→	CD1, Toll-like receptor 2
Gram positive bacteria (*Streptococcus*)	Lipoproteins Peptidoglycans	→ →	Toll-like receptor 2 CD14, Toll-like receptor 2
Gran negaitive bacteria (*Salmonella*)	LPS	→	Scavenger receptor, LPS, CD14, Toll-like receptors 4
Yeast (*Candida* etc)	Mannan Zymosan	→ →	Mannose receptor, Mannose-binding protein Mannose receptor, β-glucan receptors, Toll-like receptor 2

解答は p.161

B. 各種病原菌の免疫学的防御

a. 細胞外の細菌感染防御： 生体に侵入した破傷風菌，ブドウ球菌などのグラム陽性菌群の多くは細胞外で増殖して病原性を発現する病原菌である．このような病原菌は生体からの防御応答である免疫反応を回避するためにさまざまな防御策を施す．貪食を避けるため莢膜多糖類で菌体をとり囲み，外毒素や抗補体酵素を分泌して貪食作用に傷害を与え，炎症反応を阻止する．これに対抗して，**獲得免疫システム**が発動して抗体産生がはじまると抗体は毒素を中和する．IgG（免疫グロブリンG）や補体成分C3bは細菌をオプソニン化する．抗原提示細胞群は**Toll様レセプター**などで防御して炎症性サイトカイン産生を引き起こす（図6.1）．

b. 細胞内の細菌感染防御： サルモネラ，リステリアなどのグラム陰性菌や結核菌などはマクロファージなどの貪食作用を阻止して細胞内で増殖して病原性を発現する．これらは感作されて活性化したT細胞がマクロファージに作用して**サイトカインコネクション**（cytokine connection）によって感染を防御する．たとえば，細胞内で増殖している結核菌ペプチドを認識して活性化したT細胞は，サイトカインIFN-γ（インターフェロン-γ）を分泌する．このIFN-γは，マクロファージを活性化して細胞内の結核菌を殺滅する．またT細胞から分泌したサイトカインIL-2（インターロイキン-2）は，NK細胞を活性化して結核菌が増殖している細胞に傷害を惹起する．このような特異的T細胞によって分泌されるサイトカインによる連動的な免疫反応をサイトカインコネクションという．

c. ウイルス感染防御： ウイルスは生体感染によって自己増殖をするが，自然免疫システムでは長期的な防御作用，また獲得免疫システムでは特異抗体と**キラー（Tc）細胞**の産生によってウイルス増殖を阻止する．感染細胞は抗ウイルス活性をもつ**IFN-α**（インターフェロン-α）や**IFN-β**（インターフェロン-β）などを放出する．IFN-α産生は近傍の細胞上にMHCを発現してNK細胞を活性化する．ウイルスに感染された細胞は細胞表層に**糖鎖構造**の修飾を受けて**NK細胞**の標的となる．抗体はウイルスを中和するが，その抗体暴露を逃れたウイルスに対してはTc細胞による傷害やサイトカインによってウイルス粒子の複製を制御する．

d. 真菌（カビ）感染： 好中球欠損や機能不全，また細胞性免疫不全によって真菌感染症が発現する．T細胞やNK細胞は病原真菌に直接的な**細胞傷害活性**を示す．

e. 原虫・寄生虫感染： 原虫・寄生虫感染に対する防御は，**液性免疫**および**細胞性免疫**の両者が必要なことが多い．とくに旋毛虫（*Trichinella spiralis*）感染時には，IgEによる**マスト細胞**の生存延長があり，FcεRⅠγ鎖を介したシグナルが作動する．図6.1は，この旋毛虫の虫体に蛍光色素を標識した旋毛虫感染血清（抗旋毛虫血清）で染色した顕微鏡写真である．このように，感染血清は虫体開口部位や虫体表層クチクラ（角皮部位）に付着している様子がわかる．また，旋毛虫体

の超薄切片を作製して虫体表層部位にフェリチン抗体を感作させたのち**透過型電子顕微鏡**で観察すると，虫体クチクラ表層への明らかな抗体付着が観察された（図 6.2）．

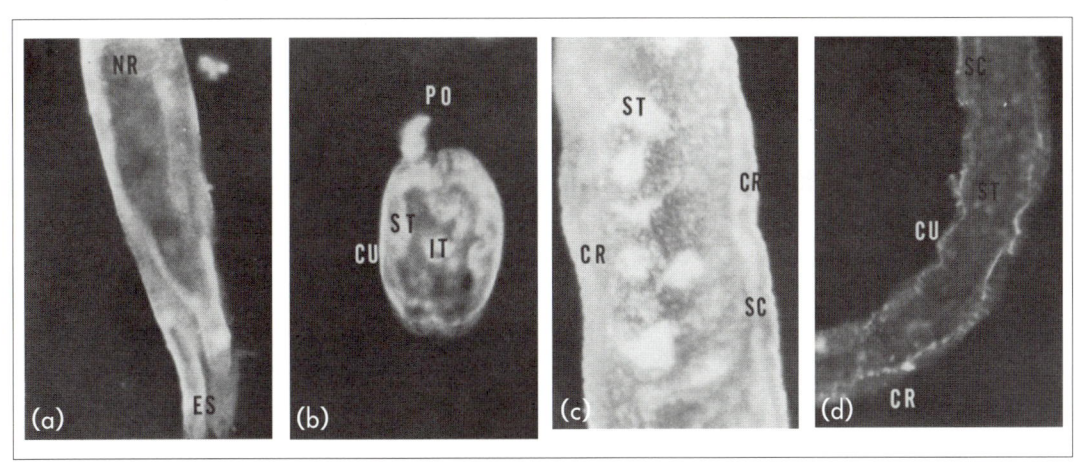

図 6.1 免疫蛍光染色による旋毛虫（*Trichinella spiralis*）虫体顕微鏡写真〔扇元敬司〕
(a) 幼虫体前部の縦切像（×800，食道および神経輪は著明であり，開口部および角皮も免疫蛍光法で染色される．NR：神経輪，ER：食道）
(b) 幼虫の横切像（×1500，特異的蛍光は消化管および体表層で著明．PO：開口部における沈降物，ST：スチコサイト（stichocyte），CU：角皮，IT：腸腔）
(c) 幼虫体中部の縦切像（×1500，特異的蛍光はスチコサイトおよび角皮で著明．CR：角皮隆起，SC：角皮下構造）
(d) 幼虫縦切像（×400，特異的蛍光は角皮でみられ，スチコサイトも免疫蛍光法で染色される．）

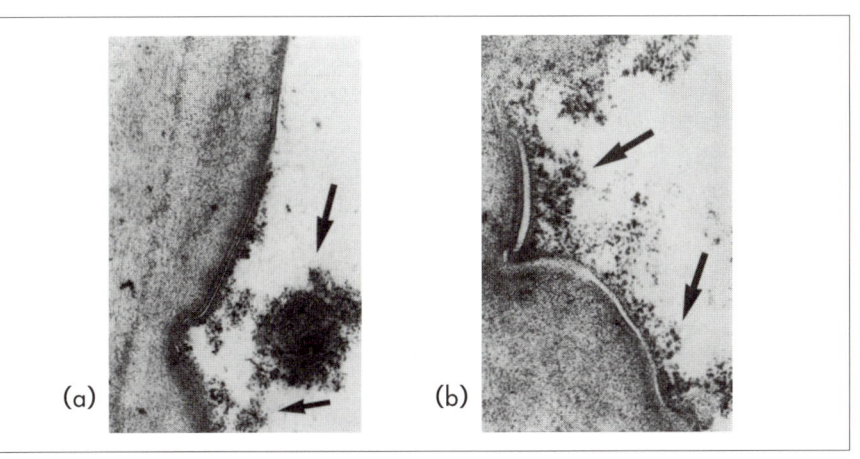

図 6.2 フェリチン免疫染色による旋毛虫（*Trichinella spiralis*）虫体クチクラ表層抗原の透過型電子顕微鏡写真〔扇元敬司〕
(a) 体超薄切片縦切断面の電子顕微鏡写真：フェリチン標識抗体粒子が体表層周辺部位に多数付着している（矢印は免疫複合体凝集物を示す）．
(b) 体超薄切片横切断面の電子顕微鏡写真：フェリチン標識抗体粒子が体表層クチクラ部位に付着している（矢印は免疫複合体凝集物を示す）．

6.3 予防接種・ワクチン

微生物感染の予防には，人為的な病原体または病原体由来の成分をヒト生体に接種して，その病原菌に対する免疫を獲得する．このような予防方法を**予防接種**とよび，予防接種に使用する病原体やその成分を**ワクチン**という（第1章参照）．日本では『**予防接種法**』が施行されている．

A. 能動免疫と受動免疫

ヒトに対する微生物感染やワクチンの投与による免疫の獲得を**能動免疫**（active immunity）といい，また**胎盤**や**初乳**から抗体を授受したり，免疫血清の投与による免疫の獲得を**受動免疫**（passive immunity）という．このような生体免疫の獲得区分については表6.4に示す．

B. 予防接種・ワクチン

免疫による感染症の予防や治療には，ワクチンによる**予防接種**および**治療**に用いる**免疫血清**や抗体（免疫グロブリン）を**接種**または**経口投与**する方法がある．

a. ワクチン：能動的に生体に接種または経口投与する抗原がワクチンである．接種または投与後から，抗体産生すなわち免疫の成立までに一定の期間を必要とする．この免疫方法は，比較的，長期間持続することからおもに感染症予防に用いる．

b. 免疫血清・グロブリン：受動的に他種動物またはヒトからの免疫成分をそのまま接種または投与する．この免疫方法は，速効性はあるが持続性が短いので治療に用いられる（表6.5）．

表6.4 能動免疫と受動免疫

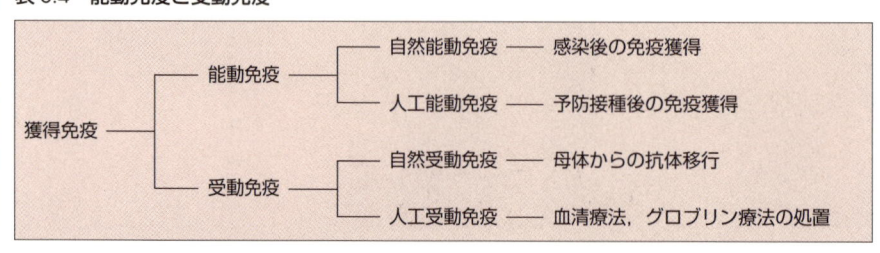

獲得免疫
- 能動免疫
  - 自然能動免疫 ── 感染後の免疫獲得
  - 人工能動免疫 ── 予防接種後の免疫獲得
- 受動免疫
  - 自然受動免疫 ── 母体からの抗体移行
  - 人工受動免疫 ── 血清療法，グロブリン療法の処置

表6.5 ワクチンと免疫血清・抗体の比較

	本態	免疫種類	潜伏期間	持続	用途
ワクチン	抗原	能動免疫	1～3週	長期間	予防
免疫血清	抗体	受動免疫	なし	短期間	おもに治療

C．ワクチンの種類

微生物の感染力や毒性を減弱化して弱毒株として使用する**生ワクチン**，微生物を死滅させて，その死滅菌体をワクチンとして使用する**不活化ワクチン**，微生物毒素にホルマリン（ホルムアルデヒド）を結合させて毒性をなくして不活化した**トキソイド**の 3 種類が使用されている．

＊　ジェンナーが感染症の予防に使用したウシ天然痘（牛痘）は，ラテン語では variolae vaccinae といい，vaccinae は「ウシ（vacca）」の意味である．パスツールは「免疫獲得に働くもの」を牛痘にちなんで vaccinae（ワクチン）と命名した．

a．生ワクチン：体内に接種された生ワクチンは血流を介して細胞内で増殖して免疫を獲得する．現在，日本で使用している生ワクチンは，麻疹（measles）ワクチン，おたふくかぜ（ムンプス：munps）ワクチン，風疹（rubella）ワクチン，水痘ワクチン，ポリオワクチン，黄熱ワクチン，BCG ワクチン[†]などの生ワクチンである．

†　BCG はウシ型結核菌から作製した生ワクチンで，Bacille de Calmette et Guerin（カルメットとゲランのバシラス菌）の略で，両名が減弱化したウシ型結核菌生ワクチンの意味である．

b．不活化ワクチン：不活化ワクチンは，A 型肝炎ワクチン，B 型肝炎ワクチン，インフルエンザワクチン，日本脳炎ワクチン，狂犬病ワクチン，コレラワクチンである．

c．トキソイド：病原菌が産生する毒性物質を**毒素**（トキシン：toxin）といい，このトキシンを含む病原体培養液にホルマリンを添加して毒性を失活させて免疫原性（抗原性）を保持している成分を**トキソイド**（toxoid）とよぶ．このトキソイド接種によってヒトの微生物感染は阻止できないが，毒素に対する抗体産生の獲得が可能となり，感染症による病態は阻止できる．トキソイドは広い意味での**不活化ワクチン**である．現在，日本では，**ジフテリア**（diphteria），**百日咳**（pertusis），**破傷風**（tetanus）の 3 種類があり，これらの頭文字から **DPT 三種混合ワクチン**とよぶ．また，ジフテリアと破傷風の二種混合トキソイドもある．なお感染症とは無関係であるが，毒蛇（おもにハブ）に対するハブトキソイドも製造されている．

D．ワクチン接種

ポリオなど一部を除くワクチンは**皮下接種**による．ポリオ生ワクチンは**経口投与**である．経口投与によってポリオウイルスは腸管で増殖して局所免疫が獲得される．その後，体内各部位に伝播して免疫能が増強されるしくみとなる．

経口投与の生ワクチンは，液性免疫，細胞性免疫，局所免疫の 3 つを獲得できる．皮下接種の生ワクチンは液性免疫と細胞性免疫の 2 つを獲得できる．そして不活化ワクチンとトキソイドは液性免疫のみを獲得できる．日本の『**予防接種法**』では，7 種類の感染症，すなわち，**ジフテリア**，**百日咳**，**破傷風**，**日本脳**

炎，風疹，麻疹，ポリオが予防接種の対象とされている．不活化ワクチン接種はDPT（ジフテリア，百日咳，破傷風）と日本脳炎，生ワクチン接種は風疹，麻疹，ポリオである（表6.6）．

表6.6 予防接種スケジュール例

区分	ワクチン	内容	対象	接種方法（望ましい接種時期）	備考
定期接種 一類疾病	ジフテリア（D） 百日咳（P） 破傷風（T） （DTP3種混合）	トキソイド 成分ワクチン トキソイド（皮下）	1期 （生後3〜90か月） 1期追加 （初回後6か月以上） 2期（11〜12歳）	3〜8週間の間隔で3回 （3〜12か月） 1回 （初回後12〜18か月） 1回（小学6年）	2期はDT2種混合
	ポリオ	生ワクチン（経口）	生後3〜90か月	6週間以上の間隔で2回 （3〜18か月）	
	麻疹・風疹混合（MR）	生ワクチン（皮下）	1期（生後12〜24か月） 2期（小学校就学前の年齢）	1期と2期それぞれ1回	
	結核	BCG生ワクチン（経皮）	生後6か月未満の幼児	1回	
	日本脳炎	不活化ワクチン（皮下）	1期（生後6〜90か月） 1期追加 （初回接種後おおむね12か月後） 2期（9〜12歳）	1〜4週間の間隔で2回 （3歳） 1回（4歳） 1回（小学4年）	非流行地では必要なし（都道府県知事が指定）
二類疾病	インフルエンザ	成分ワクチン（皮下）	年齢関係なし	毎年1回	おもに高齢者の重症化防止
任意接種	ムンプス A型肝炎 B型肝炎 水痘 ワイル病 コレラ 狂犬病 黄熱 痘瘡（種痘） 肺炎球菌感染症	生ワクチン（皮下） 不活化ワクチン（皮下） 成分ワクチン（皮下） 生ワクチン（皮下） 死菌ワクチン（皮下） 死菌ワクチン（皮下） 不活化ワクチン（皮下） 生ワクチン（皮下） 生ワクチン（経皮） 成分ワクチン（皮下）	未感染小児 海外流行地への渡航者 ①医療従事者，②母子感染予防 ハイリスク小児 調理師・稲作農民など 流行地への渡航者 海外への渡航者 WHOが特定した国への渡航者 生物兵器などによる発生時 高齢者	1回 2回 ①2回，②3回 1回 2回 2回 1回 1回 1回 1回	希望者のみが接種を受ける

注1）日本の予防接種には，予防接種法による勧奨接種と法律によらない任意接種（希望者のみ）がある．
 2）勧奨接種の対象は，一類疾病（集団予防に重点，努力義務あり）と二類疾病（個人予防に重点，努力義務なし）に分けられている．
 3）日本脳炎ワクチンは積極的勧奨が中止された．ただし接種希望者は定期接種として接種が可能である．
 4）MR：麻疹（Measles）と風疹（Rubella）混合ワクチンの略称である．

6.4 感染症の免疫診断・検査法

A. 試験管内免疫診断法

生体内（in vivo）の抗原抗体反応や補体結合反応の反応系を試験管内（in vitro）に移して，多くの感染症の診断または検査を行う．

B. 各種の抗原抗体反応

凝集反応，沈降反応，溶菌反応，溶血反応，溶解反応（細胞傷害反応），血小板溶解反応，毒素中和反応，ウイルス中和反応，補体結合反応などがあげられる．

C. 感染症の免疫診断・検査法

サルモネラ感染症は凝集反応によるウィダール反応（Widal reaction），梅毒検査は間接凝集反応によるガラス板法や受身赤血球凝集反応によるTPHAテスト（*Treponema pallidum* hemagglutination test）などがある．このほかにも標識抗原や標識抗体を用いた **ELISA**（enzyme-linked immunosorbent assay：酵素免疫測定法），**免疫蛍光法**（immunofluorescent（technique）：蛍光抗体法）などがある．

6.5 移植免疫

A. 移植拒絶

自分の組織を他人に移植（transplantation）すると，4〜5日後に移植したところに細胞浸潤がはじまり，10日前後には移植組織片が壊死し脱落する．このような現象は**移植片拒絶反応**（graft rejection）で**免疫学的反応**によるものである．したがって，拒絶反応は特異性があり，**二次反応**が強力である．この移植片にはT細胞やB細胞または単球などの免疫担当細胞が関与する．移植組織または器官を移植片（graft），移植片提供者を**ドナー**（donor），移植される個人は**レシピエント**（recipient）とよぶ．

B. 移植の種類と拒絶反応

a. **自家移植**（autograft）：自分の組織を自分に移植すること．
b. **同種移植**（allograft）：ヒトとヒトの間で移植すること．同一種でも遺伝子の異なる個体間の移植をいう．輸血はもっとも普遍的な同種移植の例である．
c. **同系移植**（isograft）：一卵性双生児の間での移植すること．同一遺伝子の個体間の移植をいう．
d. **異種移植**（xenograft）：ブタからヒトのような異種の個体間で移植すること．

C. 移植拒絶と MHC

移植片の拒絶または成功には MHC（主要組織適合遺伝子複合体：major histocompatibility complex）が関与している．ヒトの組織適合性抗原は HLA（ヒト白血球抗原：human leukocyte antigen）遺伝子群によって発現する．したがって，その移植の成否はドナーとレシピエントの HLA の適合性による．

D. HVG 反応と GVH 反応

移植拒絶反応のうち，移植片に対してレシピエント生体が反応して免疫応答を生起することを HVG 反応（host versus graft reaction：宿主対移植片）とよぶ．この際の標的は移植片である．また，骨髄などそれ自身が免疫応答を起こす組織移植や T 細胞などのリンパ球輸血では，移植片の免疫細胞がレシピエントの組織を異物（抗原）として認識し，移植片自身が免疫応答を起こしてレシピエント細胞を傷害する．このような反応を GVH 反応（graft versus host reaction：移植片対宿主）とよぶ．

6.6 腫瘍免疫

A. 発癌と免疫監視機構

a. **腫瘍細胞**：免疫不全の生体では腫瘍の発生頻度は高いとされる．生活環境や遺伝的要因などの多種多様な発癌性刺激によって正常細胞 DNA は突然変異し，そのいくつかは癌化して腫瘍細胞に変異する．

b. **腫瘍特異抗原**：発癌した腫瘍細胞は免疫学的な排除を受けるが，腫瘍細胞には生体の免疫システムにとって免疫標的となる腫瘍特異抗原が存在している．

c. **免疫監視機構**：移植片の生体拒絶は免疫監視下の現象のひとつであるが，腫瘍細胞などの変異細胞は宿主の免疫監視機構により異種抗原，すなわち腫瘍特異抗原として認識される．

d. **免疫担当細胞**：マクロファージ，NK 細胞，キラー T（Tc）細胞，B 細胞などが免疫監視機構を担当する．

e. **腫瘍拒絶抗原**：腫瘍細胞に由来しており，抗原特異的な Tc 細胞を誘導する抗原をいう．

B. 腫瘍関連抗原・腫瘍マーカー

腫瘍細胞の標的となる抗原を腫瘍関連抗原というが，これらは腫瘍診断に有用である．その他，腫瘍診断に可能かつ測定可能な抗原を腫瘍マーカーとよぶ．AFP（α フェトプロテイン）・CEA（癌胎児性抗原）などの胎児性タンパク質，CA19-9・CA125・神経特異エノラーゼ（NSE）などの腫瘍関連抗原，ACTH・

PTH などの**異所在ホルモン**，EB ウイルス・HCV などのウイルス抗原，アミラーゼ・酸性ホスファターゼなどのアイソザイム酵素である．

復　習

第6講のあらまし

● 日本の感染症は，その劇症性により一類から五類に分けられている．感染症と免疫の関係については，病原体に特有な分子構造（PAMP）に対して，免疫応答についてはパターン認識レセプター（PRR）によって識別される．

● 病原菌各種，細胞外感染細菌，細胞内感染細菌，ウイルス，真菌，寄生虫類に対する生体防御の態度は異なる．これらの感染症には**免疫学的な診断法**や**検査法**が用いられている．

● 日本では**予防接種法**によってワクチン接種が行われている．**ワクチン**には，生ワクチン，不活化ワクチン，トキソイド，免疫血清，グロブリンなどが用いられる．

● 生体移植では免疫学的移植片拒絶反応が起こる．**拒絶反応**には MHC（主要組織適合抗原複合体）が関与する．

● 腫瘍細胞には免疫標的となる腫瘍特異抗原が存在し，免疫学的排除を受ける．このような腫瘍関連抗原は腫瘍マーカーとよばれる測定可能な抗原で**腫瘍診断**に使用される．

ギリシア文字

大文字	小文字	名　称	大文字	小文字	名　称
A	α	アルファ	N	ν	ニュー
B	β	ベータ	Ξ	ξ	クシー （グザイ）
Γ	γ	ガンマ			
Δ	δ	デルタ	O	o	オミクロン
E	ε	エプシロン （イプシロン）	Π	π	ピー （パイ）
Z	ζ	ゼータ	P	ρ	ロー
H	η	エータ （イータ）	Σ	σ, ς	シグマ
			T	τ	タウ
Θ	θ	テータ （シータ）	Y	υ	ユプシロン
			Φ	ϕ	フィー （ファイ）
I	ι	イオータ （イオタ）			
			X	χ	キー （カイ）
K	κ	カッパ			
Λ	λ	ラムダ	Ψ	ψ	プシー （プサイ）
M	μ	ミュー			
			Ω	ω	オメガ

注）括弧内は自然科学での慣用読み

ローマ数字

算用数字	ローマ数字
1	I
2	II
3	III
4	IV
5	V
6	VI
7	VII
8	VIII
9	IX
10	X
50	L
100	C
500	D
1000	M

国際単位系
SI 接頭語

名　称		記　号	倍　数
デシ	(deci–)	d	10^{-1}
センチ	(centi–)	c	10^{-2}
ミリ	(milli–)	m	10^{-3}
マイクロ	(micro–)	μ	10^{-6}
ナノ	(nano–)	n	10^{-9}
ピコ	(pico–)	p	10^{-12}
フェムト	(femto–)	f	10^{-15}

第II部
免疫異常・アレルギー

第7講 エイズ・免疫不全症・自己免疫疾患

第7講のチェックポイント

- □ 免疫不全症
- □ CD4 T細胞
- □ 自己免疫疾患
- □ ディジョージ症候群
- □ HIV
- □ エイズ
- □ 後天性免疫不全症
- □ 日和見感染
- □ 母子感染
- □ 隔絶抗原
- □ クローン
- □ 先天性免疫不全症
- □ 垂直感染
- □ 血液製剤
- □ 免疫寛容
- □ カポシ肉腫

7.1 免疫不全症

　免疫システムに欠損があり，免疫機構が正常に働かない状態の疾患群を免疫不全症（immunodeficiency：免疫欠損）という．この状態に陥ると感染に対する抵抗性が低下して，①反復感染，②重症感染，③感染難治，④治癒遅延，⑤**日和見感染**，⑥経過異常と合併症発生，⑦リンパ腫瘍，⑧アレルギー・自己免疫疾患の発症，⑨移植不全などを起こす．

免疫不全症の種類

a. 後天性免疫不全症：ウイルス，リンパ腫瘍，薬剤障害，放射線障害，栄養障害，腎・内分泌代謝疾患などで発症する免疫欠損．続発性免疫不全症ともいう．

b. 先天性免疫不全症：遺伝的障害による免疫欠損．原発性免疫不全症ともいう．

7.2 HIV感染症（エイズ）

　HIV（human immunodeficiency virus：**ヒト免疫不全ウイルス**）感染症は**エイズ**（AIDS；acquired immunodeficiency syndrome：後天性免疫不全症候群）ともよばれる．

A. HIV感染症の原因

a. 臨床像：エイズはHIVウイルスに感染したCD4 T細胞やマクロファージによって伝播される．血液，**血液製剤**，**性的関係**によって人々に伝播する．また，**垂直感染**，**母子感染**もある．高ウイルス新生児は，低ウイルス新生児よりも疾病の進行が速く重症化しやすい．CD4 T細胞は減少して死に至る．正常ヒト血液CD4

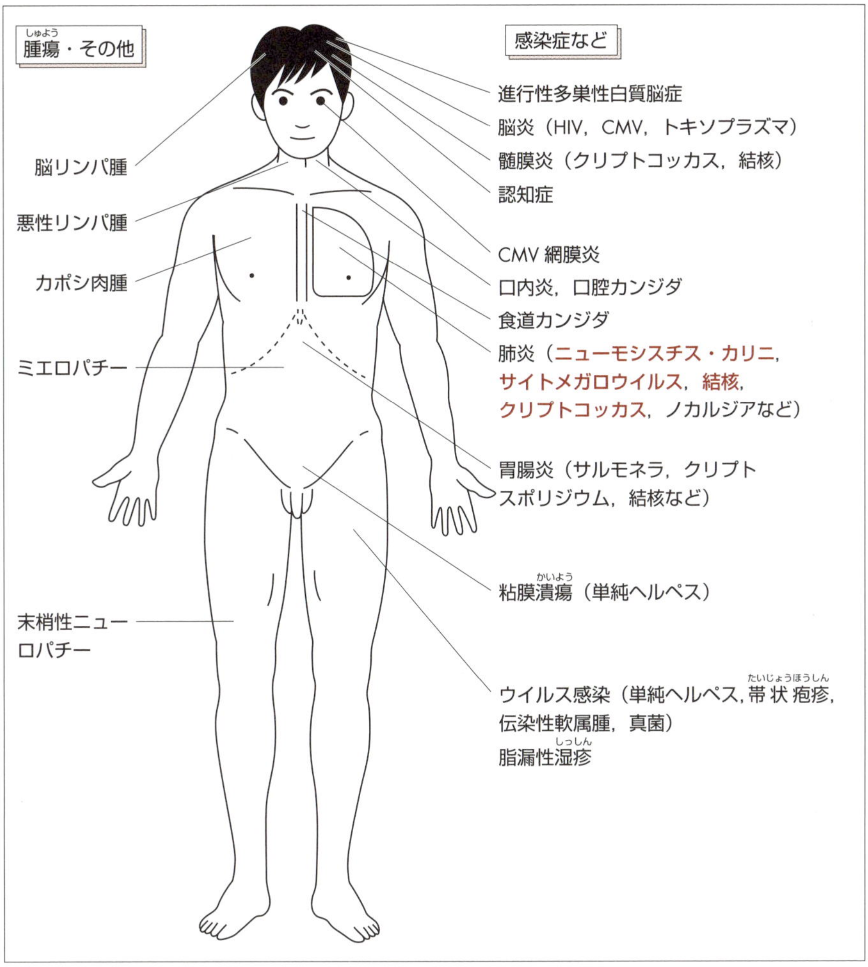

図7.1 HIV感染症（エイズ）のおもな症状と合併症

腫瘍・その他
- 脳リンパ腫
- 悪性リンパ腫
- カポシ肉腫
- ミエロパチー
- 末梢性ニューロパチー

感染症など
- 進行性多巣性白質脳症
- 脳炎（HIV, CMV, トキソプラズマ）
- 髄膜炎（クリプトコッカス, 結核）
- 認知症
- CMV網膜炎
- 口内炎, 口腔カンジダ
- 食道カンジダ
- 肺炎（**ニューモシスチス・カリニ, サイトメガロウイルス, 結核, クリプトコッカス**, ノカルジアなど）
- 胃腸炎（サルモネラ, クリプトスポリジウム, 結核など）
- 粘膜潰瘍（単純ヘルペス）
- ウイルス感染（単純ヘルペス, 帯状疱疹, 伝染性軟属腫, 真菌）
- 脂漏性湿疹

は750〜1250/μlであるが，エイズ患者は200以下になると図7.1のような症状となる．

b. 主要症状：図7.1に示す．

c. HIV感染の自然経過：図7.2に示す．自然経過ではCD4 T細胞は1年に40〜80/μlのペースで減少する．このCD4 T細胞減少に関しては200/μl以下になるのは感染後10年程度といわれている．HIVウイルスの外被膜タンパク質gp120がCD4 T細胞およびサイトカインレセプターCXCR4, CCR5に結合してヘルパーT (Th) 細胞に感染する．またHIVはマクロファージやT細胞を刺激する樹状細胞にも感染する．感染細胞内ではウイルスのRNAは逆転写酵素によってDNAに変換され，DNAは宿主ゲノムに組み込まれる．CD4 T細胞の低下は免疫能を破壊して多くの**日和見感染**（opportunistic infection）を発症する．日和見感染は，感染抵抗力が低下した生体に非病原微生物による感染が発現する症状で，生体防御機構が低下した患者，免疫抑制剤などを使用している患者などに起こる．

B. HIV のウイルス型

これまでに HIV には 3 つの類似ウイルス型が知られている．現在，日本や世界中に流行伝播している HIV は HIV-1 と命名されている．この HIV 以外に 1986 年に西アフリカ在住のエイズ患者から分離された HIV-2 があるが，この HIV-2 の流行地域は西アフリカ地域に限局している．また 1984 年にアメリカに輸入されたサルから分離された SIV（simian immunolodeficiency virus）が分離されている．SIV はアフリカ原産サルが自然宿主であるが，アジア原産のマカクザルに人工感染が可能であることからエイズ発症動物モデルとして研究材料に使用されている．図 7.3 に HIV ウイルス粒子の構造模式図を示す．

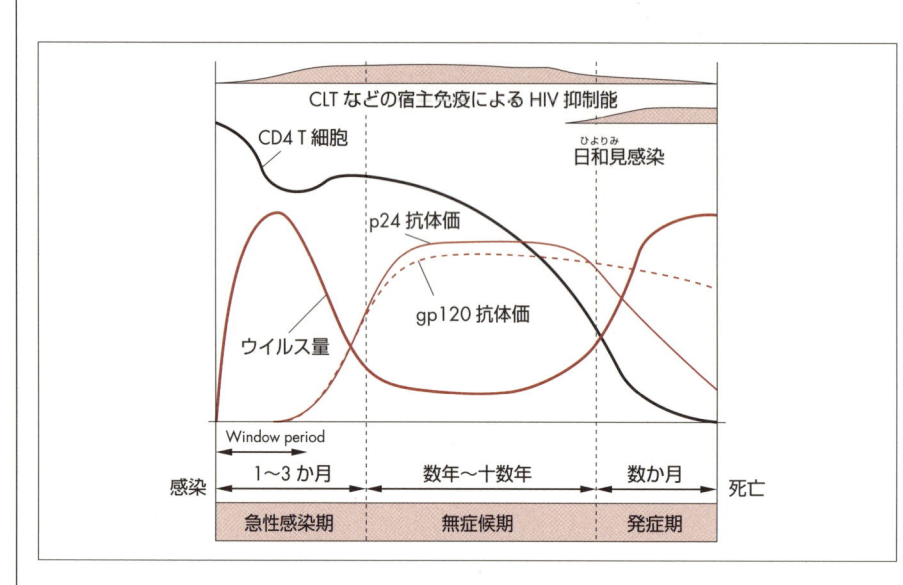

図 7.2 HIV 感染の自然経過の模式図

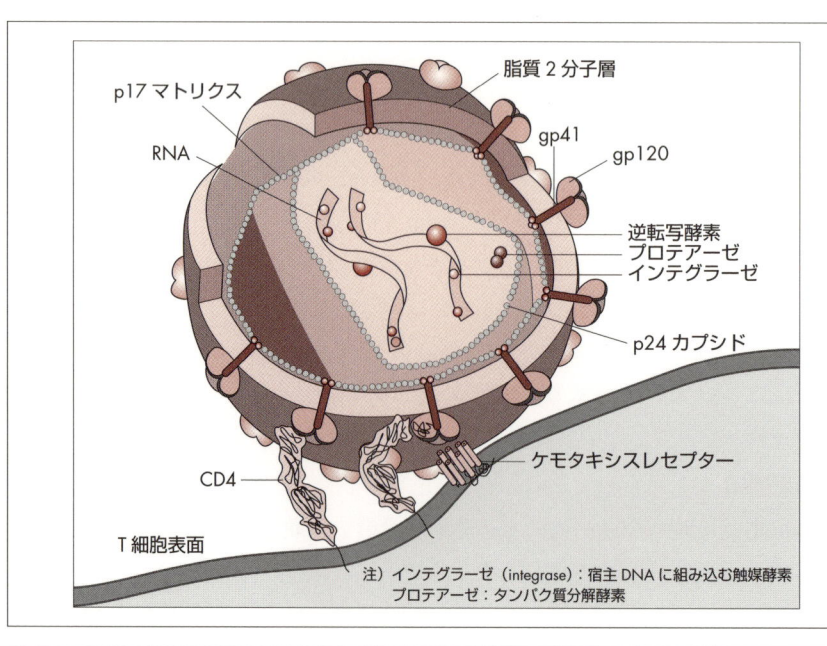

図 7.3 HIV ウイルス粒子の構造模式図

注）インテグラーゼ（integrase）：宿主 DNA に組み込む触媒酵素
プロテアーゼ：タンパク質分解酵素

7.3 その他の後天性免疫不全症

免疫システムが欠損または機能が低下するのは，①T細胞，②抗体，③補体，④好中球，⑤局所免疫などの機能低下が原因となる．

後天性免疫不全症の病因は，①栄養障害（低栄養，亜鉛欠乏症など），②腎・内分泌代謝疾患（糖尿病，慢性腎不全など），③薬剤障害（抗癌剤，副腎皮質ホルモン，免疫抑制剤などの投与），④放射線障害（放射線照射，原爆被爆など），⑤リンパ系腫瘍（慢性リンパ性白血病，骨髄腫），⑥IgG 喪失（ネフローゼ症候群，熱傷，タンパク失漏出性胃腸炎），⑦重症感染症（粟粒結核症，マラリア感染など），⑧自己免疫疾患（サルコイドーシス）などである．

7.4 先天性免疫不全症

先天性免疫不全症の特徴

先天性免疫不全症の特徴は，免疫系の欠損箇所が明確なことである．

a．T 細胞も B 細胞も機能不全

ⅰ．**重症複合免疫不全症**：無治療では 1 歳前後で死亡する．伴性劣性遺伝（Gitlin 型）と常染色体劣性遺伝（Swiss 型）の型がある．

ⅱ．**ウィスコット−オールドリッチ**（Wiskott−Aldrich）**症候群**：伴性劣性遺伝で男児のみに発症する．血小板の減少で出血と IgM の減少，IgA と IgE 増加によるアトピー性湿疹合併症を主徴とする．

ⅲ．**毛細血管拡張性失調症**：①進行性小脳失調，②眼球粘膜・皮膚の細網血管拡張，③免疫不全の 3 つが特徴である．

b．T 細胞機能低下でも B 細胞は正常

ディジョージ（DiGerorge）**症候群**：胸腺低形成，第三・第四鰓弓症候群と同病名である．胸腺と下上皮小体が形成される第四鰓弓の未形成の疾患である．胸腺欠如はT細胞の未成熟で細胞免疫不全となる．上皮小体欠如は PTH（parathyroid hormone：副甲状腺ホルモン）低下と血中カルシウムイオン低下をもたらす．

c．T 細胞は正常で B 細胞は機能不全

無ガンマグロブリン血症：伴性劣性遺伝は Bruton 型または Gitlin 型，常染色体劣性遺伝は Swiss 型である．

d．好中球不全

ⅰ．**慢性肉芽腫症**：好中球の三機能（走化・貪食・殺菌）のうち走化能と貪食能はあるが，殺菌能が欠損している伴性劣性遺伝である．とくに大腸菌，黄色ブドウ球菌，緑膿菌などのカタラーゼ陽性菌に易感染性を示す．

ii．**チェディアック-東**（Chédiak-Higashi）**症候群**：貪食能はあるが，走化能と殺菌能が欠損している．メラニン異常による白子症や赤毛症，顆粒弓の細胞質に巨大顆粒が形成される．

e. 補体欠損

C1 欠損症・C4 欠損症：関節リュウマチや全身性エリテマトーデス易発症性である．

f. 局所免疫不全など

ⅰ．**IgA 単独欠損症・高 IgM 症**：アトピー性皮膚炎の多発やブドウ球菌易感染症，皮膚潰瘍，肺炎が発症する．

ⅱ．**慢性粘膜皮膚カンジダ症**：T 細胞のサイトカイン産生異常が関与している．

ⅲ．**MHC クラスⅡ欠損症**：CD4 T 細胞の減少と機能不全，細胞性免疫・液性免疫の不全がみられる．

7.5 自己免疫疾患

A. 自己と非自己

元来，免疫システムでは常に自己と非自己とを識別して，自己に対する過剰な免疫応答が起こらないように調節している．この識別は，リンパ球が胸腺を通過する造血過程で行われるが，胸腺では自己に反応する細胞集団（クローン）は死滅して非自己と反応するクローンのみが残存する**クローン選択**が進行する．

生体のなかで自己に反応しなくなった状態は自己寛容（self tolerance）とよばれるが，正常な生体でも常に微量な自己抗体や自己抗原を認識する感作リンパ球は存在しており，生理的反応として自己免疫（autoimmunity）は生起している．

B. 自己免疫疾患

なんらかの原因で，自己寛容が破綻して，自己に対する過剰な免疫応答が起こり，大量の自己抗体の産生，また自己感作リンパ球集団（クローン）増幅などが生起する．このような免疫調節機能の病態を自己免疫疾患という．おもな自己免疫疾患を表 7.1 に示す．

C. 自己免疫疾患の臨床的な定義

① 1.5 g/dl 以上の高ガンマグロブリン血症を有すること．
② 自己抗体が検出されること．
③ 病変部位に免疫グロブリンが沈着すること．
④ 副腎皮質ステロイド薬剤によく反応すること．
⑤ 他の自己免疫疾患を合併すること．

表7.1 おもな自己免疫疾患の種類

疾　患	自己抗体の対応抗原
臓器特異的自己免疫疾患	
内分泌腺	
自己免疫性甲状腺疾患 　　（橋本病，バセドウ病）	サイログロブリン，ミクロソーム，TSH受容体
アジソン病	ステロイド産生細胞
1型糖尿病	膵島細胞
2型糖尿病	インスリン受容体
自己免疫性精巣炎	精　子
自己免疫性卵巣炎	卵透明帯
血　液	
自己免疫性溶血性貧血	赤血球
寒冷凝集素症	赤血球（I抗原）
発作性寒冷血色素尿症	赤血球（P抗原）
特発性血小板減少性紫斑病	血小板
悪性貧血	内因子ビタミンB_{12}結合部と非結合部，胃の壁細胞
消化管	
自己免疫性萎縮性胃炎	胃の壁細胞
潰瘍性大腸炎	大腸上皮リポ多糖体，リンパ球
肝　臓	
ルポイド肝炎	ヒストン，他の核物質，平滑筋，ミクロソーム
原発性胆汁性肝硬変	ミトコンドリア，平滑筋，細胆管上皮
腎　臓	
グッドパスチャー症候群	基底膜（腎糸球体，細胞）
尿細管間質性腎炎	腎尿細管基底膜
膜性腎炎	近位尿細管上皮の刷子縁抗原
神経・筋肉	
重症筋無力症	神経筋結合部アセチルコリン受容体
多発硬化症	ミエリン塩基性タンパク質，ガラクトセレブロシド
心　筋	
リウマチ熱	心筋とA群β溶連菌と共通抗原
心筋梗塞後症候群	心　筋
皮膚，眼球	
尋常性天疱瘡	皮膚扁平上皮有棘細胞膜
交感性眼炎	ぶどう膜，網膜色素上皮
原田病	ぶどう膜色素，メラニン，ガングリオシド
水晶誘発性ぶどう膜炎	水晶体αクリスタリン
全身性自己免疫疾患	
全身性エリテマトーデス	核物質（DNA，RNA，核タンパク質） 細胞（赤血球，リンパ球，好中球，血小板）
関節リウマチ	IgG，核物質
シェーグレン症候群	核物質（SS-A，SS-B），外分泌腺導管上皮
多発性筋炎，皮膚筋炎	核物質（アミノアシルtRNA合成酵素）
強皮症	核物質（とくに核小体関連物質）
混合性結合組織病	核物質（U1snRNP）

注）U1snRNP：U1RNAと9種類のポリペプチドから構成されるRNAタンパク質複合体．
　　U1RNA：ウリジンを多く含むRNA
　　snRNP（small nuclear ribonucleoprotein particle）：リボ核酸タンパク質粒子

D. 自己免疫疾患の発症機作

a. 遺伝的素因：次のような場合には遺伝的素因がかかわっている.
① 自己免疫疾患の家系には広く免疫異常が多発する.
② 一卵性双生児では，特定の自己免疫疾患発症の一致率が二卵性双生児よりも高い.
③ 自己免疫疾患と特定のHLA抗原（ヒトMHC抗原）間に強い相関がある.
④ 自己免疫疾患を自然に発症する動物が存在している.

b. 免疫学的素因：免疫学的な側面からみると次のような素因がある.
① 胎生期に自己認識されない水晶体や精子などの**隔絶抗原**や**隠蔽抗原**の存在.
② ヘルパーT細胞の異常やT細胞バイパスの誘導.
③ サプレッサーT細胞機能の異常. ④ ヘルパーT細胞とサイトカイン異常.
⑤ 多クローン性B細胞活性化. ⑥ 分子相同性.
⑦ アポトーシス（apoptosis：細胞の自滅死）の異常など.

E. 免疫寛容

　ある種の条件下で抗原に対して免疫応答が生起しない状態または低下した状態を**免疫寛容**（immune tolerance：免疫学的寛容，免疫トレランス）という．ヒトの胎生期には成人とは異なる免疫応答がみられ，未熟な免疫システムでは抗原に暴露しても特異的な免疫応答や抗体産生が起こらない免疫寛容を引き起こす．胎児期の妊娠初期には一過性のIgA欠損がみられることがあり，これを乳汁中に豊富に含まれるIgAで代償する．また新生児の胃腸粘膜の自然免疫は未成熟である．これはバリア機能と消化能力などが不完全なこと，または乳児は成人よりも大量のタンパク質を吸収することで食物アレルゲンに対する不適切な免疫反応を示す．すべての抗原に対して抗体を産生する**クローン**（clone：単一細胞からの同一細胞）が存在しており，やがて胸腺内で**アポトーシス**（apoptosis：細胞の自滅死）を起こして除去され選択される中枢性寛容が発現する．ただし，この除去では不完全で自己反応T細胞は5～6%が残存している．

復習

第7講のあらまし

● 免疫機構が不正常な疾患群を**免疫不全症**という．免疫不全症は**後天性免疫不全症**と**先天性免疫不全症**に区別される．HIV感染症（エイズ：AIDS）は前者である．
● 自己免疫疾患は，なんらかの原因で**免疫学的自己寛容**が破綻し，自己に過剰な免疫応答が発現して疾患が発症する．

第8講 アレルギー・アナフィラキシー概説

第8講のチェックポイント

☐ 過敏反応　　☐ ソラマメ中毒　　☐ 細胞傷害型　　☐ 薬剤アレルギー
☐ 細胞溶解型　☐ 特異体質　　　　☐ 即時型アレルギー　☐ 免疫複合体
☐ 抗体依存性　☐ 血液製剤　　　　☐ 毒性反応　　　　☐ 遅延型アレルギー
☐ アルサス型　☐ ADCC　　　　　☐ アトピー　　　　☐ アナフィラキシー
☐ I型アレルギー　☐ II型アレルギー　☐ III型アレルギー　☐ IV型アレルギー

8.1 さまざまな生体過敏反応

生物が異物や刺激に対して対応能力を欠いた状態を生体の**過敏反応**（hypersensitivity reaction）とよび，これはアレルギー（allergy），**特異体質**（idiosyncrasy）および**毒性反応**（toxicity）などをさす．もちろん，すべての反応のなかには例外も多くある．

A. アレルギー・アナフィラキシー

第1講で述べたように，当初，アレルギーという用語は免疫現象の**有益なもの**と**有害なもの**とに区別するために用いられていたが，現在では**過剰な免疫応答による生体の組織傷害**をアレルギーという．そして，アレルギーと免疫過敏症を同義に使用することも多い．ただし抗原自身は正常であるが，自己タンパク質が変性していく自己免疫疾患は除外されている．

アナフィラキシーという用語も第1講で述べたように，当初は血清に対する急性反応を意味していたが，現在ではしばしば**致死的で超過敏な免疫反応**を表現する際に使用する．また**アトピー**は，アレルゲンに対する湿疹などの皮膚炎やI型アレルギーを発症する遺伝的体質をいい，アトピー性皮膚炎，鼻アレルギー，外因性，アレルギー性喘息などが含まれる．

B. 特異体質

外因物質に対する**先天的な非免疫学的反応**を特異体質といい，その生体傷害反応はアレルギー反応と酷似しており，ラクターゼ欠損，ソラマメ中毒などの**酵素欠損**による傷害が知られている．ただしアレルギー反応と異なることは原因物質

用量との関係および初回接触が引きがねとなる点で異なる．アスピリンなどの非ステロイド系抗炎症剤も知られている．また，造影剤，血漿製剤，筋弛緩剤，各種抗生物質などでも発症することがある．そして多様な食物も特異体質の傷害因子となる．とくにヒスタミン，セロトニン，チラミンなどの生体アミンに多く，熟成チーズ，赤ワイン，ナッツなどは多くの誘引物質を含んでいる．また，**保存剤**，**味覚補強剤**などの食品添加物も原因食品成分である．特異体質による過敏反応は身体的刺激やストレスによっても引き起こされ悪化する．

C. 毒性反応

毒性反応は，紫外線，イオン放射線，強酸・強塩基性の服用，栄養摂取などの外来因子によって起こる．その物質が超低用量でも毒性を示す際には毒物とみなされる．毒性反応の強弱は用量や接触量によって決まる．皮膚の傷害は，**フロクマリン系物質**を含む野草やセロリ，パセリなどの野菜も対象となる．植物由来の化学物質は日光が複合要因となって日焼け様の**光毒性反応**を示すこともある．同等量のフロクマリン系物質または日光単独の感作では影響を与えない．

8.2 アレルギーの型

1963 年，クームスとゲル（Coombs & Gell）は **4 種類のアレルギー型**を提示した．I 型アレルギー，II 型アレルギー，III 型アレルギー，IV 型アレルギーである（図 8.1）．

8.3 I 型アレルギー

I 型アレルギーは，**即時型アレルギー**または**アナフィラキシー型**ともいわれる．1～2 分後，30 分以内に発症することが多い．アレルゲン（抗原）に暴露された生体は免疫細胞であるマスト細胞や好塩基球に高親和性 IgE-Fc レセプター（IgE-FcεRI）を架橋して抗原抗体反応が生起する．生体ではマスト細胞などからの，①ヒスタミンなどの即時型反応の炎症性メディエーターの放出，②プロスタグランジンやロイコトリエンの生成，③IL-4 や IL-5 などサイトカインの生成および反応亢進などが引き起こされる．その結果，I 型アレルギーまたはアナフィラキシーが起こる．アナフィラキシーになると**平滑筋収縮**と**毛細血管拡張**を伴う致死的な症状を呈することがある．IgE 抗体は可溶性タンパク質である花粉，ハウスダスト，動物の被毛，ふけ，食品，ダニ体液，節足動物の毒素などのアレルゲンを標的とする．このような I 型アレルギー疾患の一般的な臨床例には，鼻アレルギー，アレルギー性喘息，蕁麻疹，アナフィラキシーなどがある．

図 8.1 アレルギーの型別

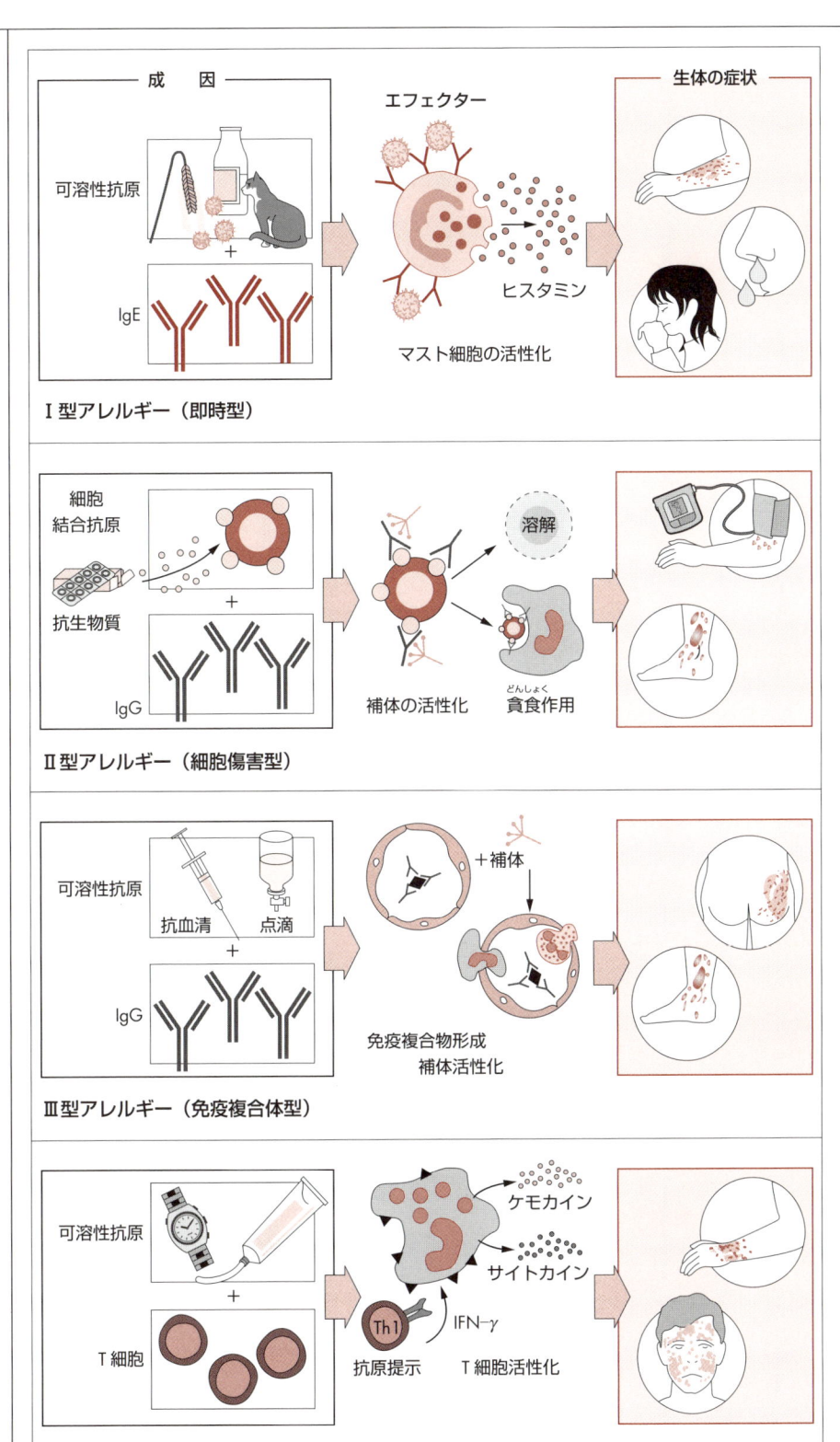

A. IgEの産生 (図8.2A)

a. 抗原暴露：抗原（アレルゲン）は酵素活性を保持しており，生体に刺激的な物質が多い．またアレルゲンは低分子ペプチドまたはタンパク質であることが多い．皮膚や粘膜に微量であるが確実に浸透して体内にとり込まれ，抗原提示細胞によって処理される．

b. 抗原提示：抗原提示細胞はMHCクラスII分子を介してアレルゲン断片をCD4 T細胞に提示する．CD4 T細胞はIL-4（インターロイキン-4）によってTh2細胞に分化する．このTh2細胞は発現後，ただちにサイトカインIL-4とIL-13を放出してB細胞にIgEへの転換を促す．

c. B細胞の分化：B細胞のCD40とTh2細胞のCD40L（CD40リガンド）が相互に作用しあってB細胞の活性化とIgEの誘導に必要なシグナルを出す．一方，Th1細胞から分泌されるIL-γ（インターロイキン-γ）はIgEの産生を遮断する．

d. IgEの結合：マスト細胞や好塩基球上の特定のレセプター（IgE-FcεRI）とIgEとが結合したとき，IgE反応の顕著な増強が認められる．この抗体が抗原と相互に作用するとT細胞はCD40Lを発現してIL-4を分泌しB細胞によるIgEの産生が増大する．

B. 即時型エフェクター機作 (図8.2B)

マスト細胞と好塩基球には，即時型アレルギー反応を担う3つのおもなプロセス（過程）がある．

① ヒスタミンなど事前に形成された物質を瞬時に放出する．
② **プロスタグランジン**や**ロイコトリエン**などの脂質メディエーターを産生する．
③ IL-4やIL-5などのサイトカインを産生する．

これらのプロセスによって即時型アレルギーの典型的な徴候，すなわち，血管拡張，気管支収縮などの症状を引き起こす物質は，ヒスタミン，プロスタグランジン，ロイコトリエンなどである．

アレルギー傷害部位

ⅰ．**気　管：**これらの物質は気管支を収縮させて気道浮腫（ふしゅ）を引き起こし，粘液の産生量や質を変化させる．**気管支喘息**（ぜんそく）では顕著である．

ⅱ．**皮　膚：**血管が拡張して皮膚浸透性が高まり，紅斑や局所性腫脹（しゅちょう），浮腫を生じる**蕁麻疹**（じんましん）の特徴的臨床像である．より極端な症例では重度な反応から血管性浮腫が生じる．また同時にヒスタミンは血管を拡張させて，神経末端からのシグナルに反応し，軸索反射が伝達されて血管拡張の症状を呈する．

ⅲ．**鼻　腔：**血管拡張や粘液生成が増大して，**鼻づまり**，**くしゃみ**，**鼻水**など一般的な鼻アレルギー症状を示す．

ⅳ．**全身反応：**失神を伴う**低血圧**が初期徴候として発現することが多い．他の著明な反応はアナフィラキシーショックである．

図8.2 Ⅰ型アレルギーの反応過程

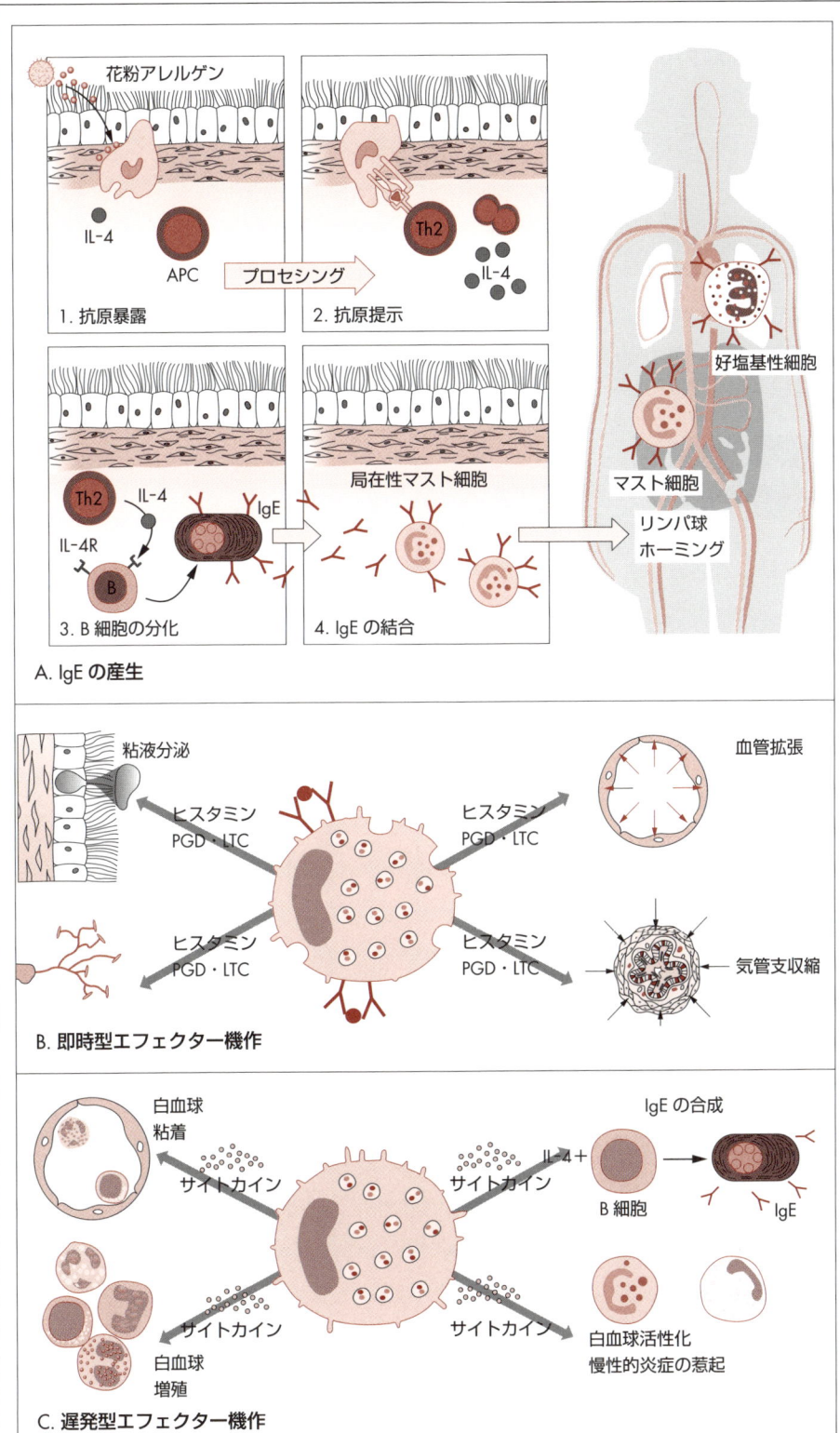

A. IgEの産生

1. 抗原暴露 — 花粉アレルゲン、IL-4、APC
2. 抗原提示 — プロセシング、Th2、IL-4
3. B細胞の分化 — Th2、IL-4、IL-4R、B、IgE
4. IgEの結合 — 局在性マスト細胞

好塩基性細胞
マスト細胞
リンパ球ホーミング

B. 即時型エフェクター機作

粘液分泌 ← ヒスタミン PGD・LTC
血管拡張 ← ヒスタミン PGD・LTC
ヒスタミン PGD・LTC
気管支収縮 ← ヒスタミン PGD・LTC

C. 遅発型エフェクター機作

白血球粘着 ← サイトカイン
IgEの合成 ← IL4+ サイトカイン、B細胞、IgE
サイトカイン
白血球増殖
白血球活性化 慢性的炎症の惹起 ← サイトカイン

注）PGD：プロスタグランジン
LTC：ロイコトリエン

C. 遅発型エフェクター機作 (図8.2C)

即時型反応が一定の期間持続する遅発型反応を誘発することもある．しかし，この遅発型反応は，遅延型アレルギー（Ⅳ型アレルギー）とはまったく異なる現象である．上記の即時型反応経路は，ヒスタミン・ロイコトリエン・IL–4を介した血管接着分子の促進をも引き起こす．その結果，マクロファージや単球が引き寄せられ，より安定した浸潤細胞を形成，さらには好酸球の活性化もこの反応を長引かせる．IL–4の局所環境ではIgEの合成が促進かつ維持される．このような即時型アレルギーの病型のなかでの遅発的なエフェクターは，アトピー性皮膚炎発症では重要な機作である．

8.4 Ⅱ型アレルギー

A. 抗体依存性

Ⅱ型アレルギーは，免疫グロブリン（Ig：抗体）が細胞表面の抗原と反応して起こる**細胞傷害型**または**細胞溶解型**のアレルギーである．IgG抗体やIgM抗体が細胞表層や組織抗原を標的として認識するが，その後，①補体カスケード（補体の段階的反応）による細胞傷害作用，②マクロファージ上のFcレセプターへの抗体結合と貪食作用，③NK細胞上のFcレセプターによるADCC（抗体依存性細胞傷害）などにより，付着細胞は傷害または溶解する．

B. 自己免疫性

他のアレルギー反応とは異なり，**自己免疫疾患**も関係している．通常，抗体は自己抗原を標的とはせず，免疫細胞表面で発現した外来性抗原を標的とする．たとえば，細菌やウイルス，さらにペニシリン代謝物などの薬剤もまた外来性抗原の一種である．

C. 同種免疫応答

Ⅱ型アレルギーでは同種抗原間で引き起こされる同種免疫応答が起こる．よく知られている例は**Rh型不適合**である．このRh抗原は同種免疫応答の原因となる．また自己免疫性のⅡ型アレルギーでは，生体内の細胞や組織抗原に対する抗体産生によって多くの器官特異的な**自己免疫疾患**，**自己免疫性溶血性貧血**，**特発性血小板減少性紫斑病**などが発現する．Ⅱ型アレルギー疾患の例は（表8.1）に示したように，自己免疫性溶血性，寒冷血色素尿症などがある．

表 8.1 Ⅱ型アレルギーを起こす疾患

病 名	傷害される器官	抗 原	抗 体
自己免疫性溶血性	赤血球	赤血球上のタンパク質	IgG, IgM
寒冷血色素尿症	赤血球	赤血球上のタンパク質	IgG
重症筋無力症	筋 肉	アセチルコリンレセプター	IgG
グッドパスチャー症候群	腎 臓	腎臓糸球体膜	IgG
天疱瘡	皮 膚	表皮細胞膜質	IgG
類天疱瘡	皮 膚	表皮基底膜	IgG

8.5 Ⅲ型アレルギー

A. 免疫複合体

Ⅲ型アレルギーは，抗原と抗体が結合して形成される**免疫複合体反応**による傷害である．**免疫複合体型**または**アルサス型**ともよばれる．抗原と抗体が結合して形成される免疫複合体（抗原-抗体複合体）による傷害で，免疫複合体が小血管の基底膜に沿って沈着し，この沈着は腎糸球体や皮膚で認められる．免疫グロブリンの Fc 鎖によって補体カスケードが活性化されて免疫複合体沈着部に炎症細胞を引きつける．浸潤物はマクロファージ，リンパ球，好中球などで，微小血管に炎症が生じて免疫複合体血管炎を発症する．免疫複合体血管炎は出血性丘疹を伴う紫斑，丘疹から壊死となる．この疾患の代表的な例は**アルサス反応**（Arthus reaction）である（表 8.2）．

B. 外来性吸引抗原

肺内のアルサス反応は外因性アレルギー性肺胞炎の病因となる．カビに汚染された乾草粉末の吸引による農業者肺，乾燥鶏糞の吸引による養鶏業肺，チーズ製造者肺，毛皮製造者肺などである．

表 8.2 Ⅲ型アレルギー反応がみられる疾患

病 名		抗 原	抗 体
糸状球腎炎	レンサ球菌感染後糸球腎炎	レンサ球菌	IgG
	ループス腎炎	核物質	IgG
血管炎	結節性動脈性周囲炎	核物質	IgG
	シェーンライン-ヘノッホ紫斑病	核物質	IgG
肺疾患	アレルギー性気管支肺アスペルギルス症	カ ビ	IgG
膠原病	全身性エリテマトーデス	核物質	IgG
	関節リュウマチ	核物質	IgG, IgM

C. 全身性Ⅲ型アレルギー

通常，Ⅲ型アレルギーはひとつの器官系に留まるが，まれに全身性に移行する例もある．全身性エリテマトーデスの再発と類似しているが，全身性Ⅲ型アレルギーの病因は，細菌感染，外因性アレルギー性肺胞炎，ペニシリン誘導体などの**薬剤アレルギー**などである．このようなアレルゲン暴露では，感受性患者は数時間以内に倦怠感，発熱，関節痛，また関節炎を含む多くの症状を示す．

8.6 Ⅳ型アレルギー

Ⅳ型アレルギーは，**遅延型アレルギー**または**細胞介在型**という．活性化されたT細胞が組織を傷害する反応である．ツベルクリン反応に代表されるように抗原暴露後，24～48時間が反応のピークとなる．そのため遅延型アレルギー反応または**遅延型過敏症**（DTH：delayed type hypersensitivity）反応ともいう．Ⅳ型アレルギーは感作されたT細胞と抗原との相互作用に起因する．感作されてから遅延型アレルギー反応がもっとも強くなるまでには1～3日かかり，またT細胞

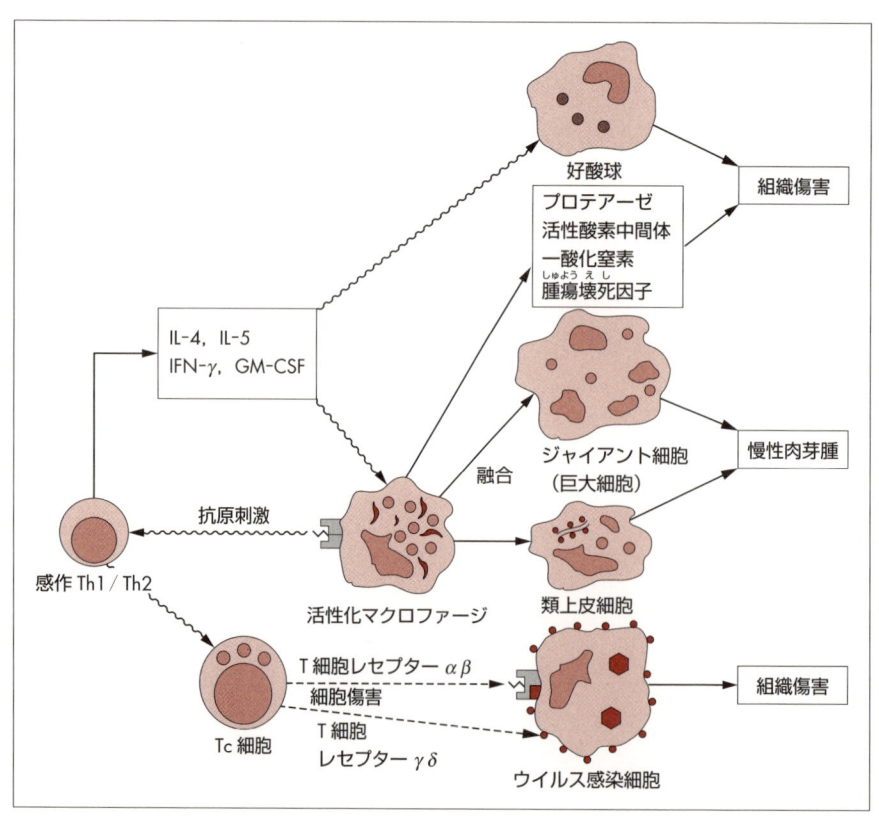

図8.3 **Ⅳ型アレルギーの細胞活性**

注）GM-CSF（granulocyte-macrophage colony-stimulating factor）：顆粒球マクロファージコロニー刺激因子，IFN（interferon）：インターフェロン，IL（interleukin）：インターロイキン

によって誘発されるため**T細胞介在遅延型アレルギー**ともよばれ，2種類のT細胞が関与する．CD4 T細胞（ヘルパーT（Th）細胞）とCD8 T細胞（キラーT（Tc）細胞）である．図8.3に示したように決定的な働きをする細胞はIFN-γを産生するTh1型の**CD4 T細胞**である．刺激感作されたT細胞はIFNやILなど数種の**好炎症性サイトカイン**を放出する．これらはマクロファージやキラーT細胞の活性化や遊走を引き起こしてアレルギー反応のメディエーター（化学伝達物質）として機能する．接触皮膚炎は皮膚のランゲルハンス細胞と結合したアレルゲンで発症する．アレルゲンは，クロム・ニッケルなどの金属，漆（うるし）・サクラソウなどの植物，クロム酸塩・塩化ピクリルなどの化学物質，化粧品などが知られている．アレルゲンには皮膚などでは分子量が少量で単独では抗原となりえない物質，すなわちハプテンが多く，これら単独ハプテンはMHC分子に直接結合してT細胞に提示し，Ⅳ型アレルギー反応が生じる．

8.7 アナフィラキシー

狭義のアナフィラキシー反応はⅠ型アレルギーに属し，IgE抗体を介してマスト細胞，好塩基球から化学伝達物質であるヒスタミン，ロイコトリエン，ブラジキニンなどの血管作動性のアミン類が放出されて起こる全身反応である．生体は平滑筋収縮と毛細血管拡張を伴いアナフィラキシーショックに陥る．

A. アナフィラキシーの発生

日本のアナフィラキシー発生統計は不明であるが，ドイツではアナフィラキシーは人口250万人に1人の割合，また入院患者では1600人に1人という．デンマークではアナフィラキシー発生率は年間10万人に対して3.2人，死亡率は5％であるという．

B. アナフィラキシーのアレルゲン

抗原（アレルゲン）に過剰な免疫反応を示すアナフィラキシー反応が生じることは，古く紀元前27世紀（4600年以上も昔）にエジプトのメナス王がハチに刺咬されて死亡したことが記録にあるという．20世紀初頭は破傷風やジフテリアなどに対する抗血清（ウマ血清で製造されている抗血清ワクチン）によるアナフィラキシー発症が多く報告されていた．しかし，現在では，そばや乳製品などの食品，また抗生物質や造影剤などの薬剤による医原性のものが多い（表8.3，表8.4）．

a. 自然アレルゲン暴露

ⅰ．**節足動物の毒液**：重篤な反応を引き起こしやすい自然アレルゲンに節足動物の毒液がある．ハチやスズメバチ刺咬による非致死的アナフィラキシー反応のリスクは全体の1％以下である．

表 8.3 アナフィラキシーの原因と病態

原　因	病　態
食　物 虫刺症，刺咬症 ラテックス βラクタム系抗生物質 ホルモン製剤 減感作療法（アレルゲン抽出液）	抗原特異的 IgE 抗体（I 型アレルギー反応）
食物・アルコール飲料の一部	高濃度のヒスタミン摂取
エタノール，一部の低分子	ハプテンとして作用（？）
造影剤	補体の活性化（？）
非ステロイド抗炎症薬	ロイコトリエンの相対的産生亢進（？）
麻　薬	マスト細胞の直接活性化
ステロイド静注剤	コハク酸基/カルボキシメチルセルロースに対する過敏反応（？）
IgA 欠損症患者に対する輸血・血液製剤投与	抗 IgA 抗体（IgG，IgE）
輸血・血液製剤の一部	Donor 血清や製剤中に含まれる補体活性化物質・血管拡張性物質
運　動	不明（迷走神経を介する経路が関与？）

表 8.4 アナフィラキシーの原因

食　物 　　そば，小麦，甲殻類（エビ，カニ），魚介類，牛乳，卵白など
食品・薬剤の添加物 　　亜硫酸塩（sulfite），防腐剤，着色剤
アルコール飲料 　　エタノール，ワイン
虫刺症，刺咬症 　　ハチ，その他の昆虫 　　ヘビ，イソギンチャク 　　ペット：イヌ，ネコ，ハムスターなど
ラテックス（ゴム手袋）
薬　剤 　　抗生物質・合成抗菌薬 　　非ステロイド抗炎症薬（NSAIDs） 　　造影剤 　　局所麻酔薬 　　消毒薬 　　筋弛緩剤 　　インスリン，その他のホルモン製剤 　　抗悪性腫瘍薬 　　抗血清 　　麻　薬 　　ステロイド静注剤
その他の医療行為 　　減感作療法 　　ワクチン接種 　　輸血・血液製剤投与
運　動 　　食物依存性運動誘発アナフィラキシー（FDEIAn） 　　食物摂取と関連のない運動誘発アナフィラキシー
特発性

注）NSAIDs：non-steroidal anti-inflammatory drugs
　　FDEIAn：food dependent exercise induced anaphylaxis

ⅱ．**食　品**：食品アレルゲンに対して致死的な反応はまれである．ほぼすべての食物が引きがねとなりうるが，好発アレルゲンとして，そば，卵，乳製品，ピーナッツ，魚介類，甲殻類がある．

b．医原性アレルゲン暴露

ⅰ．**薬　剤**：ペニシリンおよびその誘導体はアナフィラキシー反応をもっとも起こしやすい．ペニシリンをさまざまな方法，経路で投与した患者の1％に非致死的なアナフィラキシーが生じる．スルホンアミドやセファロスポリン，バルビツール剤，麻酔薬，ワクチン，ペプチドホルモン，酵素などもアナフィラキシーの引きがねとなる．

ⅱ．**血液製剤**：血液・血漿（けっしょう）・免疫グロブリンは，IgEを介したⅠ型アナフィラキシー反応を惹起すると同時に免疫複合体（Ⅲ型）を介するアナフィラキシー様反応を起こす場合もある．

C．アナフィラキシー様反応

アナフィラキシー反応はⅠ型アレルギーであるIgE抗体介在反応に対して，それ以外にもIgE抗体を介さないものの，臨床的にはIgE介在型と区別できない症例がある．このような類似反応を**アナフィラキシー様反応**（anaphylactoid reaction：特発性アナフィラキシー）または**偽アレルギー**ともいう（図8.4）．

a．アラキドン酸代謝の偏向：アラキドン酸からはアラキドン酸カスケードを経てプロスタグランジン産生が行われる．酸性非ステロイド系抗炎症薬剤を投与されてアラキドン酸経路に代謝異常を生じる．その結果，プロスタグランジン産生が抑制され，代替えにロイコトリエンの産生が増加して，アナフィラキシーやアスピリン喘息（ぜんそく）を引き起こす．その後はアレルギーⅠ型反応と同様である．

b．免疫複合体形成による反応：Ig（免疫グロブリン）のIgGまたIgAなどが作動して免疫複合体が形成される．その結果，補体が活性化されてアナフィラトキシンが放出される．これらの刺激によるマスト細胞の脱顆粒が発現して生体の平滑筋収縮が起こる．一連のアナフィラキシー反応はIgAを含む免疫グロブリン注射後のIgA欠損患者にみられる．注射したIgAと抗IgA-IgG複合体が生成されて，アナフィラキシー様反応の引きがねとなる．また，プロタミン，デキストラン（増量剤），アルブミン投与後のアナフィラキシー様反応も同様の機作によると考えられている．

c．直接的なマスト細胞の刺激：原因アレルゲンがマスト細胞や好塩基球に直接作用して，脱顆粒を惹起させてヒスタミンなどのメディエーター放出を起こさせる．このアレルゲンには，放射性造影剤，オピオイド，モルヒネ，筋弛緩剤（きんしかんざい）などがある．また，運動誘発性アナフィラキシー，寒冷，暑熱，日光などの物理的刺激も直接的なマスト細胞脱顆粒の原因になると考えられている．

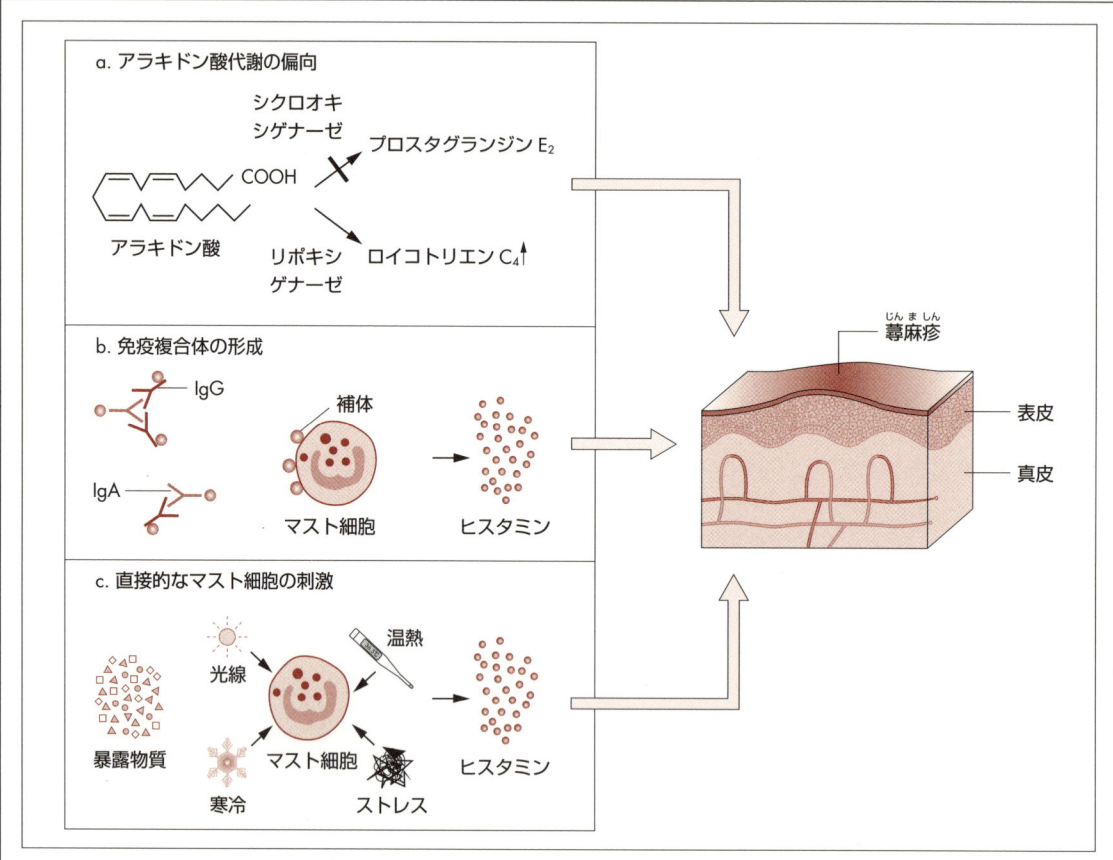

図 8.4　アナフィラキシー様反応

d. 細胞傷害性アナフィラキシー： アレルゲンが細胞表層に付着して補体を活性化し，アナフィラキシー様反応が惹起される．この反応は，おもに不適合輸血で発症する．

e. 炎症経路が複数関与している反応： 補体システム，凝固システム，線溶システムなど複数のシステムが関与しているとされるアナフィラキシー様反応である．この反応は造影剤やプロタミンなどの医原性物質が原因である．

D. アナフィラキシーの病態

　アナフィラキシーは基本的にはIgE介在型のI型反応である．感作患者は暴露数分後に症状を発現する．緊急医療処置ではアナフィラキシーとアナフィラキシー様反応を臨床的に区別することは困難である．これらの反応の約50％はIgE介在型のアナフィラキシー反応で，症状の度合いはアレルゲン量とは無関係である．残りの50％はアナフィラキシー様反応（非アレルギー反応）で，重症度は患者が摂取した誘引物質量とおおよそ相関する．ヒスタミン，ロイコトリエン，血小板活性因子，トリプターゼ，セロトニン，ブラジキニン，加水分解酵素などのさまざまなメディエーター（化学伝達物質）が放出され，化合物が相補的に関与して全身性アナフィラキシー反応を誘導する．症状は個体感受性，暴露経路，

メディエーターのパターンによって決定される．主要な徴候や症状は，皮膚，呼吸気管系，心血管系，消化管，中枢神経系に現れ，致死的な病態に陥る例が少なくない．なお，アナフィラキシーの原因と病態については表 8.3 と表 8.4 に示す．

E. アナフィラキシーショックの特徴

アナフィラキシーショックは，アレルゲン暴露から数秒から数分後に起こり，局所反応または前駆症状がない場合もある．最初はほてりや灼熱感またはかゆみで，手掌，足底，口唇，肛門周辺に現れる．①マスト細胞から遊離したヒスタミンなどのメディエーターは，気管支収縮，分泌亢進，血管収縮を誘導する．また，末梢毛細血管の透過性が増大して血漿の血管外溢出を促進し，循環血量が減少して血液が濃縮すると同時に著明な血管拡張が起こる．②生体組織は低酸素，アシドーシスに傾き，一方で除脈と頻脈を呈する．ヒスタミンは心臓で変時性作用を起こし酸分泌と腹部運動を増大させる．湿疹，蕁麻疹，血管性浮腫が起こる．舌，咽頭，喉頭，気管などの上部呼吸器管に現れる粘膜腫脹で気道が急激に閉塞して呼吸困難，停止に至る．

なお，非特異的特徴として不随意排尿や排便，腹痛，悪心，嘔吐，子宮痙攣がみられる場合がある．中枢神経系には，不穏，頭痛，痙攣，意識消失などの症状が起こる可能性がある．

復　習

第 8 講のあらまし

- 生体では，アレルギー，特異体質，毒性反応などのさまざまな過敏反応が惹起することがある．
- アレルギーには **4 つの型** が知られている．
  ① I 型アレルギー（**即時型・アナフィラキシー型**）
  ② II 型アレルギー（**細胞傷害型・細胞溶解型**）
  ③ III 型アレルギー（**免疫複合体型・アルサス型**）
  ④ IV 型アレルギー（**遅延型・細胞介在型**）
- アナフィラキシーは **I 型アレルギーによる全身反応**である．IgE 抗体を介してマスト細胞，好塩基性球から化学伝達物質（メディエーター）が放出され，生体は**平滑筋収縮**や**毛細血管拡張**などのアナフィラキシーショックに陥る．
- **免疫複合体の形成，マスト細胞の刺激，アラキドン酸代謝の偏向**などによるアナフィラキシー様反応（偽アレルギー反応）が発現することもある．

第9講 アレルギー対策・予防・検査法

第9講のチェックポイント

- □ アトピー性疾患
- □ 健常性
- □ 複合大気汚染
- □ アジュバンド
- □ 二次回避
- □ 衛生仮説
- □ 精神的ストレス
- □ SPM
- □ アレルゲン暴露
- □ 三次回避
- □ Th1/Th2 細胞バランス
- □ 遺伝的素因
- □ ROFA
- □ 一次回避
- □ 鍛錬療法
- □ RIST 法

9.1 アレルギー発症の頻度

A. アレルギー罹患者数

　日本や先進諸国ではアレルギー性疾患の罹患者数は急増している．2003 年度厚生労働省の保健福祉動向調査によると，眼，鼻また皮膚などになんらかのアレルギー症状を感じたヒトは 35.9%，アレルギーと診断されたヒトは全体の 14.7%にのぼる．国民の **3 人に 1 人** がなんらかのアレルギー様症状をもち，3 千万～4 千万人の人々がアレルギー症状に悩んでいる．2000 年初頭のドイツなどの EU 諸国の調査では，人口の 25～30% がアレルギー性疾患に，2005 年のエジンバラ大学の調査では，イギリスのアレルギー患者は 150 万人に達しており，**成人の 30%**，**子どもの 40%** がアレルギー性疾患をもっているという．

B. アレルギー発症頻度

　頻度の高いアレルギー性疾患は**アトピー性疾患**である．発症頻度は年齢に関係があり，乳幼児・小学生では食物アレルギーやアトピー性皮膚炎が多いが，中学生・高校生・成人では鼻アレルギーやアレルギー性喘息が多い．なお老年期になるとアトピー性疾患の有病率は低下する．また地域格差もみられ，地方よりも都市でアトピー性疾患の有病率が高い傾向にある．器官別アレルギー発症率は，**鼻アレルギーは 10～15%**，**アトピー性皮膚炎は 10%以上**，**アレルギー性蕁麻疹は 10%以上**，**アレルギー性喘息は 5～10%**，**食物アレルギーは約 2%**であったという．幼児は男児の罹患率が女児よりも高く，成人では女性のアレルギー罹患率が高いという．先進国のほうが発展途上国よりもアレルギー罹患率は高い．

9.2 アレルギー発症要因

アレルギー性疾患の発症には，おもに生活習慣・遺伝的素因などの内的要因と大気環境汚染・居住環境などの外的環因が深くかかわっている．

A. 衛生仮説

生活水準の向上や衛生環境の整備向上による感染症の危険性減少が，アレルギー増加の一因ではないかという説を**衛生仮説**（hygiene hypothesis）とよぶ．

a. ストローンの調査

① 1989 年，イギリスの**ストローン**（David. P. Strachan）は，17,414 名のアレルギー性疾患の保有率，家族数また兄弟数を 23 年間にわたり調査した結果を報告した．その一例として，11 歳時と 23 歳時の枯草熱（花粉症の旧名称）および 1 歳までの湿疹などの有病率は，兄弟数が多いほど低下しており，また，生まれた順番が遅いほどアトピー性素因の抑制効果が大きいことが認められた．

② このような約 17,000 人を対象とした疫学調査から，大家族で育った子どものアレルギー発症率は少なく，また早期乳児期から保育園などで集団生活を開始した児童はアレルギー発症率が低下しており，さらに不顕性感染を含めた微生物感染の機会が多い児童はアレルギー性疾患が少ないと結論した．

③ 近年の先進国における少子化傾向や清潔な家庭環境，兄弟間の交差感染減少は，アレルギー性疾患の増大と関係しているのではないかという推論がある．

④ 乳幼児期に微生物感染の機会が少なくなり，免疫機能が未発達のために**免疫バランス**が崩れてアレルギー発症傾向が増大しているのではないかという懸念がある．

b. Th1/Th2 細胞のバランス

① モスマン（T.R. Mosmann）は 1996 年，CD4 T 細胞クローンの 2 つの亜型が存在していること，そして **Th1 細胞**は細胞性免疫システムのなかでマクロファージや細胞傷害性活性化を補佐（ヘルパー）しており，IL-2，IFN-γ，TNF-β（腫瘍壊死因子 β）をおもに産生すること，また **Th2 細胞**は液性免疫システムのなかで B 細胞の刺激活性化を補佐（ヘルパー）しており，IL-4，IL-5，IL-10 などをおもに産生することを報告した．

② 図 9.1 に示したように，日本では生活習慣の欧米化に伴って食生活や住居環境が変化した．そのためダニやゴキブリなどの感作も多く，抗生物質の過剰投薬などで生体免疫バランスは Th2 細胞が優位に働き，その結果，アレルギー反応を増強させているといわれている．

③ 年長者兄弟の多い大家族は，結核症，麻疹，風疹など感染の機会があり，さらに田園生活を経験していると，生体免疫バランスは Th1 細胞が優位に働き，アレルギー性疾患の感作リスクが減少するとされている．

図 9.1　Th1/Th2 細胞のバランス

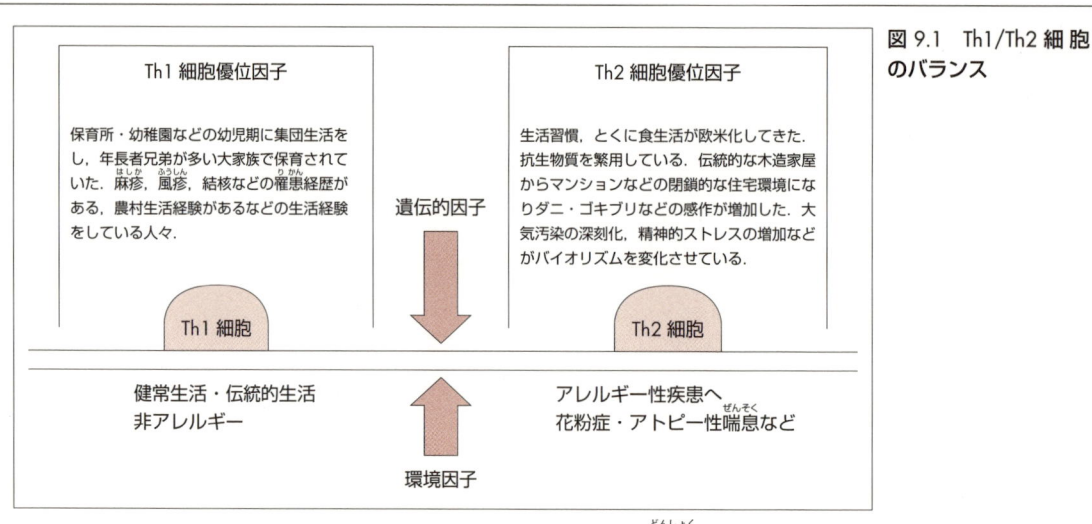

Th1 細胞優位因子		Th2 細胞優位因子
保育所・幼稚園などの幼児期に集団生活をし，年長者兄弟が多い大家族で保育されていた．麻疹，風疹，結核などの罹患経歴がある，農村生活経験があるなどの生活経験をしている人々．	遺伝的因子 ↓	生活習慣，とくに食生活が欧米化してきた．抗生物質を繁用している．伝統的な木造家屋からマンションなどの閉鎖的な住宅環境になりダニ・ゴキブリなどの感作が増加した．大気汚染の深刻化，精神的ストレスの増加などがバイオリズムを変化させている．
Th1 細胞		Th2 細胞
健常生活・伝統的生活 非アレルギー	↑ 環境因子	アレルギー性疾患へ 花粉症・アトピー性喘息など

注 1) Th1 細胞：おもに細胞性免疫のなかでマクロファージ，樹状細胞などの貪食作用を活性化させる．
　2) Th2 細胞：おもに液性免疫のなかで B 細胞を刺激して形質細胞から抗体産生を活性化させる．

④ 相対的に Th2 細胞が優位であれば，アレルギー性疾患が増大する．
⑤ 一般的に集団保育児童や発展途上国児童にはアレルギー性疾患が少ない．
⑥ 幼少期の呼吸器感染症はアレルギーの予防効果があるという．ワクチン接種が限られている発展途上国の保育園や幼稚園では呼吸器アレルギーが少ない．また田園生活などのアレルゲンが多い環境で育った小児のアレルギー発症率は低い．これらもまた Th1 細胞と Th2 細胞のバランスで説明できる．

B. 生体機能の健常性

　皮膚や粘膜などの生体表面バリアの損傷，皮膚炎などはアレルギー感作の危険性を高める．漆や皮革などの職業性アレルゲンによるアレルギー性接触皮膚炎は累積性・刺激性の手指皮膚炎で頻発し，クリームや軟膏中の防腐剤に対するアレルギー性接触皮膚炎は下肢皮膚に潰瘍や炎症を呈している際に発症することが多い．呼吸器に炎症のある患者は空中飛沫アレルゲンへの感作に対して弱い．また手術に天然ラテックスの手袋を頻繁に使用するとアレルギーになる．アレルゲン暴露の程度，ジョギング時のマスク，飲酒による血管拡張，過激な運動による血行や過呼吸，複数アレルゲンの並存，大気汚染の有害物質による炎症悪化などがアレルギー発症の引きがねとなる．

C. 精神的ストレス：心理的要因

　アレルギー発症には心理的要因も大きい．感情的なストレスは神経ペプチドの放出を増やして皮膚や粘膜の炎症性変化を誘起し，その結果，アレルギー性反応の症状・徴候に影響を及ぼす．条件反射はアレルゲン暴露時の作用と同じ働きをし，アレルゲンの非存在下でも疾患を誘発することがある．マスト細胞や好塩基

表 9.1 家族歴によるアレルギー症状の比較

発端者	症例人数	両親のアレルギー		
		両親とも（−）	片親（+）	両親とも（+）
アレルギーあり	256	54（21%）	131（51%）	71（28%）
			202（79%）	
アレルギーなし	222	130（59%）	81（36%）	11（5%）
			92（41%）	

球などのエフェクター細胞のアレルゲン反応は，ホルモン，細菌性やウイルス性の物質，食品添加物，神経ペプチドのような外来性の非免疫学的要因によって増強される．

D. 遺伝的素因

遺伝的素因はアレルギー発症の決定的要因であるとされている．

① 近藤の表 9.1（参考文献 25）に示すように，アレルギー性疾患の発症には，遺伝的または家族集積性が存在し，おそらくなんらかの遺伝子が関与している．

② ドイツにおける症例では，アレルギーまたはアトピー因子のない健康な両親の子どものアトピーリスクは 5〜15% であるが，もし片親がアトピー体質であるとリスクは 20〜40%，さらに両親がアトピー体質であると**リスクは 60〜80%**であった．

③ アトピー因子，多様なアレルゲンまたは微生物抗体保有率との関連，さらにアレルギー性疾患の重症度はすべて両親から子どもへと伝わる．さまざまな検索成績によると，アトピー性疾患の遺伝的素因と，それに関連する遺伝因子が明らかにされている．染色体 11q 上のアトピー遺伝子や染色体 5q 上の IL-4 遺伝子などが知られている．

④ HLA（ヒト白血球抗原）遺伝子はアレルギー性疾患の感受性に関連している．たとえば，花粉症の発症と HLA 遺伝子との関連性が知られている．岡本（参考文献 25）によると，ブタクサ花粉症の発症は HLA 遺伝子型である HLA-DR2/DW2・DR5 など，スギ花粉症では HLA-DQW3 と関連している．さらにスギ花粉症の発症は単純劣性遺伝子に支配されており，一卵性双生児は二卵性双生児に比較して高い花粉症の一致率を示すという．

⑤ 幼児期においてアレルギー性疾患の発現リスクには遺伝的体質（親のアトピー体質など）や出生前の条件（母親の妊娠中の喫煙など）が影響を与える．母親が妊娠中の食事に注意することで子どもの食物アレルギーを予防できるか否かは議論が分かれている．

E. 複合大気汚染：アジュバント暴露

① 化石燃料の消費による大気汚染，窒素酸化物，二酸化硫黄，一酸化炭素などの **SPM**（浮遊粒子状物質：suspended particulate matter）や **ROFA**（粉塵：residual oil fly ash）による都市型複合大気汚染とアレルギー性疾患の関連性が指摘されている．

② 大気中に浮遊しているペプチド性アレルゲンと複合的な微量化学成分のディーゼルガスを同時に鼻粘膜から吸入すると IgE 抗体形成が促進される．このような大気を浮遊している SPM や ROFA は，アレルギー発症を促進させる**アジュバンド**（adjuvant：免疫補助強化物質）である．生体内でアジュバントは IgE 抗体の産生を促進して遅延型アレルギーを誘導する．そのために大気に浮遊している SPM や ROFA は喘息やアトピー性皮膚炎などの発症誘因となる．

F. 居住環境の変化：アレルゲン暴露

① 日本の居住状況は伝統的家屋から気密化住居に急激に変化した．そのために室内はダニやカビ胞子などのアレルゲンの絶好な繁殖場所と化した．幼年期のアレルゲン暴露はアトピー性疾患の発症を増加させている．

② 出生後 6 か月以内に牛乳を授乳して，卵などの食物アレルゲンを摂取した小児は，成長過程で消化器系アレルギーやアトピー性皮膚炎を発症する傾向が高いという．また花粉飛散時期前に出生した幼児は，非飛散時期に出生した幼児に比べて花粉感受性が高いという．

9.3 アレルギー性疾患の回避

A. アレルギー回避措置（図 9.2）

a. 一次回避：有害と疑われる物質に暴露する危険を回避する．とくに乳幼児の場合には，あらゆるアレルゲンから回避させる．ただし，アレルゲン暴露を少なくした乳幼児では Th1 細胞が減少して，間接的にアレルギー反応を支援する Th2 細胞を増加させてしまう可能性もある．

b. 二次回避：初期診断や臨床的に重要な疾患発症を抑える対処法を確立する．該当する既往症がある患者は，アレルギーのスクリーニングを専門医から受けて，関連するアレルゲン回避や特異的免疫療法の指導を受ける．

c. 三次回避：いったんアレルギー性疾患が臨床的に確定した場合，アレルゲンへの暴露を回避する．家庭内のアレルゲン暴露低下，職業的再訓練，より暴露の少ない地域への移転がある．海や山などの異質な気候条件の地域では環境アレルゲンの濃度をより低くすることができる．

B. 日常生活のアレルギー性疾患の回避対策

『アレルギー疾患ガイドブック 2004』（参考文献 23）による日常生活の回避対策の概略は次のとおりである．

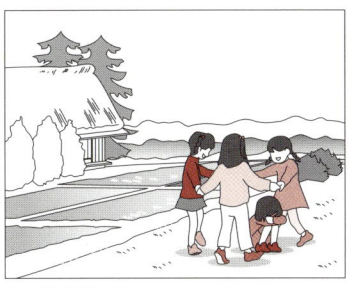

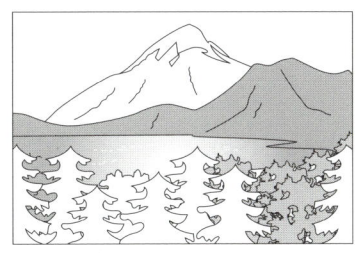

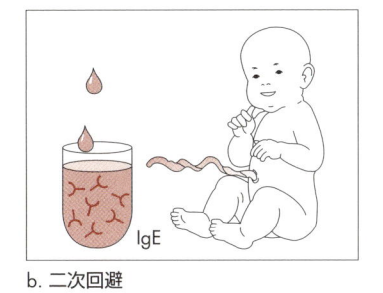

図 9.2 アレルギー性疾患の予防・回避
a. 一次回避：アレルゲンの少ない環境で幼児期を過ごす．
b. 二次回避：血液の抗体検査などのスクリーニングをして対策をたてる．
c. 三次回避：発症後にアレルゲンの少ない環境へ転地する．

a. 自己管理

ⅰ．**食物アレルギー**：①健康の目安として1日30品目を摂取する，②栄養バランスを整えるために6つの基礎食品をとる，③必須脂肪酸のバランスを考える．

ⅱ．**アトピー性皮膚炎・蕁麻疹**：①生活管理・食生活や生活環境を改善，②スキンケア，③主治医・専門医をもつ．

ⅲ．**接触皮膚炎**：①接触アレルゲンの特定，②接触アレルゲンの回避・除去．

ⅳ．**花粉症・鼻アレルギー**：①抗原（アレルゲン）情報の収集，②生活管理，③タバコ・酒類などの刺激物の制限．

ⅴ．**喘息**：①担当医との連携，②日誌の記載．

b. 環境整備
①塵ダニ対策，②カビ・昆虫アレルゲン対策，③ペットアレルギー対策，④住居内の空気汚染対策など．

c. 鍛錬療法
①冷水摩擦・冷水浴などの皮膚鍛錬，②複式呼吸，声楽，吹奏楽器の使用，ヨガ・太極拳などの呼吸鍛錬，③水泳・縄跳び・球技・武道などの運動療法，④登山，林間合宿などのキャンプ療法など．

9.4 アレルギー性疾患の予防措置

アレルギー性疾患の各段階では予防が可能とされている．

A. 初期予防

各種のガス，粒子または微生物成分などのアレルゲンは，皮膚や粘膜バリアを損傷させ炎症を引き起こす．このくり返しがアレルギーの発症をさらに促進させ

る．また，タバコ，ディーゼル煤煙，ほこりや溶媒への暴露なども発症を促進させる．さらに，これらの補助要因に加えてアレルゲン暴露や感作リスクが増加するが，これらの影響を軽減するいくつかの方法がある．

a. 職業性暴露：防御衣服（とくに手袋やマスク），換気扇などが有効である．
b. 私生活：アレルゲン源とされる植物を家に持ち込まない．染料，味覚補強剤，その他，食品添加物の予防および削減をする．
c. その他：動物用の医薬品の多くはアレルゲンである．家庭内のアレルゲン物質は，カーペットのハウスダストダニ，ペットダニなど，また炊事用ガスや熱源からの臭気または香気などである．

B. 二次予防

　かつて感作した経験があるが現在は症状がない無症状な感作経験者にとってアレルゲンの予防は，アレルギー性疾患の悪化を防ぐ．もしすでに症状が発症している場合でも，発赤を抑制したり，または予防したりして臨床経過を軽減させるのに効果的である．アレルゲンが医薬品や限られた分布であれば完全予防は可能である．個人レベルでは個々のアレルゲンに関する指示を記載したアレルギーパスやカウンセリングは有効である．

a. ハウスダストダニアレルギー：室内の相対湿度を低下させて，家具類・カーペット・カーテン類などからダニを除去する．またダニが通過できないような枕カバーやマットレスを使用する．
b. 花粉アレルギー：休暇地の賢明な選択，花粉を吸入した野外用衣類を寝室で着用しない，夜間は洗髪する，日中は窓を閉める．

C. ラテックスアレルギー予防

a. 初期予防：①ゴムの木栽培を中止するか，ラテックス成分の少ないゴムの木の種類を選択する．②生ラテックス製品はタンパク質を除くために洗浄をくり返す．③アレルゲンの少ない，またはない天燃ゴム製品を使用する．④蓄積性のアレルゲンを除去するために頻繁に手指の洗浄をくり返す．
b. 二次予防：粉末とともにラテックス成分が伝播しないよう粉末未塗布のラテックス手袋を使用する．

D. 食事による予防（食事療法）

　特別食摂取はアレルギー反応を起こす食物を予防する唯一の方法である．なかでもアトピー性皮膚炎用メニューは有効であるという．しかし食事はアレルギー症状に合わせて個別に考え，熱量，タンパク質，ビタミン変化，また他の微量元素欠乏がないような献立を考えなければならない．もっとも一般的なアレルゲンは，牛乳，鶏卵，穀類，魚，トマト，ニンジン，リンゴ，ナッツ，柑橘類である．食事は既往歴，アレルギー検査，自身の嗜好をもとに選択する．アレルギー発症

者血清中のアレルゲン特異的 IgE 値のみでは決定することはできない．その詳細は参考文献 23 などを参照されたい．

E. 転地・気候による予防（転地療法・気候療法）

環境や気候の変化を利点として皮膚や呼吸器疾患の経過に影響を与える．適応は，①家庭または職場でのアレルゲン回避，②私生活または職場での慢性的ストレスの解放である．海や山の保養地を訪れる患者は，治療のために滞在する前に約 2 週間程度の予備滞在を推奨する．その理由は，ほとんどの専門家が保養地の 6 週間程度の滞在をすすめているからである．患者はアトピー性皮膚炎・鼻結膜炎・アレルギー性喘息（ぜんそく）を呈する場合があり，異なる機作が複合的な疾患発症に関与していると思われる（図 9.3）．

a. アレルゲン回避：転地療法・気候療法のもっとも重要かつ信頼できる点は，花粉とハウスダストの回避である．アトピー性皮膚炎患者は上記の因子に対して明らかに過敏である．海や山の花粉量は，通常少なく，季節限定で数種のみである．低湿度の高地では花粉の飛散が少ない．**高度 1200 m 以上**ではハウスダストはほとんどない．したがって，アレルギー性喘息とアトピー性皮膚炎の両方をもつ患者では著明な改善が認められる．

b. 紫外線照射：紫外線照射には数種類あり，転地療法の効果を説明するのには重要である．高度が上昇すると大気圏のフィルター機能が減少し紫外線照射も強くなる．海，とくに海抜 0 m 以下の死海では，短波長のフィルター機能により UVB 照射は比較的少ない（280 ～ 320 nm）．紫外線照射は疥癬（かいせん）にもっとも良好な効果が証明されており，アトピー性皮膚炎にも有用である（ただし日焼けの回避も重要）．**UVB 照射**はかゆみを抑制する効果もあり，局所または全身療法が可能である．さらに多くの症例で感情への光効果も認められている．季節性感情障害（SAD）にも効果的で，うつ状態の患者にとってとくに著効である．

c. 気候刺激（Reizklima）：前述したようにアレルギーや皮膚疾患に気候条件が奏功する理由には不明瞭な点が残る．ヨーロッパで引用される説明として Reizklima（ライックリーマ）（気候刺激）があげられる．これは患者の家庭から海・山へと気候を大きく変化させることで，①**交感神経系**を刺激する，②**心循環系**に影響する，③**体温を調節**するといった効果を生み出す．山間部では，相対湿度が低く気温も低いため，アトピー性皮膚炎患者は発汗による刺激を受けず運動ができる．風・気温は両地域に違いがあり，温度調節メカニズムや皮膚循環を変容させる．高地移動によるもっとも顕著な例証として，相対的な酸素欠乏が造血機能を亢進させ各臓器での酸素変換を変容させる．アトピー性皮膚炎のかゆみを増大させると思われる交感神経系の亢進は，気候条件を変えることで調節が可能である．気候療法から得る教訓は，さまざまな要因が疾患の臨床徴候・症状を変化させているということである．アトピー性皮膚炎では，湿度が高い・風が弱い・光暴露量が低いなどの要因が複合してかゆみを増悪させている．

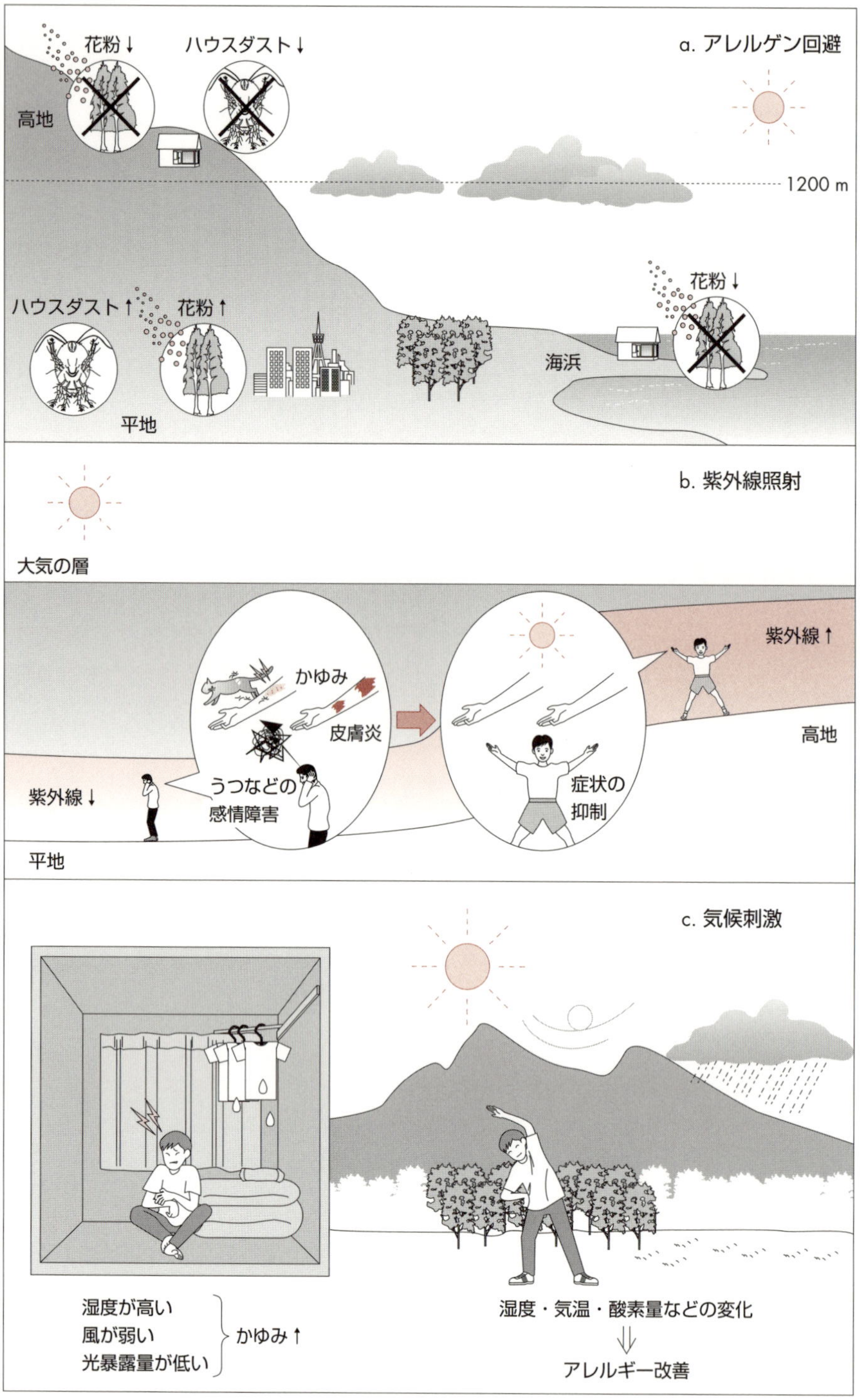

図9.3 転地・気候によるアレルギーの予防

a. アレルゲン回避

花粉↓　ハウスダスト↓
高地

1200 m

ハウスダスト↑　花粉↑
平地

花粉↓
海浜

b. 紫外線照射

大気の層

紫外線↓
平地

かゆみ　皮膚炎
うつなどの感情障害

症状の抑制

紫外線↑
高地

c. 気候刺激

湿度が高い
風が弱い
光暴露量が低い
} かゆみ↑

湿度・気温・酸素量などの変化
⇩
アレルギー改善

9.5 アレルギー性疾患の検査法

A. 血清総 IgE 値

血清中の IgE 値は **RIST 法**（リスト法：radioimmunosorbent test）で測定される．IgE 値は国際単位（IU）で表され，**1 IU は約 2.4 ng** である．健常新生児の臍帯血中の総 IgE は極微量であるが出生後の加齢とともに増加し，10 歳から 15 歳で最高値となり，その後，次第に低下する．成人の正常値は，ほぼ 250 IU/ml 以下である．抗原特異的な IgE 値の測定も行われている．また鼻汁や血液の好酸球数検査，ヒスタミン遊離試験（HRT：histamine release test）なども行われる．

B. 皮膚テスト

アレルゲンに対する過敏反応検査として常用される．皮膚にアレルゲンを滴下して膨疹，発赤反応を検査するブリックテスト，スクラッチテスト，アレルゲンを皮内注射して 15 分後に観察する**皮内テスト**，P-K 反応（第 1 講参照），**貼付試験**（パッチテスト）などが用いられる．

C. 誘発・負荷試験

吸入負荷試験，気道過敏性試験，アセチルコリン・ヒスタミン吸入試験，また気管支喘息におけるアレルゲン吸入試験などがある．

復 習

第 9 講のあらまし

- アレルギーは日本や先進諸国では増加している．とくに日本では国民の 3 人に 1 人がなんらかのアレルギー性疾患を呈しているという．
- アレルギー発症要因のなかで，現在，**衛生仮説**とよばれる説が提唱されている．これは免疫細胞のヘルパー T（Th）細胞の亜群，Th1 細胞と Th2 細胞の活性バランスで説明しようとする説である．
- その他の要因として，生体機能の健常性，精神的ストレスなどの心理的要因，遺伝的要因，複合大気汚染，住居環境の変化などがあげられる．
- アレルギーの予防は，回避措置として，一次回避，二次回避，三次回避がある．また日常の回避対策としては，**自己管理**，**環境整備**，**鍛錬療法**などがある．

第10講 アレルゲン

第10講のチェックポイント

- □アレルゲン
- □メジャーアレルゲン
- □摂取アレルゲン
- □ブタクサ花粉
- □PRタンパク質
- □生物活性
- □マイナーアレルゲン
- □接触アレルゲン
- □スギ花粉
- □プロフィリン
- □酵素活性
- □吸入アレルゲン
- □国際命名法
- □パンアレルゲン
- □CCD
- □季節性アレルゲン

10.1 アレルゲン

アレルゲン（allergen）はアレルギー反応を引き起こす抗原の総称である．

A. アレルゲンの性状

a. 分子量サイズ

ⅰ．**低分子量**：アレルゲンは低分子ペプチドまたはタンパク質である．化学構造やアレルギー決定構造（エピトープ）の組み合わせによって生体への感作が決定される．多くのアレルゲンの分子量は 10,000〜40,000，タンパク質としては比較的低分子物質で，生体の鼻粘膜や肺胞粘膜などでは通過可能な分子量である．

ⅱ．**免疫原性**：アレルゲンは低分子物質で，抗原として免疫原性をもちえないことも多い．アレルゲンを構成するタンパク質は特殊性がなく，独特の分子構造は認められないが，溶解性が高く分子量の小さいタンパク質である．

ⅲ．**感作量**：強力なアレルゲンとなる多くの花粉タンパク質分子量は小さいので容易に放出され少量が自然暴露される．花粉症患者が1シーズン中に吸入する花粉量は僅少で数マイクログラムである．

b. 生物活性

ⅰ．**酵素活性**：アレルゲンは一般的に皮膚や粘膜表面への浸透性が速く，多くは酵素活性を保持している．たとえば，スギ花粉の主要な2種類のアレルゲンは，いずれもペクチン分解酵素を発現する．またヒョウヒダニの主要なアレルゲンは，システインプロテアーゼを発現する．このようなアレルゲンの生物活性は酵素活性のみならず，結合タンパク質，酵素阻害因子，構造タンパク質など多岐にわたる（表10.1）．

ii. **安定性**：生物活性の安定性はアレルゲン種によりさまざまである．スギ花粉由来アレルゲンは，加熱，酸・アルカリ処理により変性して失活する．しかしネコ由来アレルゲンは安定性があり，容易に破壊または変性しない．そのためネコが家屋からいなくなった後も数年にわたり，かつて居住した室内からネコのアレルゲン成分が検出されるという．

表10.1　おもなアレルゲン

起　源		アレルゲン	生化学的活性機能	分子量（kD）
花　粉				
	スギ	Cry j 1	ペクチン酸リアーゼ（pectate lyase）	41〜45
	スギ	Cry j 2	ポリガラクツロナーゼ（polygalacturonase）	45
	ヒノキ	Cha o 1	多糖リアーゼファミリー1 （polysaccharide lyase family 1）	
	ヒノキ	Cha o 2	ポリガラクツロナーゼ（polygalacturonase）	45
	ブタクサ	Amb a 1	ペクチン酸リアーゼ（pectate lyase）	38
	ブタクサ	Amb a 9	ポルカルシン（polcalcin）	10
	ヨモギ	Art v 4	プロフィロン（profilin）	14
	ヨモギ	Art v 5	ポルカルシン（polcalcin）	10
ダ　ニ				
	コナヒョウヒダニ	Der f 1	システインプロテアーゼ（cystein protease）	27
	コナヒョウヒダニ	Der f 3	トリプシン（tripsin）	29
	コナヒョウヒダニ	Der f 11	パラミオシン（paramyosin）	98
	ヤケヒョウヒダニ	Der p 3	トリプシン（tripsin）	31
	ヤケヒョウヒダニ	Der p 4	α-アミラーゼ（α-amylase）	60
	コナダニ	Tyr p 13	脂肪酸結合型タンパク質 （fatty-acid binding protein）	15
動　物				
	イヌ	Can f 1	リポカイン（lipocalin）	23〜25
	イヌ	Can f 3	血清アルブミン（serum albumin）	69
	ネコ	Fel d 2	アルブミン（albumin）	69
	ネコ	Fel d 4	リポカイン（lipocalin）	22
昆　虫				
	ミツバチ	Api m 1	ホスホリパーゼ A_2（phospholipase A_2）	16
	スズメバチ	Pol d 1	ホスホリパーゼ A_1（phospholipase A_1）	34
	ワモンゴキブリ	Per a 6	トロポニン C（troponin C）	17
	チャバネゴキブリ	Bla g 2	アスパラギン酸プロテアーゼ （aspartic protease）	36
食　物				
	鶏　卵	Gal d 1	オボムコイド（ovomucoid）	28
	鶏　卵	Gal d 2	オバルブミン（ovalbumin）	44
	鶏　卵	Gal d 4	リゾチーム C（lysozyme C）	14
	牛　乳	Bos d 5	β-ラクトグロブリン（β-lactoglobulin）	18.3
	牛　乳	Bos d 8	カゼイン（caseins）	20〜30
	タ　ラ	Gad c 1	β-パルブアルブミン（β-parvalbumin）	12
	エ　ビ	Pen a 1	トロポミオシン（tropomyosin）	36
	大　豆	Gly m 1	シャペロン （HPS：hydrophobic protein from soybean）	7
	ピーナッツ	Ara h 1	7S グロブリン（ヴィシリン） （7S seed stotrage protein（vicilin））	64
	トマト	Lyc e 1	プロフィリン（profolin）	14

（2007年3月現在）

c. アレルゲン作用

ⅰ. **メジャーアレルゲン**：大多数の人々がアレルギー感作を受け，量的にも強力なアレルゲンをメジャーアレルゲン（mejor allergen）とよぶ．

ⅱ. **マイナーアレルゲン**：少量で一部の人々しかアレルギー感作を受けないアレルゲンをマイナーアレルゲン（minor allergen）という．

B. アレルゲンの由来

a. 吸入アレルゲン：スギ，ヒノキなどの花粉，微生物胞子（芽胞），ペットや小鳥などの動物の被毛，唾液，羽毛，室内塵，ダニ体液などがある．

b. 摂取アレルゲン：経口的に摂取する食物アレルゲンは，消化器から体内に入る鶏卵，牛乳，そば・米・小麦などの穀類，魚介類また果実および薬剤などがある．

c. 接触アレルゲン：ネックレスのクロム・ニッケルなどの金属，漆，毛染料などがある．これらからの可溶性アレルゲンは，T細胞を活性化してサイトカイン分泌を促し，樹状細胞やマクロファージなどの抗原提示細胞が局所に浸潤する．そして炎症を発現する遅延型のⅣ型アレルギーとなる．なお，薬剤液の注射，スズメバチなどの節足動物による毒素の刺咬などは注入アレルゲンともよばれる．

10.2 アレルゲンの国際命名法

　分離されたアレルゲンを明確に識別するために WHO のアレルゲン命名委員会（International Union of Immunological Societies Allergen Nomenclature Sub-Committee）で 1986 年に国際命名規約が制定された．その後，部分的な改定があったが，現在ではアレルゲン由来物質の学名の属名の最初の 3 文字，種名の最初の 1 文字，報告順序番号の順に記載する．

【例】スギ（*Cryptomeria japonica*）花粉に由来するアレルゲンは Cry j 1 または Cry j 2 である．Cry は属である *Cryptomeria* の最初の 3 文字，j は種名の *japonica* の最初の文字，1 はスギ花粉から最初に分離されたアレルゲンであることをさしている（表 10.1 参照）．

10.3 アレルゲンの交差

A. 同種生物間の交差

　スギ花粉症患者はヒノキ花粉の飛散時期にも同じアレルギー症状を引き起こすが，これはスギとヒノキのアレルゲン間の交差反応による．この交差性はスギアレルゲンとヒノキアレルゲンでは分子構造の 80% 以上と高い相同性を保持していることによる．類似の生物種間のアレルゲンでは多くの交差性がある．

B. 異種生物間の交差

a. 樹木花粉と果実・野菜：樹木花粉症患者の約 20%は，果実や野菜との交差アレルギーを示す．ハンノキ，シラカンバ，ハシバミの花粉症患者は，リンゴやモモなどの果実と野菜に対してアレルギー反応を誘起する．

b. 野草花粉と食品群：ヨモギ花粉症患者は食品と複雑な交差反応がある．セロリ，ニンジン，パプリカ，リンゴ，ピーナッツ，メロン，キウイなどの野菜や果実，さらに，胡椒（こしょう），マスタード，ローリエなどのスパイス類との間に交差アレルギーがみられる．また過去に未接触のさまざまな種子にも反応することがある．花粉アレルギーと同様な鼻炎や結膜炎の症状を呈するが，多くは OAS（oral allergy syndrome：口腔アレルギー症候群）とよばれる口腔や咽頭のかゆみを示す（OAS の臨床的症状は第 14 講参照）．花粉アレルゲンとの交差アレルギーを引き起こす果実や野菜の一般的な類縁種を表 10.2 に示した．

c. ラテックス・フルーツ症候群：植物の水溶性タンパク質のある種にも交差アレルギー反応を示す．天然ラテックスアレルギー患者は，バナナやアボカドにもアレルギーを示すラテックス・フルーツ症候群であることも多い．

d. その他の交差反応：筋肉タンパク質のトロポミオシンのアレルギーは，ヒョウヒダニのトロポミオシン，二枚貝・エビ・カニなどの甲殻類のトロポミオシンとの交差アレルギー反応を惹起する．また，抗生物質ペニシリンとセファロスポリンとの交差アレルギー反応は構造上の類似性が原因である．

表 10.2　花粉症と交差アレルギーを示す果実

花　粉			関連のある果実・野菜など
カバノキ科 シラカンバ		バラ科	リンゴ，モモ，サクランボ，ナシ，スモモ，アンズ，イチゴ，ウメ，ビワ，アーモンド
		セリ科	セロリ，ニンジン，フェンネル，コリアンダー，クミン
		ナス科	ジャガイモ，トマト
		マタタビ科	キウイ
		クルミ科	クルミ
		その他	ココナッツ，ブラジルナッツ，ヘーゼルナッツ，ピーナッツ，マンゴー
スギ・ヒノキ科 スギ・ヒノキ		ナス科	トマト
キク科	ブタクサ属 ブタクサ	ウリ科	メロン，スイカ，ズッキーニ，キュウリ，ウリ
		バショウ科	バナナ
	ヨモギ属 ヨモギ	バラ科	リンゴ，ピーナッツ
		セリ科	ニンジン，セロリ
		ウリ科	メロン
		マタタビ科	キウイ
イネ科 カモガヤ・マグサ・オオアワガエリ		ナス科	トマト，ジャガイモ
		ウリ科	メロン，スイカ
		ミカン科	オレンジ
		バショウ科	バナナ
		セリ科	セロリ
		その他	ラテックス

C. アレルゲン類縁性

a. 生物分類学的な類縁性とアレルゲン：鼻炎，喘息，食物アレルギーなどの症状を呈するⅠ型アレルギーの多くのアレルゲンには，その組成と構造に類似点が多い．そのため１つのアレルゲンを標的とするIgE抗体は，関連アレルゲン上の類似したエピトープ（アレルギー決定構造）を認識できる．アレルゲンの多くは病原菌の抗原性とは異なり，独立した抗原性状は示さない．生物分類学的な類縁性に対応した類似アレルゲン間では交差反応がある．

b. アミノ酸配列の相同性とアレルゲン

ⅰ．**分解酵素**：ヒノキ花粉アレルゲン，スギ花粉アレルゲン，またブタクサ花粉アレルゲンは，いずれもペクチン分解酵素である．

ⅱ．**アミノ酸配列**：スギアレルゲン Cry j 1 とヒノキアレルゲン Cha o 1 の間には80％のアミノ酸配列の一致率があるが，スギアレルゲンとブタクサアレルゲン Amb a 1 の間では46％の相同性しかない．スギ花粉症患者の多くはヒノキ花粉の飛散時期と重なるが，ブタクサ花粉の時期には症状は誘発されない．これはアレルゲン間に相同性があってもアミノ酸配列の一致率が低く，構造的な類似性が低いアレルゲンでは相互の花粉症アレルギーは発症しないからである．また発症するアレルゲン相同性のアミノ酸配列の一致率は60％前後が限界であるという．

D. パンアレルゲン

　花粉植物の生物分類学的な類縁性に対応した交差反応ではなく，さらに広範にわたる交差性を示すアレルゲン群を**パンアレルゲン**（panallergen）という．

a. 生物進化：分類学的な位置関係は遠くかけ離れていてもパンアレルゲン群に属するアレルゲンタンパク質は生物進化の過程のなかで高度に保存されている．これらパンアレルゲンは化学構造の類似性が高く，また相互に強力な交差反応を示す．生物進化の過程で強固に保存されているパンアレルゲンの成分は **PR タンパク質**，**プロフィリン**，**CCD**（**交差反応性炭水化物構造**），**イソフラボン還元酵素**の４種類が考えられている．

b. PR タンパク質：PR タンパク質（pathgenesis related protein：感染特異的タンパク質）とは，植物生体防御機構に関与するタンパク質で，微生物感染によって植物がアレルギー反応を発現して細胞内に産生するタンパク質の総称である．

ⅰ．**性　状**：植物細胞によって抗菌物質の産生，植物宿主細胞壁の強化，さらに感染菌のアポトーシス（細胞の自滅死）誘導などを発現する．

ⅱ．**分　類**：分子量，アミノ酸配列，生物機能などにより14群に分けられている．

ⅲ．**一般的特徴**：①低分子性，②酸性溶液中で安定，③プロテアーゼ活性に対して抵抗性などを示す．

ⅳ. **交差性**：通常，野菜や果実に含まれているが，花粉アレルゲン含有 PR タンパク質に感受性のある者が，PR タンパク質含有野菜や果実を摂食すると，交差反応によって OAS（口腔アレルギー症候群）が発症する．

c. **プロフィリン**（prifolin）：本体は真核生物共通のアクチン結合タンパク質である．植物花粉，果肉，葉根に存在する可溶性タンパク質である．

d. **CCD**：交差反応性炭水化物構造（CCD：cross-reacting carbohydrate determinant）である．この炭水化物はアレルゲンとして多くの植物や無脊椎動物などと交差反応を示す．オリーブ花粉症の約 50% はメジャーアレルゲンの Ole e 1 の糖鎖に対する IgE 抗体をもつが，この糖鎖によってヒスタミン遊離が惹起される．また，スギ花粉メジャーアレルゲンも N 型糖鎖を保持しており，IgE 抗体の結合が提示されている．

e. **イソフラボン還元酵素**：シラカンバ花粉のマイナーアレルゲン Bet v 5 は，多くの植物イソフラボン還元酵素と 80～60% の相同性があり，シラカンバ花粉症の OAS 発症と関連性がある．

10.4 季節性アレルゲン

毎年限られた期間に認められるアレルゲンのことである．花粉やカビ胞子などは接触する季節が限定される．とくに花粉は植物のライフサイクルに関連する．多くの季節性アレルギーは花粉症で，鼻アレルギー，喘息などが発症する．

10.5 通年性アレルゲン

1 日の時間帯や季節によって変動するが，ほぼ 1 年中認められるアレルゲンをいう．

A. ダニ

ダニ（Acarina：mite）は節足動物であるが昆虫ではない．8 本足のクモ形類であり形態はクモに似ている．分類学的には節足動物門，クモ綱，ダニ目で 3 万種以上の分布が知られている．標高 3000 m 以上の高地や砂漠などの極限環境には生息していないが，それ以外の世界各地に生息分布する．

a. **ハウスダスト（室内塵）ダニ**

ⅰ. **ヒョウヒダニの種類**：アレルギー疾患の原因となるハウスダスト（house dust）に生息するダニは，欧州由来のヤケヒョウヒダニ（*Dermatophagoides pteronyssinus*）とアメリカ由来のコナヒョウヒダニ（*Dermatophagoides farinae*）である（図 10.1）．

図 10.1 ハウスダストダニ（室内塵ダニ）〔今井壯一〕

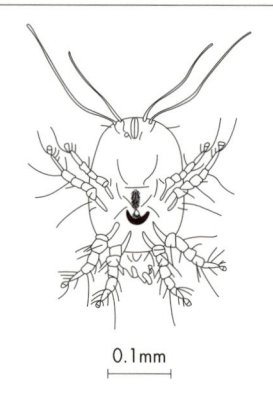

0.1mm

コナヒョウヒダニ
(*Dermatophagoides farinae*)

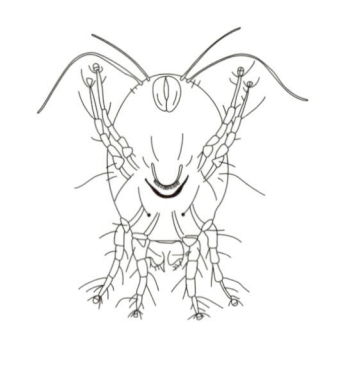

ヤケヒョウヒダニ
(*Dermatophagoides pteronyssinus*)

ii．ヒョウヒダニの生態的地位：多くの家庭で認められ，マットレス，ベッドカバー，カーペット，室内装飾品，クロス類などの塵（ダスト）内に，**腐生生物**として生息する．また牧草や作物種子貯蔵容器にも認められることもある．ダニは年間を通して認められるが，晩夏から秋にかけてもっとも多くなる．大きさは 250～450 μm と小さいため裸眼では見えない．ヒトや動物の表皮角質層のはがれ落ちた，いわゆる垢やカビとともに生息している．

iii．ヒョウヒダニの至適環境：ヒョウヒダニの生育に**最適な環境**は，**相対湿度約 80%，温度約 25℃**である．皮肉なことに空気循環が少ない省エネ家庭に多い．

iv．ダニアレルギー症状：ヒョウヒダニによる鼻アレルギーのおもな症状は，慢性鼻づまり，かゆみ，ほこり暴露時のくしゃみ，気道粘膜の乾燥，皮膚脱落である．これらの主訴は秋から冬に悪化する傾向はあるが，慢性化しているためアレルギーとして途絶えることはない．そして慢性化するような悪化は**気管支喘息**や**皮膚の疥癬**になる危険性をはらんでいる．

v．ヒョウヒダニ由来アレルゲン：これまで単離同定されたヒョウヒダニ由来のアレルゲンは表 10.1 に示した．

① Der p 1/Der f 1：ダニの唾液，尿，糞などの排せつ物中に大量に見出されるダニの消化管内酵素である．分子量 24 kD の比較的小さいタンパク質である．加熱または pH 変動に対して不安定な糖タンパク質である．パパインやカテプシン B と同様に，**システインプロテアーゼ**活性をもつ．プロテアーゼ活性をもつダニアレルゲンは多い．その他，Der p 3/Der f 3 はトリプシン，Der p 6/Der f 6 はキモトリプシン，Der p 9 はコラゲナーゼ様セリンプロテアーゼ，Der p 4 は α-アミラーゼ，Der p 8 はグルタチオン S-トランスフェラーゼなどをもつ．

② Der p 2/Der f 2：メジャーアレルゲンであるが Der p 1 と異なる．またダニ虫体外に排せつされている分泌物と異なり虫体成分に多く存在しているアレルゲンである．分子量は 15 kD とさらに小さく，糖鎖を保持していない

表 10.3　世界各地の寝具中のダニ・アレルゲン量

Der 1 量 (μg/g dust)	例　数 (%)			
	日　本 $n=98$	ベルリン $n=133$	ストックホルム $n=158$	サンパウロ $n=20$
>10	79 (80.6)	50 (37.6)	10 (6.3)	18 (90.0)
2〜10	13 (13.3)	33 (24.8)	3 (1.9)	2 (10.0)
0.4〜2	6 (6.1)	23 (17.3)	7 (4.4)	0 (0)
<0.4	0 (0)	27 (20.3)	138 (87.4)	0 (0)

注）Der 1：ヤケヒョウダニのアレルゲン名称

　　タンパク質で，加熱や pH 変動に対して安定しており，活性が低下しない．しかし，分子内の S–S 結合を還元的に切断すると失活する．
　③ 相同性：ヤケヒョウヒダニとコナヒョウヒダニ由来の 2 種類のアレルゲンのアミノ酸配列は，約 80％の相同性と高い交差性があり，一方に暴露されて感作を受けると他方にも反応する．

b．ダニ汚染度の測定： ハウスダストのダニ汚染度の指標は，**ハウスダスト 1g あたりの Der 1 量**が用いられる．すなわち，Der p 1 と Der f 1 の各モノクローナル抗体を用いる **ELISA**（enzyme–linked immunosorbent assay：酵素免疫測定法）で測定し，各測定値を合計する数値である．この汚染度指数は現在のところ，ハウスダストのダニ汚染度指数の**国際的評価法**として用いられ，表 10.3 のような成績が得られている．このような**汚染度評価**は，ダニの室内環境の汚染の実態を示しており，喘息管理や疥癬などのアレルギー発症予防に役立つ．寝具汚染は Der 1 量が 2 μg/g ダスト以上になるとリスクが増大するので，**Der 1 量＝2 μg/g ダスト**は室内汚染の環境整備，とくにダニのアレルギー対策の数値目標とされる．

c．貯蔵庫ダニ： ハウスダスト以外に穀物や乾草の倉庫を生息場所としている貯蔵庫ダニ（storage mite）がいる．コナダニの**アシブトコナダニ**（Acarus siro）や**ケナガコナダニ**（Tyrophagus putrescentiae），ニクダニの**サヤアシニクダニ**（Lepidoglyphus destructor）や**ネッタイタマニクダニ**（Blomia tropicalis）などが知られている．これらは通年性腐生生物として食品に存在する．ダニの大きさは 75〜550 μm で，繁殖に至適な環境は相対湿度 90％，温度 30℃である．ただし，日本の貯蔵庫ダニに対するヒトの IgE 抗体陽性率や抗体価は，ハウスダストダニ群よりも低値で，発症危険性を否定する見解もある．

B．ゴキブリ

　室内アレルゲンとしてゴキブリ（cockroach）がある．ゴキブリは約 10 種知られている．メジャーアレルゲンにはチャバネゴキブリ（Blattella germanica：German cockroach）の Bla g 1，Bla g 2，ワモンゴキブリ（Peripameta americana：American cockroach）の Per a 1 がある．ダニとの交差反応はないとされる．

C. 動　物

a. ネ　コ：ネコ (*Felis domesticus*：cat) によるアレルゲン感作は動物アレルギーとして知られている．ヨーロッパの全アレルギー患者の 56％以上がネコによるアレルギー感作を受けているという．ネコのメジャーアレルゲン **Fel d 1** は，18種類のネコアレルゲンでも感受性が高いが，通常はネコ上皮，皮膚垢中に存在している．室内では緩慢に浮遊している細かい塵粒子と結合し，空中プランクトンとして検出されることが多い．ネコアレルゲンは家庭にネコがいなくなった後も数年にわたり家庭内に留まる．ネコ個体間にはアレルゲン交差が存在する．飼いネコと野良ネコとの交差反応も存在しており，野良ネコのアレルゲン暴露は短時間で消失する．

b. イ　ヌ：欧州の全アレルギー患者の約 25％程度，すなわち 4 分の 1 はイヌ (*Canis familiaris*：dog) によるアレルギー感作を受けているという．ただし，このアレルギー感作リスクはイヌの種類により異なる．感作リスクはボクサーやシュナウツァーで 25 ～ 30％，ジャーマンシェパードやテリアでは 10 ～ 15％と低い．イヌに由来するメジャーアレルゲンは分子量 23 ～ 25 kD の **Can f 1** で，毛，糞，唾液に存在する．イヌアレルゲンによるアレルギー感作の多くは臨床的に問題となることはほとんどなく，またイヌと他の哺乳動物との交差アレルギーはまれである．

10.6 ハチ毒アレルゲン

A. 昆虫アレルギー

　昆虫アレルギーは，①ハチやカによる刺咬によるもの，②ガ，チョウ，ゴキブリ，ユスリカ，トビケラなどによる吸引または接触で惹起される．吸引や接触は，鼻アレルギー，アレルギー性結膜炎また気管支喘息などを引き起こす．カ刺咬によるアレルギーは重症化の散発例があり，ハチ刺咬によるアレルギーは局所腫脹から全身性アナフィラキシーまでさまざまな症状を示す．

B. ハチアナフィラキシー

　ハチ刺咬による即時型の I 型アレルギーによるアナフィラキシーは世界的に頻発しており，ハチアレルギーによるヒト死亡者数は日本では年間約 40 ～ 50 名，アメリカでは約 40 名，フランスでは約 15 ～ 40 名という．多くの刺咬昆虫はヒト刺咬時に毒液を注入してアレルギー性の皮膚炎を引き起こし，ときには IgE を介した全身反応を生じる．この致命的なアナフィラキシー反応は，おもにスズメバチ (*Vespa*：yellow jacket)，アシナガバチ (*Polistes*：paper wasp)，およびミツバチ (*Apis*：honey bee) によって惹起される．

C. ハチ毒OASアレルギー

ハチやスズメバチ刺咬後に全身性アナフィラキシー反応の一部のアレルギー性粘膜反応としてOAS（**口腔アレルギー症候群**：oral allergy syndrome）が発現することがある．口蓋垂（こうがいすい）や舌が即時腫脹すると同時に，喉頭（こうとう）の浮腫（ふしゅ）は致死的である．

a. ハチ毒素：一般的ハチ毒針には乾燥重量で50〜100μgの毒素が含まれる．スズメバチ毒針は少なく10〜20μgであるが，アレルゲン毒素には生体アミンや酵素活性をもつタンパク質が含まれている（表10.4）．これらの毒素成分のなかで生体組織破壊性酵素であるヒアルロニダーゼ，ホスホリパーゼ，ホスファターゼなどは生体にきわめて重篤な反応をもたらす．

b. 刺咬性ハチアレルゲン：スズメバチのアレルゲンは多種アレルゲンが知られている．メジャーアレルゲンは生体組織破壊性酵素，とくにホスホリパーゼ A_1 を保持しているアレルゲン Dol m 1，Ves m 1 など，またヒアウロニダーゼを保持している Dol m 2，Ves m 2 などである．ミツバチ由来アレルゲン Api m 1 はホスホリパーゼ A_2 を保持している．これらは各アレルゲン乾燥重量中に約12%ホスホリパーゼ，約3%ヒアルロニダーゼ，約50%メチリンペプチドが存在している．スズメバチのアレルゲン間には交差反応があるが，ミツバチアレルゲンとの交差性は発現しない．

D. ハチ刺咬の症状

a. ハチ刺咬：局所反応は患者の約10%，また重篤な全身性アナフィラキシー反応は1〜3%と報告されている．皮膚テスト，毒液特異的 IgE 測定では約25%の感作が報告されている．

表10.4 ハチ毒の種類

	yellow jacket（スズメバチ）	wasp（アシナガバチ）	honey bee（ミツバチ）
アミン	ヒスタミン セロトニン エピネフリン ノルエピネフリン ドパミン	ヒスタミン セロトニン	ヒスタミン ノルエピネフリン ドパミン
酵素	ホスホリパーゼ A_1 ホスホリパーゼ B ヒアルロニダーゼ コリンエステラーゼ ヒスチジン脱炭酸酵素 プロテアーゼ	ホスホリパーゼ A_1 ホスホリパーゼ B ヒアルロニダーゼ	ホスホリパーゼ A_1 ヒアルロニターゼ 酸性ホスファターゼ
低分子 ペプチド	vespulaキニン antigen 5 マストパラン	waspキニン antigen 5 マンダラトキシン マストパラン	メリチン アパミン MCD（マスト細胞脱顆粒）

注）vespulaキニン：スズメバチ由来キニン，waspキニン：アシナガバチ由来キニン，antigen：抗原

b. 症　状：刺咬昆虫による注入毒液は，刺咬部周辺に痛みや灼熱感，かゆみを伴う紅斑性の腫脹を引き起こす．直径 10 cm 以上の刺咬が 24 時間以上持続するような局所反応の増強は局所性アレルギー反応を示している．一方，全身性アナフィラキシー反応は通常 IgE を介して発生し致命的となることも多い．紅斑や全身の蕁麻疹，血管性浮腫の徴候や症状は皮膚にのみ認められる場合のほか心臓・呼吸器・消化器系に及ぶこともあり，最悪の場合にはアナフィラキシーショックとなる．このような反応はほぼ刺されてから 20 分以内に起こる．全身性アナフィラキシー反応の程度は，傷害が認められた器官によって決まる．

E. ハチ刺咬の予防と治療

　予防対策が推奨され，また急性症状の治療は医師によってただちに処置されなければいけない．スズメバチやミツバチなどの忌避予防法の原則は，①香水を使用しない，②屋外で甘い食物や飲み物をとらない，③ゴミ収集箱，腐敗果実，蔬菜類は清潔に処置する，④庭仕事，サイクリング，ツーリング時には長袖や手袋などの防御服を着用するである．しかし，もし不幸にもスズメバチやミツバチに遭遇した際には慎重に徐々に離れることである．

　EU 諸国やアメリカでは，既往歴患者は各自が救急医療キットを常に持ち歩くことが推奨されている．このキットには即時服用する抗ヒスタミン液，ステロイド溶液，エピネフリン吸入剤（または自己注射液）が準備されているという．

復　習

第 10 講のあらまし

- アレルギー反応を惹起する抗原をアレルゲンという．アレルゲンは低分子ペプチドまたはタンパク質で比較的**低分子構造**である．生物活性は**酵素活性**によるものが多く，ペクチン分解酵素，システインプロテアーゼなどである．
- アレルゲンには国際命名法が定められている．由来物質の学名の属名の最初の 3 文字，種名の最初の 1 文字，報告順序番号の順に記載する．
- アレルゲンは，同種生物間交差，異種生物間交差があるが，とくに花粉症と果実・野菜の間にある交差反応 OAS（口腔アレルギー症候群）は重要である．また，花粉症と果実・野菜の交差反応とは別にパンアレルゲンが存在する．パンアレルゲンは生物学的進化の過程で強固に保持されていた交差関係で，PR タンパク質，プロフィリン，CCD，イソフラボン還元酵素が知られている．
- アレルゲンには，季節性アレルゲンとダニ，ゴキブリ，ネコ，イヌ，昆虫による通年性アレルゲンがある．
- ハチ毒はアナフィラキシーを発症するので重要なアレルゲンである．

第11講 花粉症・鼻アレルギー・眼アレルギー

第11講のチェックポイント

- □ 花粉症
- □ 枯草熱（こそうねつ）
- □ 樹木花粉
- □ 鼻粘膜免疫
- □ プロトプラスト
- □ 鼻アレルギー
- □ 花粉アレルゲン
- □ イネ科野草花粉
- □ NALT
- □ 接触性結膜炎
- □ 眼アレルギー
- □ 花粉カレンダー
- □ キク科野草花粉
- □ 鼻ポリープ
- □ 眼瞼浮腫（がんけんふしゅ）
- □ 免疫制御

11.1 花粉症

A. 花粉症の定義

　花粉が原因で起こるアレルギーを花粉症（pollinosis）とよぶ．現在までに花粉症は即時型アレルギー（Ⅰ型アレルギー）によって発症することが判明している．一般的には特定の花粉の開花時期あるいは飛散時期と一致して発症する．症状は水溶性鼻漏（鼻水），鼻閉（鼻づまり），嗅覚障害などの**鼻アレルギー**症状，あるいは眼瘙痒感，結膜充血または流涙などの**眼アレルギー**症状，とくに結膜炎がおもな症状である．しかし大量の花粉飛散時期には鼻や眼に留まらず，咽喉頭の瘙痒感や咽喉頭痛，咳嗽，嗄声などの**咽喉頭症状**や眼瞼周辺瘙痒感，蕁麻疹様発赤腫脹など**皮膚アレルギー**症状も呈することがある．欧米では歴史的経緯から花粉症を枯草熱（hay fever）とよぶこともある．

B. 花粉症アレルゲン

花粉アレルゲン

ⅰ．**種　類**：スギ，ヒノキ，シラカンバなどの樹木（tree），カモガヤ，ホソムギ，ナガハグサなどのイネ科野草（grass），ブタクサ，ヨモギなどのキク科野草（weed）などの花粉（pollen）がおもな花粉アレルゲンとなる．しかし，これら以外のバラやオリーブの花なども花粉症の原因となることが多い．

ⅱ．**種　子**：花粉種子は植物の雄性配偶体で $10〜150\,\mu m$ の大きさの楕円または円形である．年間でほぼ最高 10^8 個の花粉粒子を産生するという．花粉の中身であるプロトプラストは保護鞘や被膜でおおわれている．この被膜はアレルゲンの局在部位とされている．被膜はセルロースに富んだ内膜と強固な外膜から構

成される．外壁表層に存在している特徴的な襞（ひだ）模様から鏡検で花粉識別をする．
ⅲ．花　粉：植物は風媒受粉，虫媒受粉，自家受粉などの受粉を行うが，花粉症の多くは風媒花粉である．花粉は風流に乗って何キロメートルも運ばれ，また風媒花は軽量の花粉を多数産生して受粉を行う．
ⅳ．起因花粉：花粉アレルギーの起因花粉となるためには，①抗原性をもつ花粉であること，②大量に産生される花粉であること，③軽量で遠方まで飛散する花粉，多くは風媒花粉であること，④原則的に風媒花粉であること，⑤植生分布が広範で生育密度が高いことなどである．なお，虫媒花粉のイチゴハウス栽培や人工授粉のリンゴ栽培でも職業性花粉症が多い．

C. 花粉の飛散

a. 花粉カレンダー：花粉飛散時期は各地の地理的・気候的な要因，または植物種によって異なる．地域の花粉飛散予測は市販の花粉カレンダーで特定可能である．表11.1は日本各地のおもな花粉症起因植物の開花時期を提示したカレンダーで，花粉アレルゲンの飛散は花粉症発症とほぼ一致する．
ⅰ．**樹木の花粉飛散期：**スギ，ヒノキ，マツ，カバノキ，ブナ，ニレなどが**早春から初夏**（2月から6月）に飛散する．
ⅱ．**イネ科野草の花粉飛散期：**イネ科野草のホソムギ（ペレニアルライグラス），カモガヤ（オーチャードグラス），オオアワガエリ（チモシー），ナガハグサ（ケンタッキーブルーグラス）など牧草からの帰化植物が**春から初冬**（4月から11月）に飛散する．
ⅲ．**キク科野草の花粉飛散期：**キク科野草のブタクサ，オオブタクサ，ヨモギ，またクワ科雑草のカナムグラ，イラクサなどが**夏から初冬**（8月から11月）に飛散する．なお，ヨーロッパ中部の樹木花粉の飛散は2月から6月で，この後，4月から8月がイネ科野草と種子の花粉，5月から10月がキク科野草の花粉飛散時期である．カビ胞子や細菌芽胞は8月から10月に飛散することが多い．
b. 花粉の日中飛散時間帯：花粉は風によって飛散するために植物から何キロも離れた場所で認められる．花粉の濃度，時間帯や天気，季節によって異なる．図11.1には花粉の**飛散時間帯**とヒトへの感作の例を示してある．早朝，日の出とともに花粉は風とともに飛散を開始する．やがて気温が上昇して風速が速くなる日中には花粉は上昇して風に舞っている．夕刻に日が沈み気温が低下して風がやむと花粉は生活圏内に落下してくる．そして人々は花粉に感作され症状を呈するようになる．

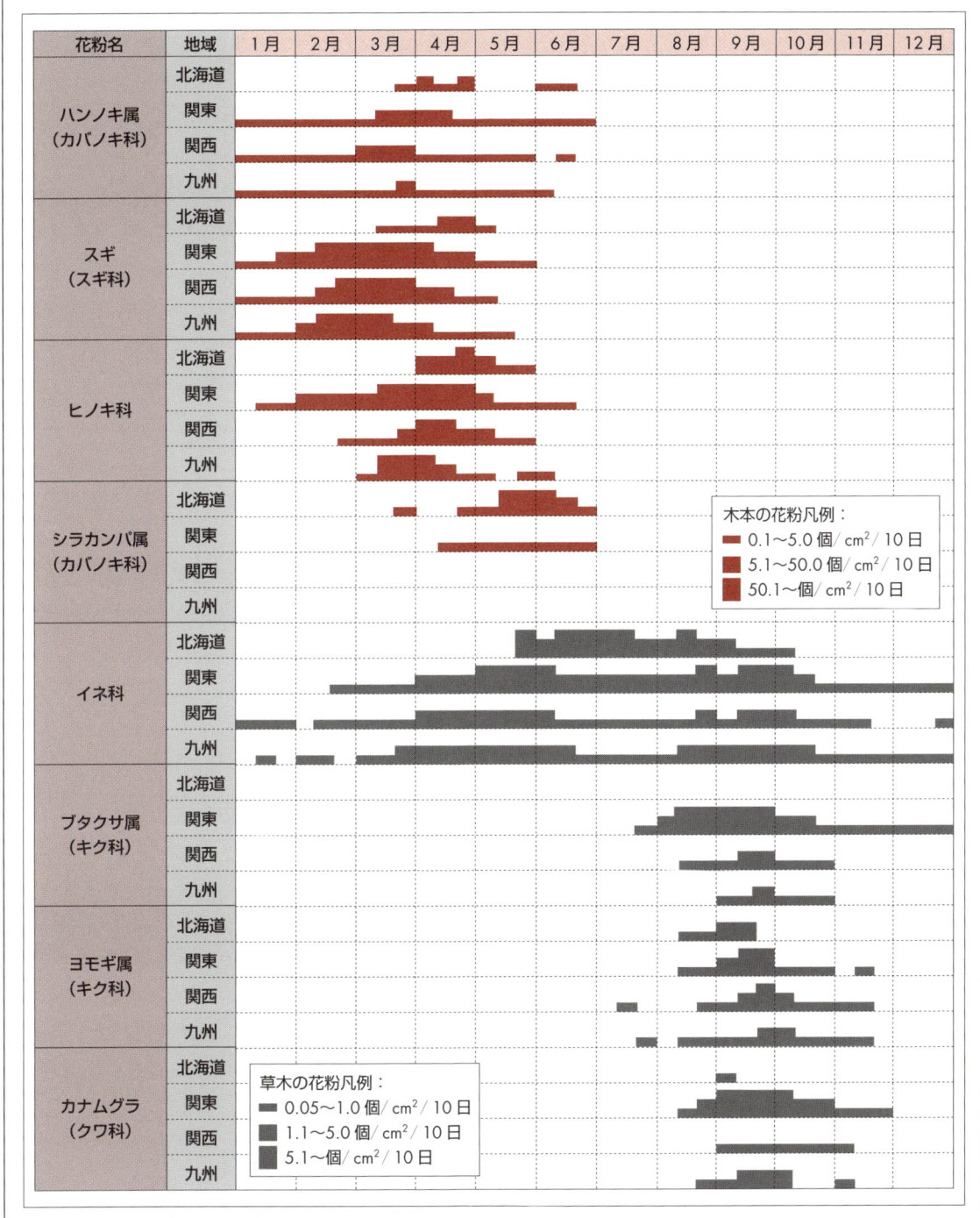

表11.1　日本の花粉カレンダー

図は札幌市，相模原市，福岡市における日本の重要抗原花粉の飛散期間を示した．秋のわずかなスギ花粉も抗原として無視できなくなった．しかし，秋に飛散するイネ科花粉は起因抗原としての意義は低い（厚生省花粉症研究班　日本列島空中花粉調査データ集（2000年），および1998年7月から2004年までの各地のデータを追加して18年間の重力法による結果を平均したもの．北海道は札幌市わがつまクリニック1994年から1996年調査）．スギ花粉症に関しては，現在リアルタイムモニターやバーカード型の体積法によるスギ花粉調査のほか，Cry j1（スギ花粉メジャーアレルゲン）抗原量測定など新手の調査方法が出現している．

図 11.1 花粉の飛散期間帯とヒトへの感作

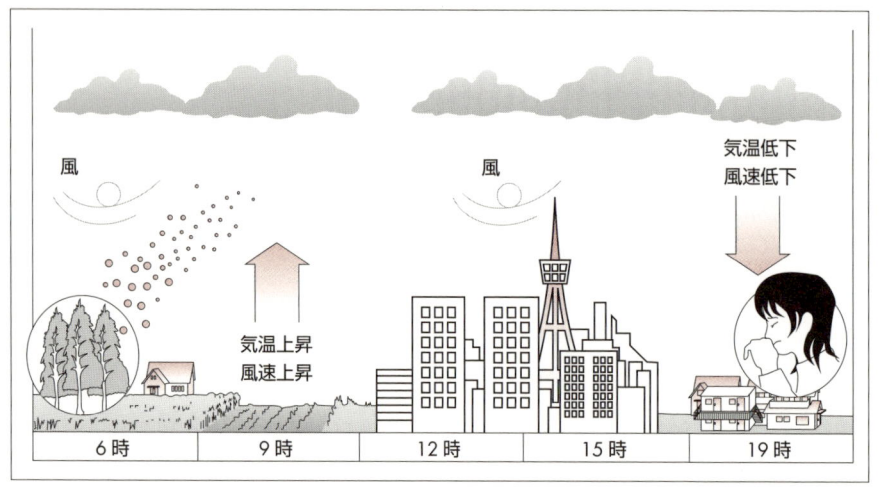

D. おもな樹木花粉の種類

おもな花粉症となる樹木花粉（tree pollen）の多くは風媒受粉で，大部分の木が早春から初夏にかけて開花するために早咲きから中間咲きの樹木に分類される．樹木花粉の交差反応は多く，数種類の樹木の花粉に反応する場合も多い．

a．ス　ギ：（*Cryptomeria japonica*：Japanese cedar：杉）

日本で最大の花粉症原因の樹木で，国民病ともいわれるスギ花粉症を引き起こす．1945 年から 1950 年代に造林政策で大量植林した経緯が，現在のスギ花粉症増加の遠因とされている．

日本特産の裸子植物で，スギ科スギ属の 1 科 1 属 1 種である．スギは常緑針葉樹でほぼ 50 m の直立樹木である．褐色樹皮は繊維質で強靭，葉は針状で小枝に集まる．雌雄同株，黄褐色雄花は米粒大で枝端に群生する．雌花は黄褐色球果で鱗片間に種子を産生する．雄花芽の分化期は 6 月から 9 月で 11 月上旬頃には花粉が成熟する．雌花芽は遅れて分化形成される．開花期は気候や地域などで差異はあるが，2 月上旬から花粉飛散がはじまり 6 月頃に最盛期となる．花粉は直径約 30 μm の球状で，外膜表層に散在するユービシュ（ubisch body）顆粒が散在しアレルゲン局在部位となる．

ⅰ．花粉アレルゲン：図 11.2 に花粉アレルゲンとなる植物を示す．

スギの表層部分にはメジャーアレルゲン **Cry j 1** がある．ペクチン分解酵素を保持し，糖タンパク質で糖含量 6.3%，分子量 41 〜 45 kD である．スギ花粉 1 g あたりの収量は 300 〜 500 μg である．もうひとつのメジャーアレルゲンは **Cry j 2** で，酵素タンパク質ポリガラクツロナーゼ（polygalacturonase）である．分子量 45 kD でスギ花粉 1 g あたりの収量は 14 〜 140 μg である．いずれもスギ花粉から弱アルカリ溶液によって溶出可能である．特異的 IgE 抗体産生の免疫特異活性を保持する精製アレルゲンが分離されている．

おもな樹木

スギ　　ヒノキ　　シラカンバ　　ハシバミ

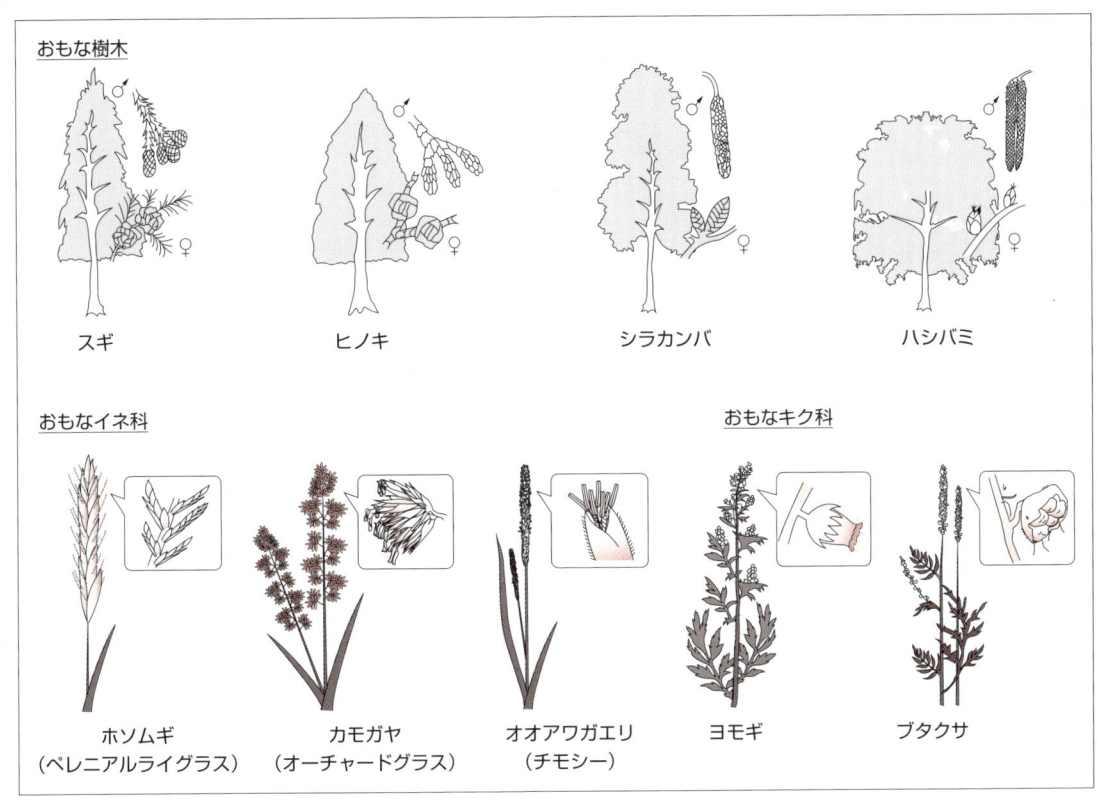

おもなイネ科　　　　　　　　　　　　　　　おもなキク科

ホソムギ　　カモガヤ　　オオアワガエリ　　ヨモギ　　ブタクサ
（ペレニアルライグラス）（オーチャードグラス）（チモシー）

図11.2　花粉症起因性のおもな植物

ⅱ．**花粉症の病態**：スギ花粉症は典型的なⅠ型アレルギー性疾患でスギ花粉アレルゲン特有のIgE産生にはじまる．病態は，①感作の成立，②Ⅰ型アレルギー反応の病状，③アレルゲン暴露による持続性炎症の各ステージを経過する．

b．ヒノキ（*Chamaecyparis obtuse*：Japanese cypress：檜）

　ヒノキはヒノキ科ヒノキ属で，イトスギ，クロベ，ビャクシン，コノテガシワ，ショウナンボク，アスナロなどがある．ヒノキは日本に自生しており，スギと同様の主要造林樹種で，スギ花粉と同じく大量の花粉が飛散する．常緑樹で樹皮は赤褐色，小鱗片状の葉が枝に密生し雌雄同株である．春季に小花が枝上に開花して球果ができる．花粉は球状で30〜45 μmである．花粉管口は単口であるがスギのような花粉粒子の突出部（パピラ：papilla）は存在しない．開花期は3月から5月で最盛期は4月である．

ⅰ．**花粉アレルゲン**：ヒノキの花粉アレルゲンは，375個のアミノ酸の糖タンパク質で多糖体分解酵素（多糖リアーゼファミリー1）をもつ**Cha o 1**，分子量45 kDの**Cha o 2**（ポリガラクツロナーゼ）である．スギ花粉**Cry j 1**と約80％の高い相同性をもち，スギ花粉アレルギーと類似の症状を呈する．

ⅱ．**交差反応**：スギ花粉症患者はヒノキ花粉アレルゲンにも陽性反応を示すことが多い．北米ではヒノキ科クロベ属ヒマラヤスギ，南欧ではヒノキ科イトスギ属が一般的なアレルゲンで多くのアレルギーを発症する．

c. シラカンバ（*Betula platyphylla* var. *japonica*：Japanese white birch：白樺）

シラカンバはカバノキ科カバノキ属に属している．日本の北海道・東北・軽井沢などの高地に多く，また北欧・北米などの亜寒帯に分布する．シラカンバは落葉林や混交林，荒地で成長し，また市街地の街路樹や緑化植栽に用いられる．4月に開花し，雄花の配列は尾状に垂下する尾状花序をもつ．3か所の花粉管口から 26 μm 内外の花粉を排出する．花粉は 15〜30 μm で風媒受粉する．開花期は 4 月から 5 月で，5 月が花粉飛散の最盛期となる．

ⅰ．花粉アレルゲン：シラカンバの花粉は，分子量 17 kD のメジャーアレルゲン Bet v 1 には PR タンパク質，分子量 15 kD のマイナーアレルゲン Bet v 2 にはプロフィリンなどの 6 つのアレルゲンが含まれる．

ⅱ．カバノキ科花粉症：シラカンバは，ハンノキ，ヤシャブシ，ブナ，オーク，ハシバミなどのカバノキ科との交差アレルギーが多い．これらを総称して**カバノキ科花粉症**という．また，リンゴ・ナシ・モモ・サクランボ・キウイなどの果実，ヘーゼルナッツ，クルミなどの食物との交差反応があり OAS も発症する．

d. その他の樹木花粉：風媒受粉により花粉症を引き起こす樹木には，ハシバミ，オーク，トネリコ，ポプラ，ニレなどがある．また風媒受粉であるが花粉症になりがたい樹木に，シナノキ，ヤナギ，クリなどが知られている．なお，地中海沿岸のギリシャ，イタリア，スペインなどでは**オリーブ**（*Olea europea*：olive）の花粉症が多い．オリーブの花粉アレルゲンは，分子量 15 kD の Ole e 2（プロフィリン-1），分子量 16 kD の Ole e 5（スーパーオキシドジスムターゼ），分子量 21 kD の Ole e 8（二価カルシウムイオン結合型タンパク質），また分子量 46 kD の Ole e 9（β-1,3-グルカナーゼ）と多彩である．

E. イネ科野草花粉 (grasses pollen)

イネ科植物は牧草として明治初期に輸入され，現在でも牧草地で栽培されている．また帰化植物として路傍に繁茂し，普遍的な花粉症として国際的に知られている．5 月から 6 月に開花してアレルギー症状を呈するので**初夏型イネ科花粉症**ともよばれる．イネ科野草花粉のアレルゲン間には高頻度な交差反応がある．

a. カモガヤ（*Dactylis glomerata*：ochard grass，cockfoot）

牧草和名は**オーチャードグラス**，多年草である．ヨーロッパ，北アフリカ，温帯アジアでは自生しているが，北米には約 200 年前に移植栽培された．日本には明治初年にアメリカから牧草として輸入栽培され，人工草地の重要な牧草として栽培されている．出穂の草丈は約 1 m，小穂が球状集団になり，全体がニワトリの足形にみえるので cookfoot ともよばれている．花粉は直径 20〜45 μm で 1 個の口蓋の花粉管口をもち，5 月から 6 月に花粉飛散の最盛期となる．

花粉アレルゲン：カモガヤの花粉アレルゲンは，分子量 32 kD の Dac g 1（エクスパンシン），分子量 11 kD の Dac g 2，分子量 25/28 kD の Dac g 5 である．

b. ホソムギ（*Lolium perenne*：rye grass）

牧草和名は**ペレニアルライグラス**である．原産地は南欧，北アフリカおよび西南アジア原産で，17世紀にイギリスに導入され，日本には明治初年から広く放牧地や河川敷また堤防植生に繁茂している．穂1本から5百万個以上の花粉種子を産生して何キロも飛散する．花粉濃度の最盛期は5月と6月で，日中の時間帯と天気がアレルギー発症の重要な要因となる．花粉の大きさは50〜65 μmで他の牧草間とも相互に交差反応をする．

花粉アレルゲン：ホソムギの花粉アレルゲンは，分子量27 kDの **Lol p 1**（エクスパシン），分子量16 kDの **Lol p 11**（トリプシンインヒビター）である．

c. オオアワガエリ（*Phleum pratense*：timothy）

ヨーロッパ，シベリアに分布自生する牧草である．栽培化につとめたアメリカ人チモシー（Timothy Hanson）にちなんで**チモシー**ともよぶ．多年草で，草丈1.5 m程度の採草牧草として利用される．特徴的な円筒型の穂状花序で，茎の基幹部節間が肥大し球茎になる．典型的な長日植物で出穂は遅い．

花粉アレルゲン：オオアワガエリの花粉アレルゲン **Phl p 11** は分子量20 kDでトリプシンインヒビター活性を，**Phl p 13** は分子量55 kDでポリガラクツロナーゼ活性をもつ．

d. その他のイネ科草本：イネ科草本で花粉症起因植物はケンタッキーブルーグラス，ウシノケグサなどがある．これらの花粉はアレルゲン性が高く相互交差する．また，大麦，オート麦，トウモロコシ，小麦なども花粉症の原因となる．

F. キク科野草花粉 (weeds pollen)

キク科野草（weed）は自然発生的な繁茂をして花粉被害を与えているが，アレルゲン性は高くない．晩夏から初秋に開花することが多く，花粉の大きさは15〜40 μmで風媒受粉を行う．

a. ブタクサ（*Ambrosia artemisifolia*：ragweed, hogweed：豚草）

北米原産の帰化植物ブタクサは，明治初年に渡来して日本各地で野生化した一年草である．アメリカの花粉症起因植物の最多はブタクサである．しかしヨーロッパでは花粉症アレルゲンとしては普遍的ではない．春季に発芽して1 m程度に成長して多数の小枝を分割する．開花期は長く8月から11月で花粉飛散の最盛期は9月である．

花粉アレルゲン：ブタクサの花粉アレルゲンは，分子量38 kDの **Amb a 1**（ペクチン酸リアーゼ），分子量14 kDの **Amb a 8**（プロフィリン），また分子量18 kDの **Amb a 10**（ポルカルシン）などがある．

b. ヨモギ（*Artemisia princepa* Pampan.：mugwort：蓬）

キク科多年草で日本各地の山野や路傍に自生している．6月から10月頃に風媒受粉をして頭状花序を穂状に多数つける．ヨモギ花粉は25〜28 μmで3個の花粉管口がある．若葉は食用にまた民間療法薬草として用いられ，別名 餅草（もちぐさ）

ともよばれ，また葉裏面綿毛はお灸もぐさに用いられる．世界的にも花粉症アレルゲンとして普遍的である．空中受粉して6月から9月に開花する．他の雑草に加え，根用セロリやカレーなどの食品との交差アレルギーがある．

花粉アレルゲン：ヨモギの花粉アレルゲンは，分子量12 kDの **Art v 3**（脂質転移酵素），分子量10 kDの **Art v 5**（ポルカルシン），分子量44 kDの **Art v 6**（ペクチン酸リアーゼ）で，ブタクサアレルゲン Amb a 1 と相同性がある．

G. その他

世界的に花粉症発症の起因植物には大きな差異がある．樹木類では，コナラ，クリ，イチョウ，クルミ，ケヤキ，ヤマモモ，クロマツ，アカマツ，ヤナギ，ツバキ，キョウチクトウ，ミカン，オリーブなど，草木類では，タンポポ，ハルジオン，キク，オオバコ，スゲ，ヒメスイバなどがある．また，**職業性花粉症**では，テンサイ，除虫菊，コスモス，ナデシコ，グロリオサ，ウイキョウ，ピーマン，ブドウなど，とくにハウス栽培ではイチゴ，人工授粉や摘花作業のバラ，モモ，リンゴ，ナシ，ウメ，サクラ，サクランボなどの花粉症が知られている．

11.2 鼻アレルギー

A. 鼻アレルギーの概説

鼻アレルギーは，発作反復性のくしゃみ，水溶性鼻漏（鼻水），鼻閉（鼻づまり）を三主徴とする鼻粘膜のⅠ型アレルギー疾患である．アレルギー性鼻炎ともよばれた本症は，鼻腔のみならず副鼻腔の炎症をも含めて処置するという意味もあることから，2002年に鼻アレルギーと改称した（参考文献23）．日本の鼻アレルギー有病者は，1994年には1800万〜2300万人が存在している．EU諸国では10〜25歳人口の約15〜20%が鼻アレルギーに罹患しているという．

B. 鼻の免疫システム

a. 鼻粘膜：さまざまな特徴をもって独特な役割を演じている．鼻部粘膜は免疫誘導およびエフェクターが機能している．咽頭部分のリンパ組織が免疫を誘導する．外来アレルゲンのとり込み，抗原処理，そしてT細胞への抗原提示を担当する．一方，粘液がエフェクター機能を果たしている．

b. 鼻粘膜免疫

ⅰ．**第一次防御壁**：鼻粘膜は吸入したアレルゲンに対する第一次防御壁で，非特異的な防御機構をもっている．鼻粘膜ではムチンを生成し，また粘液線毛器官が異物を捕獲して排出する．鼻分泌物に存在しているラクトフェリン，ペルオキシダーゼ，インターフェロン，リソザイムなどの抗菌作用が発現する．また顆粒球やマクロファージよる防御機構も作動する．

ⅱ．**獲得免疫作用**：キラーT(Tc)細胞の作用やB細胞からの抗体産生も行われる．形質細胞からの**分泌型免疫グロブリンA（sIgA）**の分泌によって可溶性アレルゲンや感染微生物に対する感染防御が行われる．粘膜表層には粘膜局在性の免疫グロブリンとしてIgA二量体が存在しており，上皮細胞レセプターによって選択的に輸送される．外来の抗原が粘膜に侵襲する前に表層免疫グロブリンが破壊する．さらに粘膜細胞を通過したアレルゲンは，IgG，IgA，およびTc細胞によって炎症反応を誘発せずに中和される．

ⅲ．**免疫制御**：侵入アレルゲンがさまざまな生体防御また免疫排除機構をくぐり抜けてマクロファージまたは上皮細胞にとり込まれると，アレルゲンはT細胞へと提示され免疫制御（immunoregulation）をはじめる．CD8 T細胞の急速な活性化である．典型的な炎症徴候をみせない感染性物質を迅速かつ効率的に制御する．これが失敗するとT細胞は接着分子，顆粒細胞の獲得，活性化を促す典型的な炎症プロセスを開始する．

c. **NALT**：**NALT**（鼻腔関連リンパ組織：nose-associated lymphoid tissue）は上部呼吸器粘膜組織である（第2講参照）．

ⅰ．**アレルゲンとり込み**：アレルゲンをとり込み，T細胞とB細胞を活性化させる．抗原に感作されたT細胞やB細胞もNALTに存在する．初回接触によってアレルゲンが扁桃組織中で処理されてT細胞やB細胞に提示される．アレルゲンに感作されたキラーT（Tc）細胞は成熟して誘導され，B細胞は形質細胞に成熟してIgE抗体またはIgA抗体を産生する．次回接触が起こった際には即時的な免疫応答が開始される．

ⅱ．**NALT B細胞**：NALTでの**ナイーブB細胞**はサイトカインや活性化T細胞によって刺激され活性化される．ナイーブB細胞は成熟メモリーB細胞へと発達するかまたは血管系を経由して活性化したエフェクター細胞として生体防御を発現する分泌粘膜へと移動する．毛細血管から鼻粘膜への通過路は，内皮細胞上やB細胞上に発現する接着分子によって指令を受ける．またケモカインの関与も加わる．鼻粘膜内では化学物質に伴走されて炎症部位へとたどり着く．

C. 鼻アレルギーの臨床的特徴

a. **鼻アレルギー**：季節性と通年性の2つの基本タイプに分類される．

ⅰ．**季節性鼻アレルギー**：いわゆる**花粉症**で，花粉が空気飛散する期間に限定して発現する．くしゃみ，目や鼻のかゆみ，鼻水が主症状である．かゆみやくしゃみは感覚神経の**ヒスタミンレセプター**刺激が引きがねとなる．鼻水は血管透過性増強やコリン起因性分泌亢進により引き起こされる．さらにマスト細胞や好塩基球の**脱顆粒**によるヒスタミン，ロイコトリエン，ブラジキニンなどのメディエーターの放出が誘導される．鼻腔静脈の血管拡張による粘膜腫脹が生じ，鼻呼吸に障害が出る．

ⅱ．**通年性鼻アレルギー**：年間を通してハウスダスト，ダニ，動物の被毛，カビなどの原因物質によって発現する．製パン業，化粧品製造販売などの職業性感作も鼻アレルギーの原因となる．医療用手袋の原料ラテックスによるアレルギーは医療従事者で頻出する．典型的症状は鼻呼吸の障害である鼻閉塞，鼻粘膜乾燥，嗅覚減退などである．これらは鼻粘膜の組織か好酸球から遊離した細胞毒性物質によって誘発される．

ⅲ．**関連疾患**：鼻アレルギーの合併症は急性・慢性副鼻腔炎である．鼻腔粘膜は直接的なアレルゲン接触なしに反射的なアレルギー反応に感化される．鼻咽頭の腫脹によって閉塞し，さらに中耳閉塞や微生物感染も併発する．鼻呼吸が障害されると口呼吸をする場合がある．鼻腔フィルター機能が迂回されると，口腔，咽頭，喉頭粘膜が炎症を起こして，乾燥，嗄声，嚥下障害など感染発症リスクが増大する．気管支過敏症や気管支喘息などは長期アレルギー患者の約25％に認められる．そして花粉症や交差反応による花粉症関連の食物アレルギーをも引き起こし，まれに蕁麻疹，アトピー性皮膚炎，消化器症状をも引き起こすことがある．

b．鼻ポリープ：日本人の100人に1人は鼻ポリープであるという．ポリープは粘膜の炎症性腫瘍で，鼻腔中心部および上顎・篩骨・前頭部位がもっとも多い．

ⅰ．**病因**：遺伝的素因とともに慢性鼻炎や副鼻腔炎などに関連した粘膜の長期刺激がおもな病因である．鼻ポリープは鼻アレルギーやアスピリンによるアレルギー様疾患とも関連する．またレトロウイルスなどによる慢性的なウイルス感染症や細菌感染症などは長期的な慢性アレルギー反応を誘発する．常在している日和見微生物叢もまた鼻中隔彎曲や鼻甲介過形成などの呼吸運動阻害を引き起こし，リンパ系や神経系などの病状劣化でも病状は進行する．

ⅱ．**病理学的機作**：鼻ポリープは多因な病因のみならず広範な臨床所見も特徴である．細胞レベルで重要な要因には，細胞毒性顆粒が粘膜を損傷する好酸球の存在がある．鼻ポリープ患者の約90％がIL-3（インターロイキン-3）やGM-CSF（顆粒球マクロファージコロニー刺激因子）が上昇する組織好酸球増多症を呈する．サイトカインはTh2細胞から分泌されエオタキシンの産生を誘導する．IL-5とエオタキシンの複合は好酸球の活性化および獲得における主要なメディエーターとされている．

ⅲ．**鼻ポリープの臨床的特徴**：鼻ポリープによる症状には，鼻呼吸障害，嗅覚減退，無嗅覚，鼻腔頭痛，いびき，鼻発声，慢性的な鼻漏がある．慢性症状では副鼻腔気管支症候群の関連が考えられる．

D．咽喉頭のアレルギー性疾患

a．概要：口腔・咽頭・喉頭のアレルギー性疾患は，IgEを介した花粉症関連食物アレルギーのⅠ型アレルギー反応，接触性口内炎，歯科材料に対するアレルギーのⅣ型アレルギー反応である．口唇炎または軽度舌炎か，また重篤な口腔炎，喉頭浮腫，吸気性ぜん鳴を呈する．

b. 臨床的特徴：舌や口唇の症状は多様で，口腔，咽頭，喉頭粘膜の慢性炎症や嗄声，急性呼吸不全などを発症する．

11.3 眼アレルギー

アレルギー性眼疾患

　人口の約5〜10%が眼アレルギーに罹患している．その臨床徴候・症状はおおむね軽度である．ヒスタミンは**アレルギー性結膜炎**の重要なメディエーターでロイコトリエンなどは補助的役割のみとされている．眼アレルギーが起こると涙液中の**IgE値**は上昇する．またアトピー性角結膜炎，春季結膜炎，接触性結膜炎では，**CD4 T細胞**数が増加する**Ⅳ型アレルギー**関与がある．

a. 眼瞼アレルギー：皮下結合組織が薄い眼瞼は腫脹を起こしやすい．結膜はアレルギー性刺激に反応して紅斑となり結膜が血管拡張する．結膜結合組織の浮腫は結膜浮腫（結膜水腫）とよばれる．

b. 眼瞼浮腫：アレルギー性結膜炎のあらゆる症例で腫脹と紅斑がみられ，アレルギー性鼻結膜炎，接触性結膜炎などが発症する．血管性浮腫などの全身性アナフィラキシーでは眼瞼腫脹も認められるがかゆみはない．

c. 眼瞼炎：結膜は正常であるが角膜潰瘍がみられると二次細菌感染がある．予後は慢性傾向がある．病因には外因性刺激物，難治性異常，睫毛小胞の細菌感染，**睫毛小胞のダニ**（*Demodex folliculorum*）寄生がある．

d. アレルギー性結膜炎：アレルゲン接触後，眼粘膜は腫脹して分泌物が被覆する．主訴は瘙痒感と異物感である．粘膜腫脹，くしゃみが多い．眼瞼浮腫，拡張した軽度の結膜浮腫が認められる．花粉起因性では春季あるいは晩夏から秋季に発症する．慢性症状は軽度症例が多いが，定期的な発赤発現が続く．また冬季や屋内で症状の悪化がみられ，アレルゲンはダニ，カビ，動物の被毛などである．

e. アトピー性角結膜炎：慢性の軽度乳頭角結膜炎は，アトピー性皮膚炎患者の約25%にみられる．幼児期に初発である場合が多く，**30〜50歳**がピークとなる．臨床徴候・症状はのちに寛解傾向を示すが，後遺症が残る．臨床経過は，季節性または慢性である．眼瞼皮膚炎および眼瞼炎（眼瞼縁の炎症）が典型的な所見である．結膜は通常，青白い厚いが発赤が起こると赤く腫脹する．眼板結膜には無数の微小乳頭がある．炎症が慢性化すると結膜瘢痕，眼球癒着（眼板と球結膜）を引き起こす．角膜変化には斑状角膜炎，新生血管形成，潰瘍瘢痕がある．T細胞機能が阻害されるとブドウ球菌眼瞼炎およびヘルペス角膜炎を発症する場合がある．

f. 接触性結膜炎：眼瞼，結膜，角膜の各眼瞼部位でみられる．アレルゲンとの接触刺激または毒性物質との接触が引きがねとなる．接触性アレルギーは，**コンタクトレンズ洗浄液**やスタビライザー液あるいは点眼薬の長期使用で誘発され，

とくに**防腐剤**がアレルゲンとなる．アレルギーの症状は暴露48〜72時間後に発現する傾向があるが，これはIV型アレルギー反応である．直接的な化学物質過敏症のアレルギー様反応では，アレルギー反応よりも高い頻度で症状は数時間後に現れる．眼窩周囲には紅斑，水疱，浮腫，かさぶた，皸裂，苔癬化，乾燥肌などを伴う慢性症状が出現する．結膜には小胞，乳頭，結膜水腫，水溶性またはムコイド分泌物が認められる．

復 習

第11講のあらまし

- 花粉が原因で起こる**I型アレルギー（即時型アレルギー）**を**花粉症**という．一般的には花粉の飛散する季節に頻発する**鼻アレルギー**，**眼アレルギー**を主徴とするが，大量の花粉に暴露されると咽喉アレルギーや**皮膚アレルギー**などの症状も呈することがある．
- 鼻アレルギーは**鼻腔**，**副鼻腔**の炎症を引き起こすが，これには鼻粘膜が関係する．
- 眼アレルギーは**眼瞼アレルギー**，結膜炎を主徴とする．

第12講 アトピー・アレルギー性皮膚炎・蕁麻疹

第12講のチェックポイント

- □ アトピー性皮膚炎
- □ ドライスキン
- □ 臍帯血
- □ ランゲルハンス細胞
- □ TLR
- □ アトピーの病型
- □ 鳥肌様皮膚
- □ ケラチノサイト
- □ デスモゾーム
- □ カドヘリン
- □ β-デフェンシン
- □ 組織リモデリング
- □ SALT
- □ 間質細胞
- □ E-セレクチン
- □ アトピー発症機作

12.1 アトピー性皮膚炎

A. アトピーの定義

アトピー性皮膚炎は，遺伝的な体質素因に環境要因が絡みあって発症する慢性の湿疹である．IgE を産生しやすい遺伝的な体質素因と皮膚の乾燥による皮膚過敏性を呈するドライスキン（乾燥肌）体質素因の 2 つの重要な症因をもつ．

アトピー性皮膚炎（atopic dermatitis）のアトピーは，**増悪**と**寛解**をくり返す瘙痒のある湿疹を主病変にもち，IgE 抗体を産生しやすい遺伝的体質とされている．

＊ 1923 年，コカとコーケ（Coca & Cooke）は，家族歴や遺伝的素因の影響を強く受ける体質者のアレルギー性疾患をギリシャ語の atopos（out of place ＝見慣れない），異常で奇妙なアレルギー性疾患と命名をした．

a. アトピー体質素因： アトピーには，①アトピー性疾患の家族歴がある，②気管支喘息，鼻アレルギー，結膜炎，花粉症などのいずれかまたは複数の既往歴がある，③ IgE 抗体を産生しやすいという特徴がある．図 12.1 の宮地（参考文献 25）によるアトピー性皮膚炎の発症機作図で理解されるように，アトピー素因には**遺伝的素因**と**環境要因**が深くかかわりをもっている．

b. アトピー性状： ダニや花粉などの環境アレルゲンに対してアレルギー反応を起こしやすい資質をもつ傾向は遺伝する．毛孔一致性丘疹とよばれる**鳥肌様皮膚**（atopic dry skin）をもつ家族内では，アトピー性皮膚炎の潜在的可能性がある．アトピー性皮膚炎は，IgE 抗体値の上昇が顕著で，アレルギー性疾患を周期的に再発する傾向が多く，環境や生活習慣の影響を受ける．

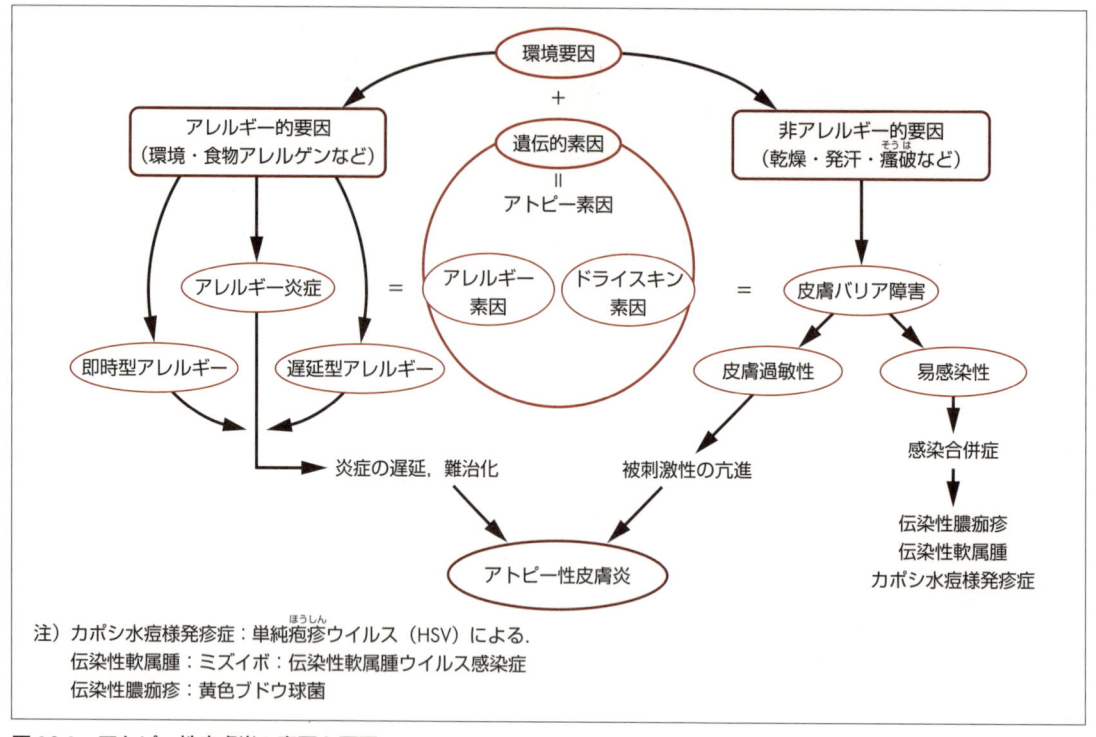

図 12.1　アトピー性皮膚炎の素因と要因

B. アトピーの病型

日本のアトピー性皮膚炎は年齢によって異なる病型を示す（図 12.2）.

a. 乳幼児期アトピー（第1期）：生後 2 か月から 2 ～ 4 歳頃はアトピー性皮膚炎の発症期間である．生後 2 か月を過ぎて発症するアトピー性皮膚炎は急性，滲出性で，顔面の湿疹反応が初発する．やがて，頭皮，頸部や胸部などの体躯，屈曲部位に拡大する．発症部位は瘙痒があり，しばしば黄色ブドウ球菌の二次感染に見舞われる．

日本の 3 歳児の有症率は 13.2％と高く，初発アトピーの徴候には特効的な治癒法はない．乳幼児にとって快適な環境で合併症を防ぐことが最適の治療法である．乳幼児期のアトピー性皮膚炎は，通常 2 ～ 4 歳の間に著明に改善し，小児期で大部分が完全に消失する．ただし，数年後の学童期または思春期になるとアトピー性皮膚炎は再発する場合がある．

b. 学童期・思春期アトピー（第2期）：3 ～ 4 歳から 10 ～ 12 歳頃の発症期間である．この時期の皮膚炎は，より慢性かつ苔癬化して，うなじや屈曲部に多くみられる．また小児は鱗屑を生じる乾燥肌を有して，ウール衣類の着衣時などの軽い刺激にも反応して皮膚炎を発症する．若年層の約 1 ～ 3％が罹患しているアトピー性皮膚炎は，青年期に寛解[†]する傾向がある．ただし少数は長期化して広範な皮膚炎へと増悪するが，生涯を通して刺激性の慢性皮膚炎に悩まされる．職

図12.2 アトピーの病型

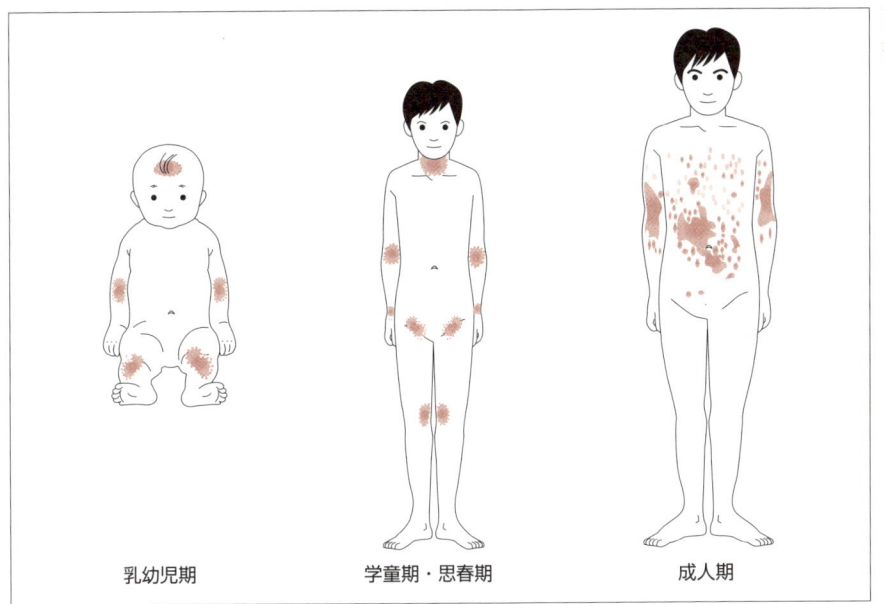

乳幼児期　　　学童期・思春期　　　成人期

業選択の際には，化粧業，調理業，または湿度や刺激物などに高頻度で暴露する職業に就業することには注意が必要である．

† 寛解：疾病そのものは完全に治癒していないが，症状が軽減また消失すること．

c. 成人期アトピー（第3期）： 30歳前後から60歳頃までの発症期間である．成人は広範性の皮膚炎と限局性の角質増殖性小胞および痒疹を伴う強い瘙痒が生じる．眼瞼・手掌・うなじに現れる軽度の症状が成人における唯一の傷痕である．敏感肌はウールに不耐性で黄色ブドウ球菌感染の機会が多くなる．この成人期のアトピー性皮膚炎は難治である症例が非常に多い．

C. アトピー発症機作

図12.3に宮地（参考文献25）による細胞レベルのアトピー性皮膚炎の発症機作を示した．即時型アレルギー（Ⅰ型アレルギー）および遅延型アレルギー（Ⅳ型アレルギー）が複合的に介在するとされている．IgE抗体産生機構は，他のアレルギー疾患と同様にTh1/Th2細胞の不平衡をきたす遺伝的な要因に左右される．本症はIgE抗体が結合したランゲルハンス細胞が抗原提示を発現して，Th2細胞がアレルギー性炎症を惹起する．ただし炎症時期によりTh1細胞も出現する．皮膚局所で **CLA**（皮膚リンパ球抗原：cutaneous lymphocyte–associated antigen）の発現したT細胞は，皮膚血管内皮細胞に存在する **E-セレクチン**（接着分子）と結合して表皮に浸潤する．表皮浸潤を果たして皮膚海綿状湿疹反応を惹起する．マスト細胞はサイトカインを産生して，好酸球を介在した遅延型アレルギーや炎症を引き起こす．なおT細胞は **組織リモデリング**（remodeling）過程に関与する．また遅延型アレルギーでは，血管内皮細胞に接着した好酸球はケモカインなどにより遊走して血管外に誘引する．その結果，炎症部位では **ECP** や **MBP** などの組

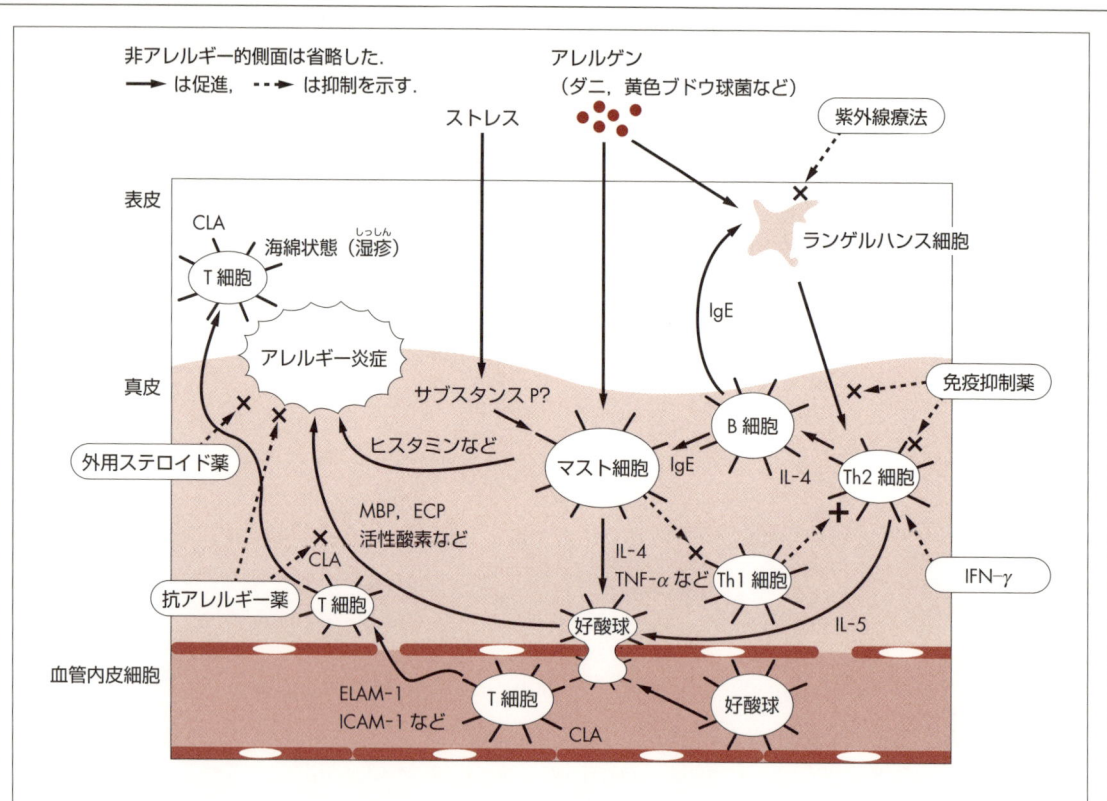

図12.3 アトピー性皮膚炎の発症機作

織傷害性タンパク質や活性酸素を放出して，浮腫性紅斑などのアレルギー症状を惹起する．IL-4やTNF-αを介したアレルギーやIgE値上昇がT細胞に対する自己抗原を提示して皮膚炎の自己免疫型病状をランゲルハンス細胞に誘導することもある．

D. アトピー性皮膚炎のおもな診断基準

アトピー性皮膚炎の診断基準は，該当年齢時になると好発部位に慢性皮膚炎を発現すること，アトピーの家族歴が陽性であること，かゆみと軽微な刺激を伴うドライスキン（乾燥肌）であること，アレルギー性鼻結膜炎または喘息症状の発現歴があること，過剰な手掌線および足底線をもつこと，特異的または総IgE抗体価が高値であることなどがおもな診断基準である．

12.2 アトピーの予防

先進国の多くで実施された疫学調査から，20世紀半ば以降，アトピー性皮膚炎，鼻アレルギー，アレルギー性喘息の発症頻度の増加は顕著であることが判明している．アトピー性皮膚炎の発症傾向は部分的には遺伝因子で決定されるが，次のような予防措置は出産前に家庭内でできることである．①換気をよくする，②湿度を下げる，③ハウスダスト・ダニを減らすなどである．これらの措置のすべては，小児期における吸入性アレルゲン暴露を減らすことが可能である．出生後6か月間は，可能な限り母乳による授乳を行うことが望ましい．必要であれば乳児用のカゼインや乳清を原料にした低アレルゲン性乳製品を用いる．4～6歳までは混合食品を与えないようにする．卵は満1歳の誕生日まで避け，魚・ナッツ・柑橘系果物・チョコレート・トマトなどのアレルゲン性の高い食物も1歳になるまで避けることが望ましい．そして受動喫煙は呼吸器疾患を引き起こす補助要因と考えられる．両親が子どもの近くで喫煙を控えるとリスクは低下する．アトピー性疾患の発症リスクが高い小児を特定するには，家族歴の調査がもっとも効率のよい予見材料となる．前述のように，片方または両親がアトピー性疾患である場合には子どものリスクも増大する．

近代都市の無菌的な環境がアトピー発症の二次的リスク要因であるという**衛生仮説**（第13講参照）がある．逆説的ではあるが，アトピー性疾患に対する最良の一次予防は子どもを多くの植物や動物に暴露させることかも知れない．**臍帯血のIgE抗体価**の測定は有効なテストで，出生時に高いIgE抗体を示す乳児はアトピー性疾患の発症リスクが高い．

12.3 免疫関連の皮膚構造と機能

皮膚の構造は，図12.4に示したように，表皮，真皮および皮下組織に大別される．

A. 表 皮

a. 物理的な生体防御機構： 表皮（epidermis）は生体防御の第一関門である．皮膚表層に生じた創傷，刺咬，また炎症などは病原体の侵入門戸となる．皮膚の扁平上皮は重要な感染防御を担当している．疾病後の皮膚扁平上皮細胞は修復能が高いことが知られているが，物理的圧力に対する伸展も強く，また細胞内メラニン色素による紫外線に対する抵抗性がある．表皮表層は剥落が容易な角化細胞層があり，鱗層脱落がある．

b. ケラチノサイト（表皮細胞）： 表皮組織の90～95％はケラチノサイト（keratinocyte）とよばれるケラチンを生成する角化細胞で構成されている．このケラ

図12.4 ヒト皮膚の構造

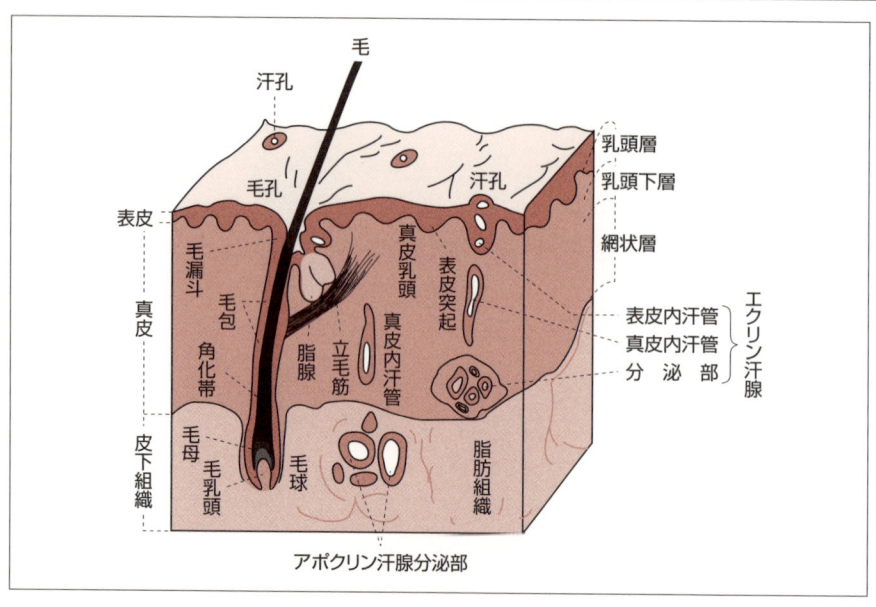

チノサイトは，**デスモゾーム**（desmosome：細胞間橋：接着斑（上皮細胞間の癒着部分））によって相互に強く接着して分布している．ケラチノサイトは基底層で分裂し，次第に分化して最終的に角質層になり，やがて垢（皮垢）となり体外に排出される．また表皮には神経堤に由来している**メラノサイト**（melanocyte）とよばれるメラニン形成細胞があり，骨髄からは皮膚の樹状細胞である**ランゲルハンス細胞**が由来する．これらの皮膚組織細胞に関連して生体の免疫応答に関与しているリンパ組織が **SALT**（皮膚関連リンパ組織：skin-associated lymphoid tissue）である．全身をおおうケラチノサイトの免疫システムへの寄与は3つに大別される．

ⅰ．**感染初期免疫の寄与**：生体防御の初期反応である異物認識は **TLR**（Toll-like receptor：Toll様レセプター）を介する．貪食細胞の表層には異物を認識するレセプター TLR があり，これによって抗原を認識する．TLR ファミリーのなかでは，TLR2 と TLR4 が機能を発現している．感染初期のケラチノサイトからのサイトカイン産生は TLR からのシグナルを介している．またケラチノサイトは抗菌性ペプチドである **β-デフェンシン** を産生して初期防御のみならず獲得免疫との橋渡しにも関与している．

ⅱ．**サイトカインの分泌**：損傷や病原体侵入などで刺激を受けたケラチノサイトは，活性化して多くのサイトカインを生成する．なかでも炎症性サイトカインである IL-1α，IL-1β や **TNF-α**（腫瘍壊死因子α：tumor necrosis factor-α），また好酸球の選択に関与するとされるケモカインの**エオタキシン**などが知られている．

ⅲ．**接着分子や MHC クラスⅡ分子の発現**：**ICAM-1**（intercellular adhesion molecule-1：細胞間接着分子）や抗原提示細胞を提示する MHC クラスⅡ分子を発現し周囲の免疫担当組織や細胞とかかわりをもちながら免疫応答に関与している．

c. **ランゲルハンス細胞**：表皮や真皮内の樹状細胞であるランゲルハンス細胞は，皮膚免疫システムのなかで重要な活動を担っている．この細胞は表皮のなかには2〜5％しか存在していないが，**アレルギー性皮膚炎**では，T細胞に抗原提示を行う重要な細胞として知られている．

ⅰ．**ランゲルハンス細胞の抗原提示**：正常な皮膚ではランゲルハンス細胞は沈黙している．しかしニッケルなどの金属，化学物質，クロム酸塩，また漆などの抗原と接触すると活性化して作動をはじめる．この作動化の生体内アラームシグナルは，①抗原で損傷を受けたケラチノサイトによるサイトカイン（IL-1βやTNF-αなど）の分泌，②抗原で損傷壊死したケラチノサイト成分の漏出，③抗原の表層成分の流出を誘導する．このような刺激に応答したランゲルハンス細胞は表面分子が変化して抗原認識能力が高まる．

　ある種の糖脂質などの抗原成分に対しては**パターン認識**する．活性化したランゲルハンス細胞は，隣接のケラチノサイトと結合している**カドヘリン**制御を低下させて移動する．活性化ランゲルハンス細胞は，抗原に誘導されて表皮から真皮を通過してリンパ腺を通りリンパ節に至る．

ⅱ．**ランゲルハンス細胞のT細胞感作**：リンパ節に到達したランゲルハンス細胞は，リンパ節内のナイーブT細胞（未成熟T細胞）に抗原提示する．提示を受けたT細胞は血行を通じて遊走し，抗原が侵入した皮膚に至る．その際の遊走にはT細胞上に発現するCLAと皮膚の血管内皮細胞上に発現する**E-セレクチン**との相互作用が関与する．

ⅲ．**ランゲルハンス細胞の名称**：ランゲルハンス細胞はリンパ節に至る過程で名称をさまざまに変更する．真皮内では**間質細胞**（interstitial dendritic cell），リンパ管内では**ベール細胞**（veiled cell），リンパ節内では**相互連結細胞**（interdigitating）とよばれる．

d. **皮膚関連リンパ組織（SALT）**：皮膚に到達したT細胞は正常な皮膚の毛細血管と後毛細血管小静脈を通過するが，小静脈を経由して損傷部位の循環を離れていく．この血管外遊出または血管からの流出プロセスには3段階ある．①血管を拡張して血流速度を低下させる．その結果，血球成分は血管壁周辺に蓄積する．②即時または免疫応答のサイトカイン（たとえば，TNF-α，IL-1β）は，内皮表面接着分子を誘導して活性化T細胞を固定させる．この過程で重要なのは皮膚小静脈やCLAの結合対に著明に発現する**E-セレクチン**である．③同時に線維芽細胞とマスト細胞は急性期タンパク質や他のサイトカインによって刺激される．T細胞を皮膚に引き寄せるケモカインを分泌する．皮膚に到達したT細胞はランゲルハンス細胞やマクロファージなどの抗原提示細胞と抗原特異的な相互作用を発現する．接触皮膚炎で作動するのはキラー細胞で，MHCクラスⅡ分子と結合した抗原を標的とする．

e. **粘膜バリア**：粘膜上皮は皮膚に比して不安定である．多くの部位ではケラチンや脂質による防御組織は不足しているが，液性物質の分泌によって補充されて

いる．たとえば，唾液は食物を押し流すだけでなくIgA（免疫グロブリンA），補体のような防御物質が豊富に存在している．薄くコーティングされた粘膜表面からの粘性が高い粘液は，化学的また物理的なバリアとして働いている．肺粘膜では線毛上皮は粘液と粒子を口腔へ運搬して異物を排出しており，また胃粘膜では酸性環境を保持して殺菌作用を行っている．

f. 基底膜： 表皮と真皮の境界には基底膜（basal layer）が存在している．基底膜は単純なバリアではなく，複雑な構造を有し，表皮と真皮を繋ぎ表皮を発達させる．また基底層の**ケラチノサイト**をはじめとするさまざまな結合組織線維が生成される．接着が強くなると同時に**ランゲルハンス細胞**が移動して炎症が起こるとリンパ球や他の造血細胞も移動する．

B. 真 皮

真皮（dermis）は**乳頭層**，**乳頭下層**および**網状層**の三層で構成されているが，これらは比較的ゆるい結合組織で脆弱な表皮を支援している．表皮には神経および血管に加えて線維芽細胞・血管内皮細胞，マスト細胞，神経細胞などの免疫応答，アレルギー反応に密接にかかわる多くの細胞が供給される．真皮には異なる多くの種類の抗原提示細胞も存在する．これらの細胞すべての相互作用を介して造血細胞の表皮への運搬をコントロールする**ケモカイン**および**サイトカイン**を産生する．たとえば，マスト細胞はヒスタミンやⅠ型アレルギー反応の他のメディエーターのみならず，サイトカインのTNF-αやIL-8を産生する．これらの2つのサイトカインは好中球の移動を誘導するうえで重要である．また別の炎症性細胞として線維芽細胞がある．線維芽細胞はサイトカインIL-4を介した刺激を受けて，好酸球やTh2細胞を表皮へと移行する際に必要な化学走性勾配を順に発生させるエオタキシンを産生する．

C. 皮下組織

皮下組織（subcutis）は真皮と筋膜の間に存在する**間葉組織**で，多くは小葉を形成する**脂肪細胞**（fat cell）で占められている．脂肪は機械的なクッションとして働く以外にも皮膚の循環および温度に影響を与える．したがって，間接的に免疫応答やアレルギー反応を調節していると考えられる．

12.4 皮膚の炎症

皮膚炎と湿疹

ヒトの生活環境に存在している多くの毒性物質，感染生物，アレルゲンは皮膚炎（dermatitis）または湿疹（eczema）を誘発する．これらの皮膚炎または湿疹は皮膚の炎症反応と考えられている．

a. 急性皮膚炎： 急性皮膚炎は，通常は**板状鱗屑**，かさぶたを伴う**点状丘疹**が特徴である．その後の所見として，皮膚炎の顕著な症状として雫状の小水疱，乾燥分泌物がみられるが，小疱が小さすぎて確認できない場合もある．丘疹は群発する場合や紅斑と酷似するものもある．急性皮膚炎では表皮上層へと貫通するT細胞が多く浸潤する．血管拡張による紅斑，皮膚角化細胞（ケラチノサイト）や鱗屑の播種が拡大して表皮肥厚，またはケラチノサイトの剥離と小水疱の発現がみられる．慢性皮膚炎は丘疹が癒着してより大きな斑を形成する．その他の変化では皮膚徴候が増悪して苔癬化し裂溝する．

b. 急性中毒性皮膚炎： 急性中毒性皮膚炎は急激な皮膚損傷，紅斑，浮腫，小疱，水疱などが特徴である．体外物質や当該代謝産物による皮膚や粘膜の発疹は**中毒疹**（toxcoderma）と総称する．もっとも顕著な症状は日焼けである．他の引きがねとなる原因物質には，消毒剤，石鹸，油脂類，セメント，水酸化ナトリウム，生石灰などがある．

c. 慢性中毒性皮膚炎： 慢性中毒性皮膚炎は軽微ではあるが，反復刺激を受けると発症する可能性が高まる．一過性の暴露では看過されるが，反復暴露によって病状を発現する．ある症例では皮膚表皮は分化して角質細胞になるが，他の症例では防御応答を凌駕して慢性に移行する例もある．このような例では，表皮のランゲルハンス細胞はリンパ節に遊走して，異物タンパク質やハプテンを表皮の暴露部位まで運搬する．たとえば，金属ニッケルに対するアレルギー性接触皮膚炎では，ピアスなどの常用による慢性皮膚炎の結果として発症する．また消毒剤溶液の不適切な使用によって慢性の皮膚炎を発症する医療従事者もいる．手術などの医療作業で消毒用防御手袋を着用して皮膚表面と密着した場合に急性または慢性の中毒性皮膚炎を引き起こす．とくに天燃ゴムを原料とする**医療用手袋**を使用した例が多い．ラテックス（ゴム）手袋と皮膚の間に汗がたまり，水溶性のタンパク質が溶出し，これが皮膚内に侵入して感作発症する．

d. アレルギー性皮膚炎： アレルギー性接触皮膚炎，アトピー性皮膚炎，慢性中毒性皮膚炎を識別できる臨床的特徴は少ない．それぞれの病変は原因にかかわらず同様にみえる．ただし病変の分布は皮膚炎のタイプを示す手掛かりとなる．中毒性皮膚炎は，病変外郭線が明瞭なものが多く，アトピー性皮膚炎は病変が不明瞭で，さらにアレルゲンと未接触部位にも病変が発現する．

12.5 接触皮膚炎

接触皮膚炎はいわゆる**かぶれ**である．その所見は急性または慢性の**湿疹**で，刺激性皮膚炎とアレルギー性接触皮膚炎に区分されている．

A. 接触皮膚炎の区分

a. 刺激性皮膚炎：強酸性・強アルカリ性物質や灯油などの接触物質による刺激が強烈で，1回の接触で発症する急性刺激性皮膚炎と調理時の洗剤使用など低濃度の接触物質によって反復暴露されて蓄積されて発症する慢性刺激性皮膚炎がある．

b. アレルギー性接触皮膚炎：Ⅳ型アレルギー反応による遅延型アレルギーである．アレルゲンと最初に接触した後，すぐに発症することはないが一定の感作期間がある．感作中にランゲルハンス細胞などの抗原提示細胞は皮膚から局所リンパ節へアレルゲン抗原を運ぶ．

B. 反応の機作

a. 感作誘発：健康な皮膚がアレルゲンと接触しても接触皮膚炎を起こすことはまれである．私たちは毎日，クリームやローションなどの化粧品を使用し，職場などでは多くのアレルゲン接触にさらされている．この接触性アレルゲンを制御しているランゲルハンス細胞の能力は日常生活に必須である．このアレルゲン感作は皮膚の炎症部位に接触した際に容易に発症する．他の決定要因としてアレルゲン抗原の構造があげられる．接触皮膚炎はタンパク質抗原に対して発生することは少なく，多くの例では**ハプテン**，とくにタンパク質と強力な共有結合をする金属塩や化学的反応性が高い**親油性物質**がアレルゲンとなる．ハプテンは抗原のとり込み，提示とともに修飾されることはない．このようなハプテンは APC（抗原提示細胞）のMHC分子に直接結合して提示される．1000種類を超える接触性アレルゲンが同定されているが，臨床上問題となるのはごく一部である．接触性アレルゲンの特徴は，①硫酸ニッケルなど広く存在する物質，②医療従事者が使用する天然ラテックス手術用手袋，③日本独特のアレルゲンである**漆**，④銅製装飾品を常用する民族は銅が一般的なアレルゲンとなる．

b. 機能活性化：Ⅳ型アレルギー反応では，アレルゲンが正常な皮膚に接触した場合にも誘発される．十分に活性化されていない皮膚がAPCによってハプテン提示を受けた際でもT細胞は血流にのって組織に移動し，アレルゲン抗原に対するわずかな暴露で活性化される．また別の可能性として**表皮**APCがハプテンを認識して，これを局所リンパ節に運びT細胞を活性化することも考えられる．T細胞は特有の接着分子を発現するため皮膚に到達することができる．

C. アレルギー性接触皮膚炎

a. 空気アレルギー： アレルゲンが皮膚に直接接触せずに空気中の粒子として接着する．おもに屋外の樹木，室内の植物やその他アロマオイルおよび香料も該当する．

b. 光線アレルギー： 太陽光などの UVA 照射によってハプテンが活性化されたときにのみアレルギー反応を起こさせる．サンスクリーン剤やクロルプロマジンなどの精神疾患治療薬などが原因である場合が多い．

c. 金属アレルギー： 金属と生体タンパク質との免疫応答がもたらす組織傷害である．とくにニッケル，コバルト，クロムなどの金属アレルゲンとの接触が多い．

d. グループ（群）アレルギー： 暴露経験がない物質に反応した集団が化学的アレルゲン群に対して反応することがある．

e. 複合アレルギー： 2 種以上の異なるアレルゲンに対して同時に感作する．クリームは抗生物質および香料を含有し，両方とも感作を誘導する．別の例として，消毒剤が揮発する前にラテックス手袋を着用すると，ラテックスと消毒剤に対するアレルギーを同時に誘発する．

f. 二次的アレルギー： アレルギー性接触皮膚炎が存在すると，患者は他の二次的アレルギーを誘発する．典型的な例として，すでに罹患しているアレルギー性接触皮膚炎の治療に使用するクリーム類や軟膏の含有成分に感作する場合がある．その他，推奨されている防御手袋を着用後に消毒剤による手のアレルギー性接触皮膚炎が起こる場合もある．

12.6 蕁麻疹と血管性浮腫

A. 蕁麻疹の定義

蕁麻疹（urticaria）は瘙痒（かゆさ），紅斑を伴う真皮の一過性・限局性の浮腫，膨疹である．蕁麻疹では血管透過性亢進や皮膚浮腫により皮膚・粘膜に紅斑性浮腫性腫脹が生じる．かゆみはきわめて強いが，数時間から 24 時間以内に消失するのが通例である．慢性蕁麻疹では，個々の病変が寛解すると次にまた新規の病変が現れる．もしもひとつの病変が 24 時間経過しても変化がない場合には自己免疫疾患の徴候を示唆する**蕁麻疹性皮膚血管炎**を疑う．

B. 蕁麻疹の病因と機作

蕁麻疹には，アレルギー性，アレルギー様性，自然感染性のものがある．C 型肝炎や寄生虫起因性疾患はしばしば蕁麻疹と関連する．その臨床所見はマスト細胞の化学伝達物質の放出によって誘発される．スズメバチなどの昆虫，またペニシリン誘導体による症例のようにマスト細胞と結合した特異的 IgE 抗体が，アレ

ルゲンと架橋するとアレルギーを惹起する．医薬品や食品によるマスト細胞の脱顆粒もまた誘発要因となる．内因および外因物質はマスト細胞の放出閾値を変化させるが，刺激因子に反応し脱顆粒がさらに容易に起こる．

C. 蕁麻疹の種類

孤発性・限局性または一部の症例でみられる播種性蕁麻疹がある．大部分は急性かつ自己終局型で数日間で消失する．約 20％の患者は生涯で少なくとも 1 回は発症する．蕁麻疹の多くは有害ではないが瘙痒感に悩まされる．気道腫脹を起こし，多様な部位に突然発症して血圧を降下させる場合は危険である．蕁麻疹が消失しない場合，急性再発性蕁麻疹で，それぞれ 6 週間以内の病変が持続する．また慢性蕁麻疹では個々の発赤が 6 週間以上も持続する．最近の研究では，罹患が 6 か月以上に及ぶ蕁麻疹患者は予後 10 年にわたり悩まされる傾向があるという．これらは抗 IgE 抗体がマスト細胞の脱顆粒を起こさせる**自己免疫疾患**である場合が多く，また**外部寄生虫**の寄生も看過されることが多い．

D. 血管性浮腫

血管性浮腫（angioedema）は，クインケ浮腫（Quincke's edema）または血管神経性浮腫ともよばれる．真皮深層から皮下に生じる**発作限局性浮腫**で蕁麻疹とも関連する．好発部位は口唇，眼瞼周囲，外陰部などで，外傷・歯科治療・激しい身体活動と関連する．通常 2 ～ 3 日持続したのちに消退するが，咽喉頭部位に発症すると呼吸困難，消化器では腹痛・下痢などを発症することもある．本症は**補体第一成分阻害分子**（C1NH：C1inhibitor）の欠損によるもの，欠損によらないものに二大別される．C1 阻害分子欠損では，遺伝性血管性浮腫と後天性血管性浮腫，また C1 阻害分子欠損によらないものでは蕁麻疹を伴うことが多く，アレルギー性血管性浮腫，運動誘発性血管性浮腫，特発性血管性浮腫，好酸球増加に伴う血管性浮腫などがある．

復 習

第 12 講のあらまし

- **アトピー性皮膚炎**は，**遺伝的な体質素因**と**環境要因**が絡み合い発症する慢性皮膚炎である．アトピーには，第 1 期，第 2 期，第 3 期がある．
- **皮膚免疫**は，ケラチノサイト，ランゲルハンス細胞，SALT（皮膚関連リンパ組織）などが重要である．
- **アレルギー性接触皮膚炎**には，**空気アレルギー**，**光線アレルギー**，**金属アレルギー**などがある．
- **蕁麻疹**は，かゆさを伴う一過性・限局性の**浮腫**，**膨疹**である．

第13講 小児アレルギー・気管支喘息

第13講のチェックポイント

- □ アレルギーマーチ
- □ 小児アトピー性皮膚炎
- □ 母子免疫
- □ 小児蕁麻疹
- □ 小児アレルギー
- □ 母乳アレルギー
- □ 代替食
- □ 環境要因
- □ 臍帯血
- □ 遺伝的素因
- □ 気管支喘息
- □ IFN-γ
- □ 母乳の汚染物質
- □ 経口免疫寛容
- □ 小児喘息症候群
- □ 溶血性貧血

13.1 アレルギーマーチ

小児アレルギー疾患の特徴

a. 同一個体に複数疾患： アレルギーは小児の慢性疾患のなかで大きな割合を占めており，気管支喘息，アトピー性皮膚炎，鼻アレルギーなどが高い頻度で認められる．これらの小児アレルギー疾患は同一個体に複数存在しており，古くから遺伝的な傾向にあることが指摘されている（表13.1）．

b. 遺伝的素因と外的環境要因： 小児のアトピー性疾患は遺伝的素因に加えて，外的環境要因が加わり，症状はさらに増悪する．生後2〜3か月頃から湿疹がはじまり，ミルクや卵などの摂取による下痢や嘔吐などの消化器症状，発疹さらには咳嗽や喘息など，生後1〜2歳になると気管支喘息，幼児期には鼻アレルギー，アレルギー性結膜炎の発症がみられる．

c. 呼吸器疾患と皮膚疾患： 小児の複合アレルギー症状は年齢によってさまざまな組み合わせに変化しながら経過していく．このような経過は，**アレルギー性皮膚炎−呼吸器症状**（allergic dermal-respiratoty syndrome）とよばれる．さらに乳児の湿疹病変は，たんなる皮膚疾患ではなく，その後の気管支喘息などの呼吸器疾患の前駆疾患として認識すべきとされている．

表13.1 小児アレルギーの特徴：気管支喘息とアトピー性皮膚炎の発症

同時発症	121例	22.0%
アトピー性皮膚炎先行	382例	69.3%
気管支喘息先行	19例	3.4%
不明	29例	5.3%

図 13.1 アレルギーマーチ

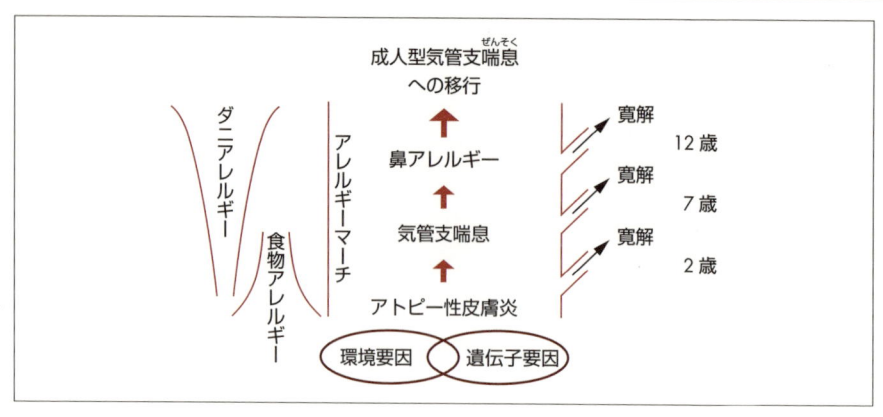

d. アレルギーマーチ：アレルギー性疾患の素因をもつ個体で呼吸器症状と皮膚症状がある一定の関係をもって交替しながら発症して経過する現象を，馬場（1989）は**アレルギーマーチ**とよんだ（参考文献 25）．アトピー性皮膚炎が寛解し，やがて気管支喘息が発症，その後，ひとつの症状が消えると，次のあらたな症状に移行する．この機作は，おそらくは小児期の免疫システムの発達と関連していると考えられている（図 13.1）．

13.2 小児アレルギー

A. 母子免疫

a. T細胞：新生児の免疫機構は，Th1 細胞と Th2 細胞の免疫応答能を保持しているが，成人とはやはりかなり異なるとされている．妊娠中は母親の免疫機構は Th2 細胞応答に傾き，流産リスクが軽減される．

b. 生理活性物質：MHC 分子の発現パターンは胎児と成人では異なる．Th2 細胞反応への局所転換を誘導する物質は **α-フェトプロテイン**および**プロゲステロン**である．いずれも複合型リンパ球反応の細胞毒性を抑制できる．IL-10 や TGF-β（トランスフォーミング成長因子 β：transforming growth factor-β）は，母親の免疫応答の抑制を助ける．活性化 Th2 細胞の主要な機能は **IgE 抗体産生**の誘導である．遺伝的素因のある女性が妊娠して環境アレルゲンに暴露されるとアレルギー性傷害を発現しやすくなる．

c. IFN-γ：出生前アトピー素因の同定指標に IFN-γ（インターフェロン-γ）値を用いることがある．成長とともにアトピー症状を呈する新生児は**臍帯血中の IFN-γ** 値が低い．IFN-γ は Th1 細胞の分泌するサイトカインである（反対に IL-10 は Th1 細胞の機能にマイナス影響を与える）．胎児の IFN-γ 値の低下は，成長後にアトピー性皮膚炎の発症が高くなり，またウイルスや細菌などの微生物感染に対して免疫力が低下することが懸念される．成長後に発症するアトピー性皮

膚炎は，ある程度減弱されたTh1細胞応答とともに活性化したTh2細胞応答をすでに子宮内で獲得していると思われる．

B. 母乳による授乳

a. 母乳の小児の防御機構： 母乳の授乳により，小児の防御機構は，リゾザイム，ラクトフェリン，ムチンなどの体液性因子およびリンパ球，マクロファージなどの細胞性因子が増強される．乳汁中に含まれる免疫グロブリンの大部分は，**特異分泌性抗体**である**分泌型 IgA**（sIgA；secretory IgA）である．sIgA は乳幼児を守る最初の防御因子である．分娩後数日の初乳に多く含まれている sIgA は，タンパク質分解酵素に耐性があり，pH が低く，胎児消化管全体にいきわたる．母乳の感染防御力は，乳幼児の消化管感染や死亡率を低下させることが知られている．母体の sIgA は母体内微生物にきわめて特異的で，母親からの**垂直感染**から乳幼児を守る効果を発揮する．アレルギー性疾患の家族性素因をもつ小児では，生後2年間は感染症発症が少ないが，これは母乳の影響と推定されている．母乳で生育した小児は，気管支炎，食物アレルギー，アトピー性皮膚炎に防御機能が働くが，3歳過ぎから防御機構は低下する．

b. 母乳の利点： 生後4〜6か月までは全小児に対して母乳保育をするべきで，母子ともに離乳食になるまでは母乳保育を続けるべきという提言もある．母乳は乳幼児が必要とする栄養を完全に満たすだけではなく，授乳による母子の社会的**心理的密着**に重要な役割を果たしている．

6か月間授乳すると，アトピー性疾患が発症する負の影響が生後3年まで限定的に発現することが知られている．アレルギーの発症は授乳によって遅延するが，授乳の短縮がアトピー性疾患の有病率を低下させたという報告はない．

c. 母乳の汚染物質： 母乳はアトピー性疾患のリスクを増大させる生体有害物質を含むと指摘されることもある．とくに高齢出産の母乳には有害物質を多く含む可能性がある．また第一子は，生体異物の吸収度合いが高いことも知られている．新生児にもっとも有害なのは**母親の喫煙と飲酒**であることは多くの研究者が指摘している．

d. 母乳アレルギー： 母乳にも抗原が含まれており，乳幼児が授乳期間中に母乳からアレルゲン感作を受ける可能性は否定できない．リスク要因には，分泌型 IgA 抗体価の低下，食物アレルゲンに対する IgA 抗体価の低下がある．この際には母親は授乳期間に**アレルゲン除去食**を摂取して，乳幼児の母乳からのアレルゲン摂取を回避する．

e. 代替食： もし母親が授乳できない，また希望しない場合には，低アレルゲン性乳製品を代用する．これらは数種の抗原含有が低く，感作誘発はまれである．

C. 小児アレルギーの推移

免疫的観点からは，乳児期から青年成人期への移行はさほど明確な区分はない．しかしアレルゲンに対する感作は明らかに異なることが知られている．これはヒトの成長に伴う**免疫・内分泌・自律神経システム**の変化と関係している（図13.2）．

a. 既往歴：乳幼児は遺伝的素因をもって出生し，家族，所在地，誕生季節などの環境要因の影響を受ける多彩な世界に放り出される．これらの環境が乳幼児のアトピー性疾患の徴候やアレルギー症状を鮮明化する決定因子となる．明確なことは，子どもが小さいほど環境因子は重要な役割を果している傾向が強いことである．

b. 住居環境：小児期のアレルギーの大きな問題として，ペットへの濃密な愛情がある．**ペットとアレルギーとの因果関係**は明確ではないが，小児アレルギー疾患が重篤でなければ，むやみにネコやイヌなどのペットを引き離すべきではない．多くのアレルギー検査では，ペット隔離効果の十分な知見はない．また，イヌのアレルゲンタンパク質に対するⅠ型アレルギー発症例はまれである．

c. アウトグロー：小児アレルギー疾患は成長に伴いアトピー性疾患が軽微になり，さらに寛解することが知られている．この小児成長，とくに免疫機能の発達や生理形態機能の発達によるアレルギー症状の寛解は，**アウトグロー**（outgrow）とよばれる．アウトグローは，幼児期の食物アレルギー，アトピー性皮膚炎，また思春期の喘息にみられる．

d. 経胎盤感作・経母乳感作：妊娠中の母親が摂取した食物アレルゲンは，腸管から部分的に吸収される．そしてこのアレルゲンは胎盤を経由して胎児に移行する．これを**経胎盤感作**という．また一方，授乳中に母親が摂取した食物アレルゲンが母乳から分泌されて乳児に摂取されることを**経母乳感作**という．これらは小児アレルギーの大きな要因で，新生児または乳児は，その結果，摂取したことの

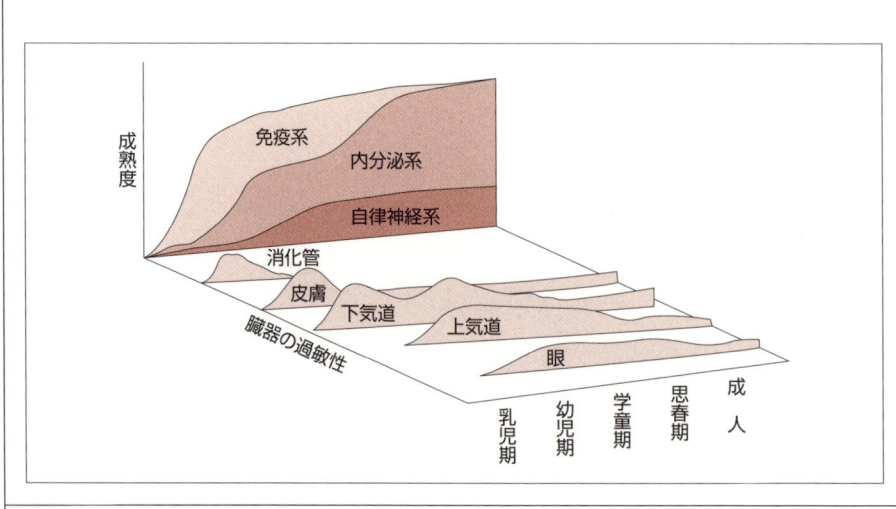

図13.2 ヒトの成長と免疫・内分泌・自律神経システムの関係（山口，馬場）

ないアレルゲンによる食物アレルギーやアトピー性皮膚炎を発症することになる．

このようなアレルゲンに対する免疫応答は，通常，最初の抗原またはアレルゲンに対しては，以後は，その抗原（アレルゲン）に対する免疫応答が失われる**経口免疫寛容**（orlal tolerance）が成立する．したがって，生後の乳児アレルギーの発症には経口免疫寛容が誘導されない免疫学的な異常が発現していると考えられている．

D. 小児喘息症候群

a. 換　気：妊娠 40 週前後の正常分娩の新生児は，生後 3 か月で肺胞が完全に成長する．成人と異なり，幼児は新生肺胞が増殖を続ける．気道は相対的に狭く新生児肺は成人よりも分泌細胞が多い．乳幼児は解剖学的に副側の換気循環ができないが，5 歳を過ぎると気道が広がり副側の換気循環が可能になる．

b. 病　理：細気管支炎は乳幼児に頻出し，90％以上が**呼吸器感染微生物**に起因する．脆弱なアトピー性小児では，細気管支炎が気管支過敏症，喘息へと発展する．もちろん遺伝的素因も主要な役割を果たしている．一方，若年期に呼吸器管に微生物感染があると，アトピー性疾患とくに気管支喘息の発症率が低下するとも考えられている．

家族とくに**母親の喫煙**と子どもの気管支反応との関係は相関している．**受動喫煙**は感染素因のある小児では分泌型 IgA 抗体価が低下する．遺伝的素因のある小児では喘息発症傾向は高い．乳幼児の食物アレルギーは生卵アレルギーを除き，成長後の喘息には関与しないとされている．喘息は典型的なアレルギー性喘息でも基本的には炎症性疾患であるという認識は必要である．なお，感情的影響やストレスも発症に関与しているが必然性は低い．

E. 小児アトピー性皮膚炎

a. 素　因：前述したように，アトピー性皮膚炎の発症は遺伝的素因と環境要因に関係している．乳幼児の食物アレルギーと関連する小児吸入アレルゲンの関与も重要である．密閉時間が長いおむつなどの刺激によって罹患している小児皮膚はダメージを受ける．成長すると，ウール製の衣類や過剰洗顔，石鹸の使用過多などの不適切な**スキンケア**も原因になる．

b. 病　理：アトピー性皮膚炎における Th2 細胞活性に伴う免疫不均衡は重要である．またさらに IgE 抗体と結合する抗原提示細胞を介する反応でもある．これらは皮膚に対する自己免疫反応をも誘導する．アトピー性皮膚炎では I 型アレルギーが起こり，続いて不適切なスキンケアや治療によって IV 型アレルギー反応が誘発される．

c. 臨床的特徴：アトピー性皮膚炎の臨床的特徴は多岐にわたり年齢とともに変化する．第 9 講に述べたように，年長小児では判明しているアレルゲンの減感作療法が有益である．海や山に 6 週間以上滞在する**気候療法・転地療法**は有用

であるとされるが，家族または学校から長時間離れることで逆効果をもたらす場合もあり，その効果はまだ立証されていない．ドイツなどの EU 諸国では，幼年期の子どもと母親がいっしょに行う**リハビリ治療**が一般的になっている．どの症例でも日常環境から子どもを引き離すときは，その危険性を考慮するべきである（図 9.3 参照）．

F. その他の小児アレルギー

a. 食品アレルギー：防腐剤・着色料・安定剤・味覚補強剤などの食品添加物に対する危険性は広く知られている．すべての食品添加物が表示されていることでアレルギーに関する情報を入手できる．魚，卵，乳製品，大豆などはアトピー性皮膚炎の増悪物質としてよく知られている．典型的症状は口蓋のかゆみ，口唇腫脹，悪心，嘔吐である．小児では循環器障害やアナフィラキシーショックを誘発することがある．

b. 蕁麻疹：小児蕁麻疹は多いが必ずしもアレルギーに関連するとは限らない．イチゴなどのヒスタミン含有の多い食品はアトピー性皮膚炎の誘発食品で，小児蕁麻疹の原因ともなる．また微生物感染，とくに肝炎や寄生虫感染でも小児喘息を引き起こすことがある．

c. 新生児の溶血性貧血

ⅰ．Rh 型不適合：この重篤な反応はⅡ型アレルギー反応を誘導する血液型不適合によって起こる．胎児や新生児の Rh 陽性型赤血球は，その子どもが父親から受け継いだ Rh に対する母体の抗体から攻撃を受ける．

ⅱ．感　作：胎児の Rh 陽性型赤血球に対して母親が抗 Rh 陽性抗体を産生する．これは分娩時や流産時に胎児から母体へ Rh 陽性型血液が流入すること，または輸血によって流入することによるものである．母体では胎盤を介して IgG 抗体が産生されるが，次の妊娠時には胎児が Rh 陽性である場合には IgG 抗体によって溶血を引き起こす．

ⅲ．臨床と治療：溶血性貧血の小児は子宮内で胎児水腫などの重篤な障害を起こす．重度溶血の際には，貧血，低酸素症，低アルブミン尿症，肝肥大，脾肥大，全身性浮腫，腹水，肺浮腫，黄疸などの多様な障害を生じる．このような状態では脳損傷を回避するために血液交換を選択する．

ⅳ．予　防：抗体産生を予防するため，Rh 陰性の母親すべてに分娩または流産後に抗 Rh 予防措置をとる．濃縮抗 Rh 抗体注射があるが，母親が免疫状態に入る前に母体中 Rh 陽性型赤血球をすべて破壊するための受動的予防措置である．

13.3 気管支喘息

A. 気管支喘息

気管支喘息（asthma）の基本的な病態は気道の炎症性疾患で，再発性，全身性また可逆性の気管支収縮や閉塞を引き起こす．

B. 成人喘息の有病率

日本の成人喘息の有病率は1960年代の1.2%，1980年代の3.1%，1996年代の3.0%と，この25年から35年間に**2.5倍**に増加している．厚生労働省の医療統計によると，総患者数は，1987年で766,000人，1993年が1,066,000人，1996年は1,146,000人と推計されている．EU諸国の罹患率は総人口の7%，小児の10%以下，成人の5%以下が喘息に罹患し，また毎年約600万人の患者が喘息で死亡している．

C. 病因・病理学的機作

喘息患者の約3分の1はIgE抗体を介したⅠ型アレルギー反応である．多くは**アレルギー性**または**外因性の喘息**で，他の3分の1は感染性，薬剤・保存料・**化学物質起因性**または**ストレス誘因性**，残り3分の1は混合型で原因不明なアレルギー反応である．

D. 喘息の所見

喘息は，**咳**，**息切れ**，**ぜん鳴**の三症状が特徴である．これらは気管支閉塞の度合いによって異なる．喘息発作，アレルゲンなどの引きがねの同定は重要である．気道内の粘性粘液が増加して好酸球からタンパクが凝集する**シャルコー−ライデン結晶**，また遠位気道からの粘液塊の**クルシュマン螺旋体**が増加する．**迷走神経**の日周期のため，喘息発作は早朝3〜6時がもっとも多い．運動誘発性喘息などの症状の乏しい喘息や咳嗽異型喘息では，発作は不定期・不規則である．

E. 免疫的機作

アレルゲン抗原とり込みからの免疫応答は呼吸管上皮に存在する樹状細胞によって開始される．アレルゲンと抗原提示細胞，ナイーブT細胞間の相互作用，T細胞・B細胞の活性化，特異性の識別，特異的サイトカインのパターンで特徴づけられるTh2細胞へと誘導される．IL-4はB細胞を活性化してIgE抗体を放出する形質細胞へと成熟する．IgE抗体はマスト細胞と結合する．アレルゲンがマスト細胞表面に隣接するIgE抗体分子，とくにIL-3に活性化された分子を架橋して脱顆粒を起こさせる．脱顆粒で放出されたメディエーターは**即時型の気管**

支閉塞を引き起こす．さらにIL-5とエオタキシンによって好酸球が血流から血管壁へと吸着され，そこで種々のメディエーターが放出されて局所炎症を起こさせる．この好酸球性気管支炎はアレルギー性喘息と組織学的に同じであり，Th2細胞免疫応答が炎症を発症するだけではなく，平滑筋収縮を亢進させ，大量の粘液を生成して粘度を低下させる気管支過敏症に関連する．

F. 喘息による気管支の組織学的変化

　喘息による気管支の組織学的変化は，線毛機能およびクリアランスが低下した上皮損傷，気管支上皮基底膜域の肥厚，胚細胞数の増加を伴う．気管支腺の肥厚により粘度の高い粘液生成が増大し，好酸球浸潤，血管拡張，血管透過性亢進による気管支壁の炎症性浮腫，気管支平滑筋の肥大および収縮などがみられる．なお，喘息性気管支閉塞は，気管支収縮，粘度が高くなる粘液の増加，炎症性浮腫などが原因である．

復　習

第13講のあらまし

●小児アレルギーは，成長とともに呼吸器症状と皮膚症状が一定の関係で交替しながら発症して経過するアレルギーマーチを奏でることが知られている．
●母子免疫，授乳，両親の遺伝因子，生活習慣は小児アレルギーに影響を与える．
●小児アレルギーは，成長とともに免疫・内分泌・自律神経システムによって支配される．また，既往症，住居環境，ペットとの同居は小児アレルギーに影響する．
●気管支喘息の3分の1はⅠ型アレルギー，他の3分の1は外因性，残りは混合型である．

第14講 食物アレルギー・環境アレルギー・シックハウス

第14講のチェックポイント

- □ 食物アレルギー
- □ 食物障害の病型
- □ アレルギー様反応
- □ OASと花粉症
- □ 薬剤アレルギー
- □ シックハウス
- □ 食物アレルギー発現
- □ ディーゼル汚染
- □ 食物不耐性
- □ 血管性浮腫
- □ 環境汚染アレルギー
- □ 微粒子汚染物質
- □ SPMとDEP
- □ 食品アレルゲン
- □ 食物仮性アレルゲン
- □ ECP値

14.1 食物アレルギー

A. 食物アレルギー

a. 食物アレルギー： 原因食物の摂取後に免疫学的機作を介して生体にとって不利益な症状，すなわち，皮膚・粘膜・消化器・呼吸器のアレルギー症状やアナフィラキシーなどが惹起される現象を**食物アレルギー**とよんでいる．ここには，食中毒，食物毒性反応，仮性アレルゲン，酵素異常症などによる**食物不耐性**（food intolerance）は含まない．

b. 食物アレルギーの実態： EUをはじめとする先進諸国では，食物アレルギーは増加傾向にあり，フランスでは3～5％，アメリカでは3.5～4％が食物アレルギーであるという．日本の乳幼児では5～10％程度で加齢とともに減少するが，全年齢を通じて1～2％程度の食物アレルギーの有病率があるとされている．またI型アレルギーを発症した食物アレルゲン（原因食品）には，卵（29％），乳製品（23％），小麦（10％）などがあり，その他，大豆，そば，魚介類，果実などがある．そのアレルゲン成分については表14.1に掲げたが，これらのなかには共通の特定タンパク質が存在していることがわかる．

c. アレルギーを含む食品に関する表示： 食物中に含有されるアレルゲンについて，日本では2002年から食物アレルギーの頻度の多いものと重篤な症状を誘発する食品に対して，数 μg/g 以上でも含有している場合は表示が明記されるようになった．表14.2に『食品衛生法』2006年12月改正の省令/通知による規定を示した．なお食品の対象は容器包装された加工食品のみで，店頭販売品や外食は対象外である．

表 14.1 食物アレルゲン・食物仮性アレルゲン

1. アレルゲン	
卵白	オボアルブミン (Gal d 2), オボムコイド (Gal d 1), オボトランスフェリン (Gal d 3), オボムチン, リゾチーム (Gal d 4)
卵黄	リポビテリン (α, β), ホスビチン (α, β), アポビテリン I, アポビテリン IV, リベチン (α, β)
牛乳	カゼイン (αs, β, κ, γ), α-ラクトアルブミン, β-ラクトグロブリン, 血清アルブミン, 免疫グロブリン
大豆	Gly m 1, β-コングリシニン, グリシニン, Kunitz トリプシンインヒビター
米	グルテリン, グロブリン, アルブミン
小麦	アルブミン, 小麦胚芽アグルチニン, トリプシンインヒビター, グロブリン, グリアジン (α, β, γ, ω), グルテン
そば	トリプシンインヒビター
タラ	アレルゲン M (Gad c 1)
エビ	アンチゲン I, アンチゲン II (Pen a 1)
ピーナッツ	Ara h 1, Ara h 2
2. 仮性アレルゲン	
①薬理活性をもつ物質	
ヒスタミン	ホウレンソウ, トマト, トウモロコシ, 魚類
セロトニン	トマト, バナナ, キウイ, パイナップル
アセチルコリン	ナス, トマト, タケノコ, サトイモ, ヤマイモ, クワイ, マツタケ, そば
ニコチン	牛肉, 牛乳, ジャガイモ, トマト, イースト
チラミン	チーズ
カフェイン	コーヒー, ソフトドリンク類
テオブロミン	チョコレート, 紅茶
②サリチル酸化合物	トマト, キュウリ, ジャガイモ, イチゴ, リンゴなど
③食物添加物	
着色料	黄色 4 号, 黄色 5 号, 赤色 2 号, 赤色 102 号
保存料	安息香酸化合物, パラベン
酸化防止剤	亜硫酸化合物
漂白剤	亜硫酸水素ナトリウム
発色剤	亜硝酸塩
着香料	ベンジルアルコール

表 14.2 アレルギー物質を含む食品に関する表示（食品衛生法）

	特定原材料等の名称
表示業務	卵, 乳, 小麦, ソバ, 落花生, エビ, カニ
表示を奨励（任意表示）	アワビ, イカ, イクラ, オレンジ, キウイフルーツ, 牛肉, クルミ, サケ, サバ, ゼラチン, 大豆, 鶏肉, バナナ, 豚肉, マツタケ, モモ, ヤマイモ, リンゴ

アレルギー表示 Q & A : http://www.mhlw.go.jp

B. 食物障害の病型

　ヨーロッパアレルギー臨床免疫学会のガイドラインでは，食物によって引き起こされる生体に不利益な反応は，次の二群に分類している．

a. 毒性反応：すべてのヒトに起こる反応で食中毒などである．

b. 非毒性反応： 特異体質のヒトに起こる反応である．

ⅰ．**食物アレルギー：** 免疫学的な機作による反応で，IgE 依存性反応と IgE 非依存性反応がある．前者はいわゆるⅠ型アレルギー反応である．後者は IgE 抗体以外の Ig，または補体・免疫細胞の介在する反応である．これらの食物アレルギーによって惹起される臨床症状は，消化器・皮膚粘膜・呼吸器のアレルギー症状，さらには全身性アナフィラキシーなど多彩である．

ⅱ．**食物不耐症：** 薬理学的な食物不耐症には，サバ中毒における食品中アミンのような血管作動性物質に対するアレルギー様反応，代謝要因による乳糖不耐症など原因や機作の不確定な食物不耐性も含まれる．

C. 食物アレルギーの発現

a. 食物アレルギー反応： 食物アレルギー反応は IgE を介したⅠ型アレルギーである．これより頻度は低いが，血管炎・関節痛・下痢を伴うⅡ型・Ⅲ型アレルギーも発生する約 50％の患者は，最初の徴候や症状が皮膚に現れる．消化器と呼吸器に症状が現れる患者は約 20％である．

b. 食物アレルギー機作

ⅰ．**発生要因：** 遺伝的な体質（アトピーなど）のほか，さまざまな要因が感作，症状，徴候などの発生を促す．アレルゲンとなる物質に対する小腸浸透性は，小児が大きい．スパイスやアルコールなどの物質は吸収を促進する．

ⅱ．**発生機作：** 次のような場合がある．①感作の種類に関係なく，数分内に発生する．循環血中のマスト細胞や好塩基球からのヒスタミンなど血管作用物質放出によるⅠ型アレルギー反応であり，IgE を介した即時型アレルギーである．②特定の IgG 抗体または IgM 抗体と抗原間の相互作用による免疫複合体形成が血管や滑膜に損傷を与えるⅢ型アレルギー反応である．③消化管上皮，循環血中のＴ細胞を介したⅣ型アレルギー反応であり，遅延型アレルギーである．

ⅲ．**CLA とセレクチン：** とくに活性化Ｔ細胞が CLA（皮膚リンパ球抗原）を細胞上に発現し，皮膚血管内皮に存在する E-セレクチンと結合して移動浸潤することで食物性皮膚炎を誘発する．

c. 食物アレルギーの過程： 食物アレルギー発現の重要な段階は，タンパク質食材の吸収である．生体防御機構を回避したアレルゲンは消化管粘膜から吸収される．この段階では腸管関連リンパ組織のパイエル板表層面のＭ細胞に起こりやすい．胃酸分泌抑制作用の遮断，膵臓の機能障害によるタンパク質分解の低下，腸運動の障害，腸内菌叢の減少，腸管粘液産生の変化，分泌型 IgA 欠損，炎症性の腸障害など制御機構の阻害によって吸収が増大する場合がある．食物や防腐剤に対する臨床的な特徴は，さまざまな器官に影響を与える多様な徴候や症状を呈することである．すなわち，悪心，嘔吐，腹痛，下痢，口腔アレルギー症候群，蕁麻疹，鼻炎，喘息，頭痛，自律神経系などの神経系症状およびアナフィラキシーである．

d. 食物依存性運動誘発アナフィラキシー（FDEIAn：food dependent exercise induced anaphylaxis）：食物摂取後の運動，テニス，ランニング，スキー，バレーなどによって突然全身に蕁麻疹，血管性浮腫，皮膚紅潮などが出現し，続いて鼻炎，呼吸困難，血圧降下などから意識不明になることがある．初発年齢は小児から青少年に多いが，中高年や高齢者にも発症する．原因食物は，パン・米・そばなどの穀類，エビ・カニなどの魚介類，ブドウ・モモなどの果実，またセロリなどの蔬菜類の報告がある．

D. アレルギー様反応（仮性アレルギー反応）

非免疫性反応が食物アレルギーに似ている場合，これをアレルギー様反応（仮性アレルギー反応）という．おもな原因は酵素の欠損（ラクターゼ欠損による牛乳不耐性），プロスタグランジン合成の刺激または直接誘導（ソルビン酸やグルタミン酸化合物），中毒性で血管作動性の作用（サバなどの魚，赤ワイン，チーズなどの高濃度ヒスタミンやその他アミン類），メディエーターの誘導と放出（アスピリンや安息香酸化合物によるロイコトリエンの放出）である．

14.2 口腔アレルギー症候群（OAS）

口腔内のアレルギー反応である口腔アレルギー症候群（OAS；oral allergy syndrome）はきわめて多様で，吸入剤，食物，節足動物などのアレルゲンまたは歯科材料に対する局所反応がある．また，全身性アナフィラキシーを起こす場合がある．症例の多くはⅠ型IgE抗体を介した反応またはⅣ型アレルギー反応である．アレルギー性接触口内炎の場合はⅣ型アレルギーである．

A. OASの概要

口腔アレルギー症候群（OAS）は食物アレルギーの特殊型とされている．OASは吸入アレルゲンの花粉アレルゲンと摂食アレルゲンの食品アレルゲンの間で交差アレルギー反応を示す．吸入した花粉アレルゲンの気管経由，または皮膚・粘膜経由でアレルギー感作が成立して，その後，花粉アレルゲンとの交差する蔬菜や果実の摂取によってアレルギーが発症する．原因食品摂取後に口腔内に刺激感を覚えて咽喉頭に閉塞感を発現する粘膜症状を呈する．このような症状は，食物アレルギー，ラテックス・フルーツ症候群，また食物依存性運動誘発アナフィラキシーの症状でも同じである．

B. OASと花粉症合併症

日本におけるOASの疫学的な詳細は不明であるが，スギ花粉症患者では7〜16%，シラカンバ花粉症患者の約20%がOASである．ドイツではシラカンバ花粉症患者の約70%，ヨモギ花粉症患者の約20%がOASであるという．また

> **研究課題3**　図14.1
>
> 図に掲げたOASに関与しているアレルゲンの和名を記して，その交差反応について述べなさい．

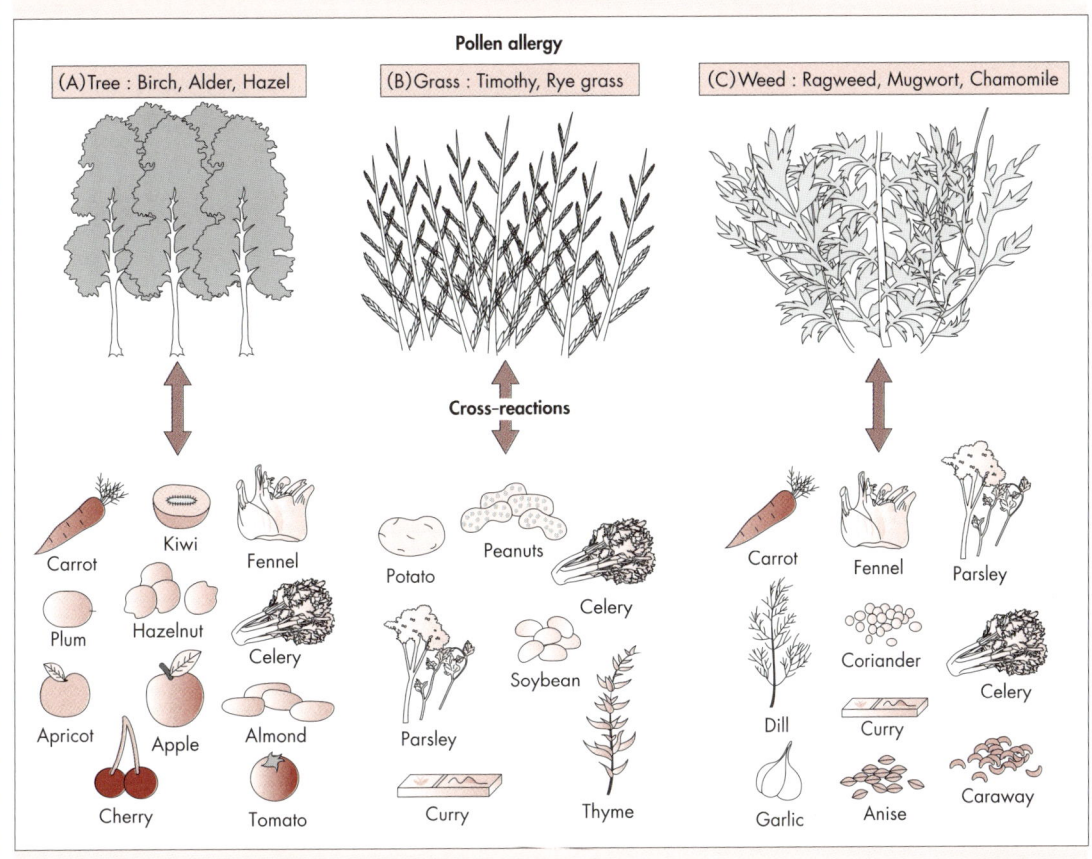

Pollen allergy

(A) Tree : Birch, Alder, Hazel
(B) Grass : Timothy, Rye grass
(C) Weed : Ragweed, Mugwort, Chamomile

Cross-reactions

(A): Carrot, Kiwi, Fennel, Plum, Hazelnut, Celery, Apricot, Apple, Almond, Cherry, Tomato

(B): Potato, Peanuts, Celery, Soybean, Parsley, Curry, Thyme

(C): Carrot, Fennel, Parsley, Dill, Coriander, Celery, Curry, Garlic, Anise, Caraway

解答はp.162

EU諸国では，シラカンバ花粉症患者の75％にリンゴとの交差OASが報告されている．OAS多発アレルゲンは，ナッツ，リンゴ，サクランボ，プラム，モモ，セロリ，ジャガイモ，それらの類似食物であるという．OASアレルゲンの多くは熱に不安定であるため缶ジュースや菓子材料などではアレルギー反応はない．図14.1（**研究課題3**）にOASに関与するアレルゲンをあげた．

C. OASの症状

a. OASの臨床症状

OASの臨床的な症状は，口腔内および鼻咽頭の粘膜組織に限局される．

i．主　訴：多くは灼熱感，疼痛，乾燥，味覚異常，球性感覚，嚥下困難，嚥下障害，発声障害，咳，咳の発作感である．慢性アレルギー反応患者ではときに扁桃またはアデノイドが肥大する．

ⅱ．**重　症**：舌・喉頭基部に重篤な浮腫を呈して呼吸障害を引き起こし，さらに唾液腺に腫脹が生じる．
ⅲ．**口腔内限局性**：OAS アレルゲンが腸管消化酵素に不安定であるために消化器障害は発現しがたいので口腔内に限局される．高齢者の OAS 発症頻度は少なく加齢に伴う OAS の寛解が示唆されている．

b. OAS の反応機作

反応機作：即時型アレルギー（Ⅰ型アレルギー）と遅延型アレルギー（Ⅳ型アレルギー）がある．即時型アレルギー（Ⅰ型アレルギー）では口蓋垂の浮腫を呈する光沢を帯びた浮腫性粘膜腫脹がみられる．また遅発型アレルギー（Ⅳ型アレルギー）では，口内炎または歯肉炎でより好発し，紅斑，糜爛，プラーク浸潤もみられる．

14.3 薬剤アレルギー

　薬剤に対する反応は臨床上の診断が非常に困難でしかも頻出する症例である．1週間の入院患者のうち約 20％が薬剤の副作用を経験している．

A. 薬剤アレルギーの背景

　一部の薬剤は局所投与および全身投与のいずれの場合にもさまざまな副作用を誘発する．このような副作用はほぼ非免疫性で，たんに薬剤の毒性または薬剤代謝に必要な酵素が減少，欠如し，薬理学的に不耐性になっていると思われる．アレルギー様反応では，筋弛緩剤やアヘン製剤などの薬剤はマスト細胞顆粒からヒスタミンなどを放出する．

a. 薬剤アレルギー
成人は薬剤服用の機会が多く，小児よりも薬剤アレルギーを起こしやすい．薬剤アレルギーでは薬剤の連用が多く交差反応もある．

b. リスク要因
薬剤アレルギーのリスクは，複数の薬剤服用では年齢による薬効，薬物動態，免疫欠如などの要因が影響する．またアレルギー反応を誘導しやすい薬剤は，異種血清・アレルゲンエキス・ワクチン・酵素などの異種タンパク質，鎮痛薬・ペニシリンやサルファ剤などの抗生物質系の薬剤である．

c. 薬剤アレルギーの臨床
一般的な薬疹は斑状丘疹性発疹である．蕁麻疹，喘息，アナフィラキシーなど，IgE 抗体を介した反応によくみられる．重度の皮膚反応になると多様な多形性紅斑や中毒性表皮壊死症がある．中毒性表皮壊死症の致死率は約 30％である．これらを誘発する薬剤として，サルファ剤，フェニトイン，カルバマゼピン，バルビツール剤などがある．

B. 薬剤アレルギーの誘因と機作

一般的な誘因には，タンパク質，タンパク質に結合するハプテンとしての低分子量物質，防腐剤や染料，ワクチン中の卵白などの不純物などがある．

a. I型薬剤アレルギー反応： 多価のタンパク質-薬物複合体は，マスト細胞や好塩基球と結合したIgE抗体どうしを架橋結合し，メディエーターの放出とロイコトリエン合成を誘導する．症状や徴候として，喘息，蕁麻疹，血管性浮腫を起こすほかにアナフィラキシーを誘発することもある．おもな原因薬剤には，βラクタム系抗生剤，サルファ剤，ピラゾロン，異種タンパク質などがある．

b. II型薬剤アレルギー反応： 薬剤特異的な抗体が薬剤の細胞結合体と反応するか，もしくは自己抗体として作用して自己のタンパク質と交差反応する．よくみられる生体反応には溶血性貧血や血小板減少症がある．原因となるおもな薬剤は，キニーネ，キニジン，ベンゾジアゼピン，インドメタシン，サルファ剤，ペニシリン代謝物などである．頻度は低いが，まれにフェノチアジンやヘパリンも原因となる．

c. III型薬剤アレルギー反応： 薬剤と特定の抗体が結合した循環血中の免疫複合体が血管炎を伴う血清病様反応を引き起こす．生体症状として，発熱，関節痛，紫斑，腎疾患，浮腫などが認められる．**アルサス反応**は，この局所型である．おもな原因となる薬剤には，ベンゾチアジアジン，インドメタシン，サルファ剤，金製剤，ペニシリン注射など，また動物血清・臓器エキス・血漿製剤などのタンパク質注射などがある．

d. IV型薬剤アレルギー反応： 斑点状皮疹や皮膚炎は細胞を介した皮膚反応で，誘因となりうる物質は多種多様である．IV型薬剤アレルギー反応の特殊な例は，ペニシリンやその誘導体による斑状丘疹性皮疹，抗痙攣薬やACE阻害薬による偽性リンパ腫，プロメタジンや脂質降下薬による光アレルギー性皮膚炎などである．

14.4 環境汚染アレルギー

A. 環境汚染の型別

環境汚染は大きく2つに分類される．

a. I型環境汚染： 硫黄や二酸化硫黄などの一次的汚染物質である化学物質で欧州に多く発生する．これらの物質は気道を刺激して上下呼吸器管感染の発症を増加させる．

b. II型環境汚染： 亜酸化窒素，一酸化炭素，酸素などの酸化物や揮発性有機化合物などが二次的汚染物質となる．II型は自動車関連が多く，I型汚染粒子と比べて感知するのは困難である．II型汚染は先進諸国大都市圏に多く，アレルギーとの関連が深い．

B. 微粒子汚染物質

　一定のサイズより小さな微粒子のみが吸入される．鼻呼吸では，微粒子の最大サイズは1 μm で，口呼吸で吸入されるサイズの5倍である．雑多な粒子複合体である SPM（浮遊微粒子状物質：suspended particulate matter）の35～80%はディーゼル車の排出する DEP（diesel-exhaust particulates：ディーゼル排出微粒子）であるとされる．

a. ディーゼル汚染： ディーゼルエンジンは超微粒子を放散する．花粉などのアレルゲンと超微粒子を吸入した生体では，T細胞・単球・マクロファージなどの浸潤性の炎症性免疫細胞数の増加，サイトカイン生成の増大，IgE 抗体生成ならびにB細胞への直接的影響の増大，ディーゼル排気ガス内の多環芳香族炭化水素を含むアレルゲンによる IgE 抗体の生成増強反応の増加が起こる．

b. 硫黄化合物および窒素化合物： SO_2 および NO_x を吸入した生体では，炎症メディエーターの生成を増加させると同時にマスト細胞数，T細胞数，B細胞数も増加する．これらの物質は喘息発作の引きがねや増悪因子にもなる．鼻アレルギー患者が排気ガスや関連アレルゲンの日常的な誘発を受けると鼻分泌物中の好酸球から放出されるメディエーターである ECP の値が明らかに上昇する．これは NO_2 がアトピー患者の好中球に刺激を与えることを示唆している．

c. オゾン： オゾンもまたアレルギー反応を変化させる．空気中の値が180 μm/m^3 であればストレスが負荷されても呼吸器粘膜の透過性が増大するという．気管はその影響を受けやすく気管支過敏症を起こす．前述のオゾン値に暴露した非喘息性の鼻アレルギー患者は肺症状を呈する場合があるという．

C. アレルゲンとの相互作用

　汚染物質は花粉などのアレルゲンと固く結合して，構造的に多型化して機能的な変化を誘導する．さらに植物はそれ自体が影響を受ける．II型環境汚染地域の樹木花粉はアレルゲンを多く放散する．さらに花粉粒子は気圧の関係で破裂して硫黄化合物やディーゼル排出微粒子などのI型環境汚染物質と結合して呼吸器管に深刻な健康被害を与える．この現象は稲妻や雷を伴う嵐などの異常な気象条件後に多くみられる現象であるという．

14.5　シックハウス

　先進諸国では人々は95%の時間を屋内で過ごすという．アレルギー性疾患の大気汚染の影響を評価するためには室内の空気の質に注意する．医学的に定義された病名ではないが，建物の空気などの汚染によって起こるさまざまな体調不良の総称をシックハウス症候群とよぶことがある．本節ではこのような症候群のなかのアレルギー性疾患をシックハウスアレルギーとしてとり扱う．

A. 屋内生活の環境

　衣類を着用している場合，人間は室内温度 19 〜 24℃，相対湿度 30 〜 70% がもっとも快適と感じる．屋内の空気は近隣屋外の空気の質や個々の要因によって異なる．冷暖房・換気・除湿システムの種類とその使用，電気・ガス器具の設置，喫煙，建築資材，建物の維持管理など多種多様な条件がある．とくに建築材の断熱性改善による室内気密性の増大はエネルギー効率が上昇するとともに人体に有害な物質やアレルゲンの蓄積が増加する．先進諸国で起きた過去のエネルギー危機以来，新築や改築建造物の新鮮な空気循環は 10 分の 1 に低下したという．屋内の汚染物質は外気よりも高く，CO_2，CO，NO_2，有機物質が高濃度で検出される．

B. 屋内の汚染物質

a. 建築資材： 屋外汚染物質に加えて屋内汚染物質のおもな原因は，木材，樹木防腐剤，発泡断熱材などの断熱材や床剤，壁紙，ファブリックレザー，接着剤などの建築資材の使用材料や化学物質である．これらの 10 〜 30 種類は空気中 300 $\mu g/m^3$ であれば正常な空気として受け入れられる．しかし，ホルムアルデヒドを含んだ古い合板，テルペン軟木材，床剤，家具などが問題となる．最近では室内に設置されている電気暖房器，加湿器，空気清浄機などからの化学物質の放散放出も健康被害の原因として注目を浴びている．

b. 健康への影響： 汚染物質やその値によって健康被害は大きく異なるが，不快と感じる一般的なレベルから明らかな中毒まで多様である．内部の空気汚染物質およびヒトの反応をもとに診断は 2 種類に分けられる．

ⅰ．**建物シック症候群：** ひとつの建物にいる多数の人間に同様の症状が現れるが，特異的な毒物は検出されない建物シック症候群である．

ⅱ．**多重化学物質過敏症候群：** 1 人の人間が多種の汚染物質に反応する**多重化学物質過敏症候群**である．注意すべき点として，いずれもヒステリーの一環と考えられる場合もある．タバコは屋内汚染物質として重要であるが制御可能である．受動喫煙は小児アレルギーの原因として注目されている．

C. シックハウスアレルギー

　室内でもっとも好発するシックハウスアレルギーは，ハウスダスト，ダニ，動物の被毛，カビ，微生物によって誘発される．さらに，テルペン，ホルムアルデヒド，アクリル酸塩などの化学物質は，アレルギー性接触皮膚炎やアレルギー性気管支喘息の原因となり毒性を現す．家内に生息するおもな常在微生物叢は居住者自身である．呼気中の細菌やウイルスは室内空気中で比較的長い期間生存し，エアコンや加湿器のフィルターには微生物が集まり増殖する．新鮮な空気をとり入れず大量の空気を循環させるこれらの器材には問題が多く，管理が不適切であ

ればなおさらである．室内のカビなどの増殖や発生を防ぐためには，通気性をよくして湿度を制御することが望ましい．

商業ビルで冷暖房装置が週末停止するため生じる現象を**月曜朝病**という．装置を月曜の朝に作動させると，従業員にアレルギー反応がより目立って現れる．これは粒子が装置内にたまり，作動時に突然循環空気中に吐き出されるためである．

復　習

第14講のあらまし

- 食物アレルギーとは，原因食物の摂取後に免疫学的機作を介して生体にとり，不利益な症状を皮膚・粘膜・消化器・呼吸器に呈するか，全身性アナフィラキシーなどを惹起する現象である．
- 日本では2002年から食物中に含有される**アレルゲン**について，アレルギー頻度の多いもの，重篤な症状を誘発する食品の表示が義務づけられた．なお食品の対象は，容器包装された加工品のみで店頭販売品や外食は対象外である．
- **生体酵素欠損**，**プロスタグランジン合成刺激**や直接誘導，血管作動性の作用，メディエーター誘導と放出などによる**食物アレルギー**に類似の症状をアレルギー様反応または仮性アレルギー反応とよぶ．
- 口腔アレルギー症候群（**OAS**）は，吸入剤，食物，節足動物によるアレルゲンや歯科材料の局所反応で，その多くはⅠ型IgE抗体を介する反応かⅣ型アレルギー反応である．
- **環境汚染**によるアレルギーは，硫黄や二酸化硫黄などの一次的汚染物質によるⅠ型環境汚染と亜酸化窒素や一酸化炭素などの酸化物や揮発性有機化合物などが二次的汚染物質となるⅡ型環境汚染がある．SPMとよばれる粒子汚染物質の35〜80％がディーゼル車の排出するDEPといわれる．
- 木材，防腐剤，発泡断熱材，壁紙，接着剤などの屋内の建築資材，また家庭用電化製品などには**ホルムアルデヒド**をはじめとする有害揮発成分が含有することがある．このような有害物質により，建物シック症候群，多重化学物質過敏症候群が発症する．
- **シックハウスアレルギー**は，ハウスダスト，ダニ，動物の被毛，カビなどをアレルゲンとして発症する．

第15講 職業アレルギー・心理免疫アレルギー

第15講のチェックポイント

- ☐職業性アレルギー ☐接触蕁麻疹（じんましん） ☐刺激性植物 ☐生体ネットワーク
- ☐MSIS ☐接触皮膚炎 ☐交感神経 ☐副交感神経
- ☐恒常性 ☐自律神経 ☐高リスク職業 ☐ストレス
- ☐ヒスタミン ☐作業関連アレルギー ☐音楽療法 ☐PNI

15.1 職業性アレルギー

　職業性アレルギー（occupational allergy）は特定の職業に従事して特定のアレルゲンに暴露され，過剰な免疫応答を引き起こす症状である．この疾患ではアレルゲンの暴露後，一定期間を経てからも発症することがある．また特定アレルゲンの存在する職場や作業環境から離脱すると一時的に症状は軽快し消失するが，再暴露されると症状が再現することも多い．またアレルゲン暴露から離脱しても症状が変化せず悪化することもある．このような多様な事例から，職業アレルギーを**作業関連アレルギー**（work-related disease）として把握する見解もある．この職業性アレルギー性疾患には，皮膚炎，鼻炎（鼻アレルギー），過敏性肺炎，気管支喘息などがある．表15.1に原因アレルゲンと職業・作業について示す．

表15.1　原因アレルゲンと職業・作業

原因アレルゲン	職業・作業
ラテックス	医療従事者で医療用ゴム手袋使用者
化粧品・香料・ラテックス	理容師，美容師
ニッケル，クロム，プラチナ塩	宝飾業，メッキ業
コバルト，ニッケル	合金製造業
アラビアゴム	印刷業
抗菌剤，胃腸薬など薬剤粉末	薬局調剤者，薬品製造者
穀類（そば粉，小麦粉など），大豆，コーヒー	製麺業，製菓業
コンニャク	コンニャク製造業
桃，菊などの花粉	生花業
昆虫羽毛，虫体成分など	農業従事者
動物毛，尿など	獣医，動物飼育者
ホヤ成分	真珠・カキ養殖業者
麹（こうじ）	醸造業者

A. 職業性接触皮膚炎

a. 接触皮膚炎の病型
ⅰ．**刺激性接触皮膚炎**：非アレルギー性接触皮膚炎である．急性中毒タイプで発赤，膿疱，糜爛，潰瘍など非湿疹病変を呈する刺激反応および慢性中毒タイプで，過角化，肥厚，亀裂などの湿疹病変を呈する刺激反応に区分される．
ⅱ．**アレルギー性接触皮膚炎**：多くは湿疹タイプでTh1細胞が介在するⅣ型アレルギー（遅延型アレルギー）である．また苔癬タイプでTh1細胞とTc細胞が介在するⅡ型アレルギーもある．なお，**膨疹紅斑反応**とよばれる皮膚炎もアレルギー性の**接触蕁麻疹**でIgE伝達性反応である．

b. 臨床的特徴
職業性接触皮膚炎は，通常，急性または蓄積性の慢性的な接触皮膚炎である．アレルゲンとの接触が避けられない労働者ではとくに高リスクで，手作業が必要な職業では**アレルギー性接触皮膚炎**は職業病のなかで最多の疾患とされている．

c. 高リスク職業
アレルギー性接触皮膚炎の高リスクと認定された職業は，美容師，理容師，医療従事者，石工業，製パン業，食肉業，園芸師，生花業，その他の手作業者などである．

　美容師・理容師は，水溶性石鹸やシャンプーにほぼ日常的に暴露する．とくにアトピー性皮膚炎では，不適切なスキンケアをした場合に蓄積性毒性皮膚炎をもたらす．また，ニッケル，黒色染料，ゴム成分に感作しやすくなる．

　医療従事者は，頻繁な手の洗浄および消毒によって発症し，手を念入りに洗い流さず乾燥する前に手袋を着用するなどの注意の欠落によって発症が増幅される．この密閉下で毒性物質へ暴露すると蓄積性毒性皮膚炎を引き起こし感作が加速される．天然ラテックス，消毒薬，香料，医薬品などが高リスクである．

　建設・金属産業従事者は，セメント，接着剤，油脂などの接触で手掌にダメージを与えられる．もっとも多い接触性アレルゲンは重クロム酸塩と塩化コバルトである．これらのアレルゲンは防腐剤として，また油脂，滑剤，精製木材，皮革製品などに広く使用されており，従事者にとって回避はほぼ不可能である．

　園芸師・生花業者は，刺激性植物物質への暴露と同時に手掌が高頻度で湿潤する複合的リスクがある．アレルゲンには，マリーゴールドやナツシロギクなどのキク科植物，チューリップ，サクラソウ（おもなアレルゲンはプリミン）などが多い．また，カモミール，バニラ，シナモン，月桂樹オイルなどにアレルギーを示す者もいる．これらのアレルゲンの多くは，自然派クリームや軟膏に含まれる植物性製品として広く一般に目にするものでもある．

　製パン業者は，湿度への暴露と乾燥を促す小麦粉との接触により皮膚がダメージを受ける．香料，防腐剤，スパイス，小麦粉中の重クロム酸塩などに感作される．

B. 職業性呼吸器疾患

病因と疫学：職業性呼吸器疾患は，アレルゲン，刺激物質，毒性物質の吸入によって発症する．鼻アレルギーなどのアレルギー性閉塞性疾患は同じ範疇とする．イソシアネート起因性呼吸器疾患は大部分が喘息であるが肺胞炎もみられる．多くの反応は刺激性で 10 ～ 20% はアレルギーに起因する．喘息に対して 250 種類以上の職業性誘引因子がこれまでに判明している．とくに問題となる物質は，酵素，穀類，プラチナ塩，毛皮産業における p-フェニレンジアミンなどである．ポリウレタン樹脂製造用のイソシアネート類の **TDI**（toluene diisocyanate），**MDI**（methylene diphenyl isocyanate），**HDI**（hexamethylene diisocyanate），**NDI**（naphtylene diiscyanate）の吸入がイソシアネート製造業や自動車塗装業では職業性喘息の原因に，また低分子 1000 kD 以下の **MSIS**（micromolecular substances having both irritating and sensitizing properties）がセメント製造業，化粧品製造販売業，陶器製造業，毛皮販売業などで職業性喘息の抗原となる．なお EU 諸国では，製パン業者における喘息や鼻炎は症例の 50% を占めるという．暴露頻度とアレルギー誘引度との関係が高いことが示唆され，職場の空気が 1 ～ 2 mg/m^3 以上の小麦粉濃度を示した場合，感作率は有意に上昇する．

15.2 アレルギーと心理

A. 感情的要因

感情的要因はアレルギー性疾患では大きな意味をもつ．たとえば，恐怖，興奮，怒り，不安，落胆，罪悪感，失敗を恐れる感情は**ヒスタミン**の放出を刺激する．逆にアレルギー性疾患も患者の感情へ影響を与える．患者，家族，医師にとってアレルギー性疾患か感情的動揺のどちらが先に現れるかを知ることは大変むずかしい課題である．

B. 生体ネットワーク

免疫システムはヒトの生体防御としての役割のみならず，神経システムや内分泌システムとともに生体機能の恒常性（homeostasis）を維持しているシステムである（第 1 講参照）．したがって，これらのシステムは生体内でネットワークを形成して相互に関連し共通の情報を伝達している．たとえば，免疫細胞の挙動は自律神経による調節を受けているが，ミエロイド系細胞（好中球，好塩基球，好酸性球，単球など）は**交感神経**による調節を受けており，またリンパ系細胞（T細胞やB細胞など）は**副交感神経**による調節を受けているという．

C. 心理神経免疫学

心理神経免疫学（PNI；psychoneuroimmunology）は1960年代にUCLAやUCSFなどでストレスと免疫機能の研究にはじまり，現在では免疫と心理的関係に関する境界領域の研究分野として拡大している．アメリカUCLAやロチェスター大学のPNI研究センター，またオランダのユトレヒト大学などに研究所や研究講座が設置されている．

D. 心身の症状

a. 皮膚疾患の心理： 皮膚疾患をもつ者は美観と先入観の烙印を与えられる恐れがあるという心理的圧迫がある．皮膚表面の病変は患者自身に羞恥心や困惑を与える．他人が接触すると同じ疾患になるという誤解や凝視，また皮膚病変に関する言動などの心理的影響は大きい．皮膚疾患が急激に広がると，かゆみや疼痛または関連する消化器・呼吸器障害を惹起するなど，**感情的負荷**はさらに増大する．患者の不安や自信喪失は人間関係や疾患予後に悪影響を及ぼす行動となる．アレルギー性疾患への感情的反応と感情的要因によるアレルギーの徴候症状の悪化との関係は悪循環となる．頻出するアレルギーによる社会的問題は患者の生活のみならず，配偶者・家族も避けられない問題である．過剰なストレスや責任感によるアレルギー性疾患の増悪に対する恐怖感は本来の正常な生理機能損失をも招く．ストレスは本来のストレス性障害をはるかに上回ることもある．アレルギー忌避感が増大すると患者は自己の皮膚障害や感情的問題にとりくむ能動性を失い，社会的活動も受動的になる．

b. 心理的問題： アレルギー性疾患に対する心理的問題には，うつ反応，恐怖，社会共存の欠如などがある．アレルギー患者の悩みを緩和や心地いい刺激で代償しようと日常の接触を誘導する．この過程が長いほど家族や友人に対して要求が

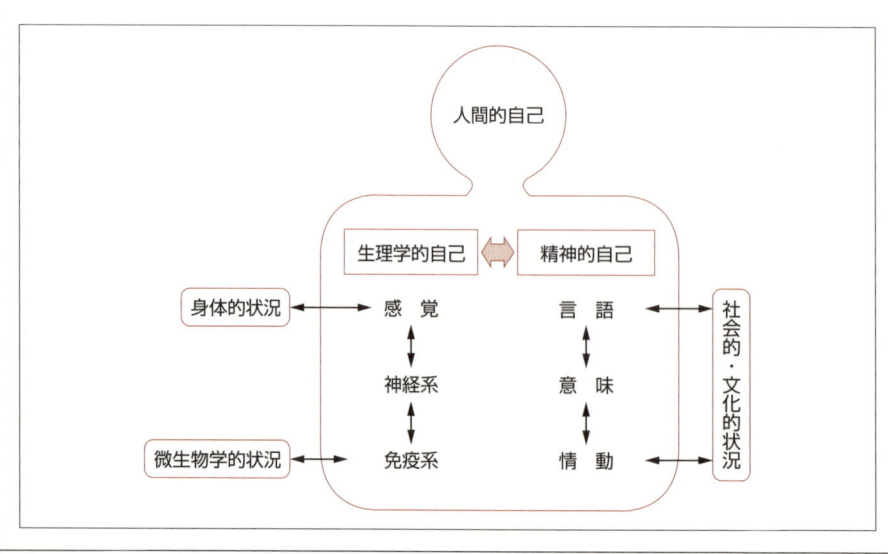

図15.1　心理的および生理的側面の相互関係モデル

強くなるため，ときには患者から遠ざかったり，患者を敬遠したりする態度が見受けられる．このような周囲の反応は，患者自身の罪悪感を強める．

c. 生理的要因と心理免疫： 図 15.1 に示したような感情から神経システムへまた言語表現から行動へと生体の内部環境の恒常性との関連性が重要である．

E. 瘙痒症

入眠時，忍耐，怒り，感情的ストレスによって瘙痒感が増大する傾向がある．これらすべての状況下で緊張度が増加してかゆみを増悪させる．**慢性瘙痒症**は睡眠障害，イライラ感，集中力の欠如が出現する．瘙痒症は節足動物による刺咬などの一過性のものより耐えがたい．いつ発作がくるのか，それが短期で寛解するのか否か不明である．慢性瘙痒症における感情的ストレスは想像しがたい心理的葛藤が多い．皮膚が正常な者でもノミやダニの寄生を他人に話す際にはかゆみを訴えるように，感情は患者の瘙痒感にも影響する．

F. 心理的診断

アレルギー性疾患は，何がストレスを生じさせているか？　いかに管理しているか？　を明確に把握しなければならない．加えて，どこで支援するか？　どこに問題があるか？　より適切に管理されているか？　など，家族・配偶者・友人・同僚たちの対応も観察評価する．多くの症例では慢性皮膚疾患によるうつ反応が認められ，皮膚が良好なときですら患者は常に次の発作や新しいアレルゲンに対する感作，または他の疾患を恐れることも多い．アレルギー問題におけるコントロールが困難な恐怖感は恒常的な不安を導く．

G. アレルギー小児心理

乳幼児期や小児期では母親対子どもの関係は，しばしば子どものアレルギー性疾患によってゆがめられる．反対に子どもは**スキンシップ**を望むが，かゆみ，灼熱感，疼痛の引きがねが温度であるときには接触すると不快に感じる．子どもの敬遠反応は，母親の罪悪感・不安・無力感を増す結果となり，次の代償行動がある．たとえば，制限が多く不必要な食事療法を妄信する儀式的ともいえる治療を行う，**寛容依存**が強まり子どもが傍若無人に振る舞う，過度の予防行動をとるなどである．これらの行動が親子との関係に悪影響を与え，兄弟間の関係をも緊張させる．家族のストレスは悪循環を招き，小児自身はよりひっかき行動をくり返して注意をひこうとする．医学的また心理的支援が必要で子どもが正常に成育できるように生活全体の支援指導が必須である．

H. 治療

複合的状況を管理するためには，担当医師の指示に従わなければならない．もちろん，多くの人々の関心や支援が必要である．担当医が支援を求めるならば，

他の医師，**心理専門家**，管理栄養士，職業アドバイザーなどのリストアップをすることが理想的である．

a．免疫疾患の音楽療法： 古くギリシャのピタゴラスからはじまるとされる音楽による疾病治療は，現在，欧米を中心に多くの疾病に対して行われている．これは**音楽療法**（music therapy）とよばれており，娯楽性が高いが，音楽鑑賞とは異なり，医学的な立場から疾病の治療や予防をする明確な目的で行われるものである．和合（参考文献 33）によると，音楽療法は，精神科，心療内科，ホスピスなどの多くの医療分野で導入されており，音楽を聴く**受動的音楽療法**（静的音楽療法）と演奏や唱和などの**能動的音楽療法**（動的音楽療法）がある．免疫疾患に対しての治療効果は，外耳から聞こえる音楽の音色，音程または周波数などから構成される音波が効果を発現する．音波はヒトの聴神経から聴覚中枢，そして延髄の自律神経システムに至り，やがて免疫システムに伝達される．ある音波では顔面神経や舌咽神経を刺激して唾液や涙汁の分泌が促進するとともに分泌液中のリゾチームや IgA などの液性免疫物質が増加する．さらに**副交感神経**を刺激して，リンパ系細胞の機能回復や NK 細胞数が増加する．

b．モーツァルトの曲による免疫疾患の予防： よく知られているようにモーツァルト（Wolfgang Amadeus Mozart：1756～1791）は 18 世紀のオーストリアの作曲家である．彼の曲には音楽療法に適している 3500 Hz 以上の高周波が多く含まれており，とくに免疫システムを調節している神経系を刺激する．モーツァルトの音楽には，**自律神経**を呼び起こして神経を刺激し，緊張をほぐして感覚を安定化させる効果があるという．このような音楽療法はアレルギーや自己免疫疾患などに対する予防治療として用いられている．和合（参考文献 33）によると効果的な聴き方は，1 日 2，3 回，1 回あたり 30 分程度を朝夕または就寝前に聴くのがよく，さらに聴く前にコップ 1 杯の水やミネラルウォーターを飲み，深呼吸をすると血行がよくなり効果的であるという．

復習

第 15 講のあらまし

- **職業性アレルギー**は，特定の職業に従事して特定のアレルゲンに暴露され過剰な免疫応答を発現する症状である．手のひらの**アレルギー性接触皮膚炎**と有毒ガスによる**気管支喘息**が多い．
- **感情的要因**はアレルギー性疾患では重要な意味をもつ．免疫システムは生体防御としての役割のみならず，自律神経系や内分泌系とともに生体の恒常性を維持している．したがって，この**生体ネットワーク**の正常な機能の保持こそがアレルギー性疾患の治療の基本であると考えられる．

研究課題 解答アドバイス

研究課題 1
図（図 4.4）は獲得免疫システムの抗原認識である．用語を和訳して説明しなさい．

●図を左側から読んでみよう！

　Antigen-presenting cell（抗原提示細胞：APC）は Class II MHC（MHC クラス II 分子）で提示された Antigen（抗原）を認識する．抗原（Antigen）は抗原に特異性のある TCR（T 細胞レセプター：T cell receptor）よって認識される．そして Helper T cell（ヘルパー T 細胞）は，生理活性物質サイトカインの 1 種である IL-2（インターロイキン-2：interleukin-2）を分泌し，IL-2R（インターロイキン-2 レセプター：interleukin-2 receptor）を介して活性化する．また Helper T cell（ヘルパー T 細胞）上の CD4 は MHC クラス II 分子（Class II MHC）を活性化し，さらに Antigen-presenting cell（抗原提示細胞）上の B7 と Helper T cell（ヘルパー T 細胞）上の CD28 が 2 つの細胞の安定化を行う．

　Virus-infected cell（ウイルスに感染した細胞）は Class I MHC（MHC クラス I 分子）で提示されている．ウイルスに感染した細胞（Virus-infected cell）は TCR（T 細胞レセプター：T cell receptor）に認識され，HelperT cell（ヘルパー T 細胞）から産生された生理活性物質サイトカインである IL-2（インターロイキン-2：interleukin-2）は IL-2R（インターロイキン-2 レセプター：interleukin-2 receptor）を介して Cytotoxic T cell（キラー T 細胞）をウイルスに感染した細胞（Virus-infected cell）を殺滅するために活性化する．CD8 は Class I MHC（MHC クラス I 分子）上のタンパク質 β_2MG（β_2 ミクログロブリン）に刺激を与えて活性化する

＊　CD4，CD28 はヘルパー T 細胞表面の抗原マーカー，共刺激因子．B7 は B 細胞表面の抗原マーカー，共刺激因子，CD80 ともいう．

研究課題 2
図（図 6.1）は病原微生物の免疫認識について述べたものである．これらの用語について調べなさい．

●図の右側から読んでみよう！

左　列：Bacteria DNA（細菌 DNA），Mycobacteria（結核菌），Gram positive bacteria (*Streptococcus*)（グラム陽性菌：【例】レンサ球菌），Gram negative bacteria (*Salmonella*)（グラム陰性菌：【例】サルモネラ），Yeast (*candida etc*)（酵母：【例】カンジダなど）．

中　列：PAMPs（病原体関連分子パターン：pathogen-associated molecular patterns），CpG（細菌由来 DNA のこと．シトシンとグアニンの非メチル化配列：unmethylated pairs of cytosine and guanosine dinucleotides)，LPS（細菌体成分のこと．リポ多糖体：lipopolysaccharide），Lipoprotein（細菌菌体成分：リポタンパク質），Peptidoglycans（細菌体表層成分：ペプチドグルカン），Lipoarabinomannan（菌体成分：リポアラビノマンナン），Mannan（酵母成分：マンナン），Zymosan（酵母成分：チモサン）．

右　列：Toll-like-receptor（Toll 様レセプター．toll は「おとり」という意味をもつ），scavenger receptor（マクロファージ上に存在すると考えられているレセプター．スカベンジャーレセプター．scavenger は「掃除屋」という意味をもつ），LBP (lipopolysaccharide-binding protein：リポ多糖結合タンパク質)，CD14（claster of differentiation 14：LPS レセプター：共刺激分子，マーカー抗原）Mannose-receptor（マンノースレセプター）．

研究課題3
図（図14.1）に掲げた OAS に関与しているアレルゲンの和名を記して，その交差反応について述べなさい．

樹木と果実，野菜，食品との交差反応
(A) 樹木：シラカンバ（Birch），ハンノキ（Alder），ハシバミ（Hazel）
ニンジン（Carrot），キウイ（Kiwi），フェンネル（Fennel），プラム（Plum），ヘーゼルナッツ（Hazelnuts），セロリ（Celery），アプリコット（Apricot），リンゴ（Apple），アーモンド（Almond），サクランボ（Cherry），トマト（Tomato），パセリ（Parsley）
(B) イネ科草類：チモシー（Timothy），ライグラス（Rye grass），
ジャガイモ（Potato），ピーナッツ（Peanuts），セロリ（Celery），パセリ（Parsley），大豆（Soybean），カレー（Curry），タイム（Thyme），
(C) キク科草類：ブタクサ（Ragweed），ヨモギ（Mugwort），カモミール（Chamomile）
ニンジン（Carrot），フェンネル（Fennel），パセリ（Parsley），デル（Dill），コリアンダー（Coriander），セロリ（Celery），ニンニク（Garlic），カレー（Curry），キャラウェイ（Caraway），アニス（Anis），

セルフチェック問題集

A. 選択問題
第Ⅰ部 生体防御・免疫システム 問題

設問 1 免疫システムに関する問題である．正しい組み合わせはどれか．
 a：自然免疫は母親から受け継がれる先天的な非特異的防御機構である．
 b：自然免疫は個人の成長とともに発達するので後天免疫ともよばれている．
 c：獲得免疫は母親から受け継がれる先天的な特異的防御機構である．
 d：獲得免疫は免疫記憶をもっているのでワクチンに応用される．
 e：獲得免疫は生物がすべて保持している生体の特異的防御機構である．
 問 (1) aとb (2) cとe (3) aとd (4) bとd 　　答え＿＿＿＿＿

設問 2 免疫システムに関する問題である．誤っている組み合わせはどれか．
 a：自然免疫は体表組織や正常菌叢，補体などが作用する非特異的防御機構である．
 b：自然免疫は病原体に感染した場合に抗体が産生されて防御する免疫機構である．
 c：自然免疫は貪食細胞やNK細胞などの免疫細胞が作用する非特異的防御機構である．
 d：獲得免疫はTリンパ球やBリンパ球が作用する特異的防御機構である．
 e：獲得免疫は異物が生体内に侵入すると即時にこれを殺滅する特異的防御機構である．
 問 (1) aとb (2) cとe (3) aとd (4) bとe 　　答え＿＿＿＿＿

設問 3 免疫システムに関する問題である．正しい組み合わせはどれか
 a：予防注射は予防接種，ワクチン接種ともよばれる，免疫応答を応用した予防法である．
 b：ヒト天然痘の膿をヒトに接種した人痘接種法は日本では利用されなかった．
 c：牛痘の膿や痂皮をヒトに接種した牛痘接種法は免疫応答を利用した予防法である．
 d：イギリスのジェンナーは牛痘患者の膿を子どもに接種して天然痘予防法を確立した．
 e：イギリスのジェンナーはヒト天然痘の膿を子どもに接種して天然痘予防法を確立した．
 問 (1) aとc (2) cとe (3) aとe (4) bとd 　　答え＿＿＿＿＿

設問 4 免疫系の細胞に関する問題である．正しい組み合わせはどれか．
 a：形質細胞は抗原の提示を行う．
 b：マスト細胞はヒスタミンの分泌を行う．
 c：マクロファージは抗体の分泌を行う．
 d：好塩基球はアレルギーに関係する．
 e：好中球はリンパ球の一種である．
 問 (1) aとb (2) cとe (3) bとc (4) bとd 　　答え＿＿＿＿＿

設問 5 自然免疫に関する問題である．誤っている組み合わせはどれか．
a：自然免疫は寒くて乾燥した気象条件では低下する．
b：自然免疫は老人になると強化される．
c：自然免疫は疲れても変化しない．
d：自然免疫は飢餓状態では低下する．
e：自然免疫はカルシウムやビタミンCの摂取が少ないと低下する．
問　(1) aとb　(2) cとe　(3) aとd　(4) bとc　　答え

設問 6 免疫に関する問題である．誤っている組み合わせはどれか．
a：免疫は微生物，花粉などの異物を防御する生体機能である．
b：免疫は好中球や好酸球の活動と関係している生体機能である．
c：免疫は病気の予防には関係しない生体機能である．
d：免疫は風邪の予防に関係している生体機能である．
e：免疫は好中球や好酸球などが関係していない生体機能である．
問　(1) aとb　(2) cとe　(3) aとd　(4) bとc　　答え

設問 7 生体防御に関する問題である．正しい組み合わせはどれか．
a：生体防御は栄養的要因に左右される生体機能である．
b：生体防御は栄養的要因に左右されない生体機能である．
c：生体防御は寒さに対して左右される生体機能である．
d：生体防御は寒さに対して左右されない生体機能である．
e：生体防御は乳幼児や加齢に関係しない生体機能である．
問　(1) aとc　(2) cとd　(3) aとd　(4) bとc　　答え

設問 8 免疫システムに関する問題である．正しい組み合わせはどれか．
a：液性免疫による免疫応答はTリンパ球による抗体の分泌が重要な機能である．
b：細胞性免疫による免疫応答では貪食細胞による抗原処理が発現する．
c：マクロファージはパターン認識レセプター（PRR）をもつ貪食細胞である．
d：MHCクラスI分子はすべての体細胞の表面に発現している．
e：自己と非自己の提示にはマクロファージの貪食作用が作用している．
問　(1) aとb　(2) bとd　(3) aとd　(4) cとe　　答え

設問 9 免疫担当細胞に関する問題である．誤っている組み合わせはどれか．
a：免疫細胞は赤血球のみで構成されている．
b：免疫細胞は血中に存在している．
c：免疫細胞にはTリンパ球，Bリンパ球が存在している．
d：免疫細胞はアレルギー応答には関係しない．
e：免疫細胞は花粉症の発現と関係している．
問　(1) aとb　(2) cとe　(3) aとd　(4) bとc　　答え

設問 10 免疫システムに関する問題である．正しい組み合わせはどれか．
a：自然免疫システムの病原体認識は特有の分子構造（PAMP）の認識で行われる．
b：獲得免疫システムの病原体認識は抗原の認識で行われる．
c：マクロファージはパターン認識レセプターをもつ貪食細胞である．
d：マクロファージは貪食作用をもつ貪食細胞ではない．
e：自然免疫システムではTリンパ球が作用している．
問　（1）aとb　（2）dとc　（3）aとe　（4）cとe　　　答え＿＿＿＿＿＿

設問 11 免疫担当細胞に関する問題である．正しい組み合わせはどれか．
a：Tリンパ球とT細胞は異なる性質を提示する．
b：B細胞はサイトカインによって形質細胞に変化して抗体を産生する．
c：多形核白血球には好中球，好塩基球，好酸球，マスト細胞（肥満細胞）がある．
d：皮膚のランゲルハンス細胞やリンパ節のベール細胞は樹状細胞であるが抗原提示細胞ではない．
e：貪食作用をもつマクロファージはヒトなどの脊椎動物にのみ存在する免疫細胞である．
問　（1）aとb　（2）cとd　（3）bとc　（4）cとe　　　答え＿＿＿＿＿＿

設問 12 免疫担当細胞に関する問題である．正しい組み合わせはどれか．
a：マクロファージは非特異的な異物認識を行う貪食細胞である．
b：貪食細胞の表層には異物認識を行うTLR（Toll様レセプター）をもっている．
c：皮膚のランゲルハンス細胞は樹状細胞のなかには含まれない．
d：多形核白血球である好中球，好酸球，単球などは貪食細胞ではない．
e：NK細胞は自然免疫には関与していない．
問　（1）aとb　（2）cとd　（3）aとc　（4）cとe　　　答え＿＿＿＿＿＿

設問 13 免疫担当細胞に関する問題である．正しい組み合わせはどれか．
a：T細胞は胸腺に由来していない免疫細胞である．
b：T細胞は細胞傷害性T細胞，ヘルパーT細胞にのみ区分される．
c：CD4 T細胞は機能的にはおもにヘルパーT細胞を刺激している．
d：CD8 T細胞はMHCクラスI分子に拘束されている．
e：ヘルパーT細胞はB細胞を活性化して抗体産生を促さない．
問　（1）aとb　（2）cとd　（3）aとc　（4）cとe　　　答え＿＿＿＿＿＿

設問 14 免疫担当細胞に関する問題である．正しい組み合わせはどれか．
a：細胞傷害性T細胞は病原菌や異物を標的にして破壊する．
b：NK細胞はマクロファージが産生するサイトカインによって活性化しない．
c：NKT細胞はNK細胞とT細胞の中間的な形質を示している．
d：T細胞は免疫器官である胸腺では分化・成熟しない．
e：T細胞にはT細胞レセプターがあるが，抗原提示細胞からの情報を受けとらない．
問　（1）aとb　（2）cとd　（3）aとc　（4）cとe　　　答え＿＿＿＿＿＿

設問 15 免疫システムに関する問題である．正しい組み合わせはどれか．
 a：自然免疫システムは体表バリア，免疫担当細胞，体液タンパク質で構成されている．
 b：体表バリアは皮膚，粘膜およびそのリンパ組織で構成されていない．
 c：体表バリアで重要なリンパ組織には SALT と MALT がある．
 d：皮膚のランゲルハンス細胞は樹状細胞のひとつではない．
 e：自然免疫に関与する体液タンパク質には補体システムは含まれていない．
 問 （1）aとb （2）cとd （3）aとc （4）cとe　　　　　答え

設問 16 免疫器官に関する問題である．正しい組み合わせはどれか．
 a：脾臓ではTリンパ球やBリンパ球が分化・成熟する．
 b：パイエル板は GALT（腸管関連リンパ組織）に属している免疫組織である．
 c：盲腸は消化管の一部であるが免疫器官のひとつではない．
 d：胸腺と骨髄は中枢リンパ器官，脾臓とリンパ系組織は末梢リンパ器官とよばれる．
 e：貪食作用をもつマクロファージはヒトなどの脊椎動物にのみ存在する免疫細胞である．
 問 （1）aとb （2）bとd （3）aとc （4）cとe　　　　　答え

設問 17 免疫器官に関する問題である．正しい組み合わせはどれか．
 a：胸腺と骨髄は中枢リンパ器官，脾臓とリンパ系組織は末梢リンパ器官とよばれる．
 b：扁桃は気管付近に位置する免疫組織ではない．
 c：粘膜関連リンパ組織は MALT とよばれ，口腔，鼻腔，気道，腸管などに分布している．
 d：パイエル板は GALT（腸管関連リンパ組織）のひとつではない．
 e：皮膚組織にはリンパ系組織は存在していない．
 問 （1）aとb （2）cとd （3）aとc （4）cとe　　　　　答え

設問 18 常在微生物叢に関する問題である．正しい組み合わせはどれか．
 a：ヒトの皮膚や粘膜には微生物は生息していない．
 b：ヒトの皮膚や粘膜には微生物が生息している．
 c：ヒトの皮膚にはレンサ球菌やブドウ球菌が多く存在している．
 d：ヒトの消化管には大腸菌やサルモネラは検出されない．
 e：ヒトの鼻腔には微生物は存在していない．
 問 （1）aとb （2）cとd （3）aとc （4）bとc　　　　　答え

設問 19 皮膚の免疫システムに関する問題である．正しい組み合わせはどれか．
 a：体表組織の多くはケラチノサイトとよばれるケラチン生成角化細胞である．
 b：骨髄からは皮膚の樹状細胞であるランゲルハンス細胞が形成されない．
 c：皮膚の免疫応答に関与しているリンパ組織には SALT（皮膚関連リンパ組織）がある．
 d：皮膚のランゲルハンス細胞は樹状細胞のひとつではない．
 e：ケラチノサイトはサイトカインを分泌しない．
 問 （1）aとb （2）cとd （3）aとc （4）cとe　　　　　答え

設問 20 抗原に関する問題である．正しい組み合わせはどれか．
a：in vivo（生体内）で特異的な免疫応答を引き起こす物質は抗原になりうる．
b：ハプテンとは完全抗原のことで生体内で抗体産生を引き起こすこともある．
c：異原抗原（異好抗原）は動物種間には存在していない抗原のことである．
d：アレルギーを引き起こす抗原のことをアレルゲンとよぶことがある．
e：アロ抗原（同種抗原）はヒトとヒト間にできた同じ抗原のことである．
問　（1）aとd　（2）bとd　（3）aとc　（4）cとe　　　答え

設問 21 獲得免疫システムに関する問題である．正しい組み合わせはどれか．
a：適応免疫と獲得免疫とは異なる免疫システムをもっている．
b：免疫記憶は獲得免疫にのみある特異性で自然免疫にはない．
c：獲得免疫の抗原認識には抗原提示細胞やMHC分子などは関係しない．
d：MHCクラスI分子は体細胞表面に発現していないが樹状細胞には発現している．
e：ワクチンは獲得免疫システムの免疫記憶を利用した伝染病の予防法である．
問　（1）aとb　（2）cとd　（3）aとc　（4）bとe　　　答え

設問 22 抗体に関する問題である．正しい組み合わせはどれか．
a：IgAはヒト血清中にもっとも高濃度で存在する免疫グロブリンである．
b：IgDは血清型と分泌型があり，後者は粘膜上皮での感染防御での主役となる．
c：IgGは胎盤を通過することができ，新生児の体液性免疫（液性免疫）の中心をなす．
d：IgMはヒト血清中での濃度がきわめて低いが，アレルギー反応に関与する．
e：IgEはスギ花粉症などのアレルギーに関係しており，また寄生虫症では顕著に増加する．
問　（1）aとb　（2）cとe　（3）aとc　（4）bとc　　　答え

設問 23 ワクチンに関する問題である．正しい組み合わせはどれか．
a：ワクチンは能動免疫による感染症予防法である．
b：ワクチンは注射によって抗原を生体に接種する予防法である．
c：ポリオ生ワクチンは注射によって経皮的に接種するのが常である．
d：ワクチンには生ワクチン，不活化ワクチン，トキソイドの3種類がある．
e：DPTはジフテリア，百日咳，破傷風および日本脳炎のことである．
問　（1）aとd　（2）bとd　（3）aとc　（4）cとe　　　答え

第Ⅱ部　免疫異常・アレルギー　問題

設問 24 免疫不全症に関する問題である．正しい組み合わせはどれか．
a：免疫不全症には先天性免疫不全症と後天性免疫不全症がある．
b：免疫不全症は正常なヒトよりも肝臓機能が悪い．
c：免疫不全症は免疫システムが正常に作動しない疾患群をいう．
d：免疫不全症は抗生物質投与により病状は改善される．
e：免疫不全症はT細胞もB細胞も正常なヒトより多い．
問　（1）aとd　（2）bとd　（3）aとc　（4）cとe　　　答え

設問 25 無ガンマグロブリン血症に関する問題である．正しい組み合わせはどれか．
a：無ガンマグロブリン血症はT細胞の機能不全である．
b：無ガンマグロブリン血症はMHCの機能不全である．
c：無ガンマグロブリン血症はIgEの機能不全である．
d：無ガンマグロブリン血症は液性免疫の機能不全である．
e：無ガンマグロブリン血症はB細胞の機能不全である．
問 （1）aとb （2）bとc （3）aとc （4）dとe   答え _____

設問 26 エイズ（AIDS）に関する問題である．正しい組み合わせはどれか．
a：エイズ（AIDS）は遺伝的な先天性免疫不全症のひとつである．
b：エイズ（AIDS）はウイルスによる感染症で3種類のウイルス型がある．
c：エイズ（AIDS）とHIV感染症とは異なる免疫不全症である．
d：エイズ（AIDS）に感染するとリンパが腫脹したり原虫感染症になりやすい．
e：エイズ（AIDS）に感染するとT細胞が増加する．
問 （1）aとd （2）bとd （3）aとc （4）cとe   答え _____

設問 27 エイズ（AIDS）に関する記述である．正しい組み合わせはどれか．
a：エイズ（AIDS）は先天性免疫不全症を呈する．
b：エイズ（AIDS）は日和見感染やカポシ肉腫を呈する．
c：エイズ（AIDS）は皮膚感染や空気感染しない．
d：エイズ（AIDS）は液性免疫不全症である．
e：エイズ（AIDS）はCD4 T細胞が増加する．
問 （1）aとd （2）bとc （3）aとc （4）cとe   答え _____

設問 28 アレルギーに関する問題である．正しい組み合わせはどれか．
a：アトピー性疾患はⅠ型アレルギー反応である．
b：アナフィラキシー型の抗体はIgAである．
c：ツベルクリン反応はⅡ型アレルギーである．
d：血清病はIgE抗体と抗原が結合して起こる．
e：遅延型アレルギーはⅣ型アレルギー反応である．
問 （1）aとb （2）cとe （3）aとe （4）bとd   答え _____

設問 29 免疫性疾患に関する問題である．正しい組み合わせはどれか．
a：花粉症はスギ，ブタクサなどが原因で起こるⅠ型アレルギーの例である．
b：ツベルクリン反応は遅延型アレルギーの例である．
c：Rh型不適合の妊娠は細胞性免疫反応の例である．
d：慢性関節リュウマチは自己免疫疾患の例ではない．
e：バセドウ病は自己免疫疾患の例ではない．
問 （1）aとb （2）cとe （3）aとe （4）bとd   答え _____

設問 30 アレルギーに関する問題である．正しい組み合わせはどれか．
a：アレルギーは生体の免疫応答とは関係のない非特異的防御機構である．
b：アレルギーは生体の免疫システムの過剰反応で免疫過敏症とよばれる．
c：アレルギーは免疫システムのひとつであるが生体に被害を与えることが多い．
d：アレルギーにはインフルエンザウイルスB型が関係している疾病である．
e：アレルギーは炭疽菌ワクチンの接種が有効な予防法であるといわれている．
問　(1) aとb　(2) bとc　(3) aとd　(4) bとd　　　　　答え

レベルアップ編　本文の該当箇所を参照して，次の問題にチャレンジしてみましょう！

B. 記述問題
次の語彙を50字以内で説明しなさい．
(1) 非特異的防御機構と特異的防御機構　(2) 免　疫　(3) 自然免疫
(4) 獲得免疫　(5) 液性免疫　(6) 細胞性免疫
(7) 免疫細胞　(8) 補　体　(9) 樹状細胞
(10) MHC（主要組織適合遺伝子複合体）　(11) 抗原提示細胞　(12) T細胞レセプター
(13) サイトカイン　(14) インターロイキン　(15) インターフェロン
(16) T細胞の種類と役割　(17) B細胞　(18) プラズマ細胞（形質細胞）
(19) マスト細胞（肥満細胞）　(20) 抗　原　(21) 抗　体

セルフチェック問題集：解　答

A. 選択問題

設問1 (3)，設問2 (4)，設問3 (1)，設問4 (4)，設問5 (4)，設問6 (2)，設問7 (1)，
設問8 (2)，設問9 (3)，設問10 (1)，設問11 (3)，設問12 (1)，設問13 (2)，設問14 (3)，
設問15 (3)，設問16 (2)，設問17 (3)，設問18 (4)，設問19 (3)，設問20 (1)，設問21 (4)，
設問22 (2)，設問23 (1)，設問24 (3)，設問25 (4)，設問26 (2)，設問27 (2)，設問28 (3)，
設問29 (1)，設問30 (2)

B. 記述問題

解答ヒント：(1)から(21)までの語彙は，本文中の「第Ⅰ部　生体防御・免疫システム（第1講から第5講）」を熟読すれば解答が作成できる．また，第0講　オリエンテーション内の「講義のアウトライン・用語解説」も参考になる．50字以内で作成してみよう．

参考文献

執筆に際して次の文献を参考にした．記して謝意を表する．

A. 免疫学関連（年代順）
1. P.J.Delves, S.J. Martin, D.R.Burton and M.Roitt, *Roitte's Essential Immunology* 11th ed., Blackwell Publishing（2006）
2. A.Rabson, I.M.Roitt, P.J.Delves，メディカル免疫学（小野江和則，上村利光 監訳），西村書店（2006）
3. K.Vedhara and M.Irwin, *Human Psychoneuroimmunology,* Oxford University Press（2005）
4. K.E.Yates and J.B.Lyczak, *Immunology Infection and Immunity*(eds. G.B.Pier, Lyczak and L.M.Wetzler), ASM Press（2004）
5. A.K.Abbas and A.H.Lichtman, *Basic Immunology*：Functions and Disorders of the Immune System 2nd ed., W.B.Sunder, Elsevier（2004）
6. F.S.Rosen and R.S.Geha, *Case Study in Immunology*：A Clinical Companion 4th ed., Garland Publishing（2004）
7. J.Playfair and G.Bancroft, *Infection and Immunity* 2nd ed., Oxford University Press（2004）
8. 新臨床検査技師教育研究会 編，ガイドライン対応　臨床検査知識の整理　臨床免疫学，医歯薬出版（2004）
9. M.Gandhi, P.Baum, C.B.Hare and A.B.Cuughey, Blueprints Notes & Case：*Microbiology and Immunology,* Lippincott Wiliams & Wilkins（2003）
10. 中島　泉，高橋利忠，吉開泰信，シンプル免疫学　改訂2版（第3刷），南江堂，東京（2003）
11. 永田和宏，宮坂昌之，宮坂信之，山本一彦 編，分子生物学・免疫学キーワード辞典　第2版，医学書院（2003）
12. W.Levinson and E.Jawetz, *Medical Microbiology & Immunology*：Examination & Board Review（A Large Medical Books）7th ed., McGraw-Hill（2002）
13. 谷口　克，宮坂昌之 編，標準免疫学　第2版，医学書院（2002）
14. 五　幸恵，病態生理できった内科学－ Part 4　免疫・アレルギー・膠原病，医学教育出版社（2001）
15. I.M.Roitt, J.Brostoff, D.K.Male, *Kurzes Lehrbuch der Immunologie,* Georg Thieme Verlag（1995）
16. 扇元敬司，バイオテクノロジー　第8章　免疫反応法（山内文男 編），p.163-196，光琳（1987）
17. K.Landsteiner, *The Specificity of Serological Reaction,* Dover Publications（1962）

B. アレルギー学（年代順）
18. S.J.Maleki, A.W.Burks and R.M.Helm, *Food Allergy,* ASM Press（2006）
19. 鼻アレルギー診療ガイドライン作成委員会，鼻アレルギー診療ガイドライン2005年版，ライフ・サイエンス（2006）
20. 斎藤洋三，井手　武，村山貢司，新版　花粉症の科学，化学同人（2006）
21. P.L.Lieberman and M.S.Blaiss, *Atlas of Allergic Diseases* 2nd ed., Current Medicine Group（2006）
22. 福田　健 編，総合アレルギー学，南山堂（2004）
23. 東京都健康局地域保健部環境保健課 編，アレルギー疾患ガイドブック2004，東京都生活文化局広報広聴部広聴管理課（2004）
24. M.Roecken, G.Grevers and W.Burgdorf, *Color Atla of Allergic Diseases,* Georg Thieme Verlag（2003）
25. 山本一彦 編，アレルギー病学，朝倉書店（2002）
26. 中村　晋，飯倉洋治 編著，最新　食物アレルギー，永井書店（2002）
27. G.Grevers and M.Röcken, *Taschenatlas der Allergologie,* Georg Thieme Verlag（2001）
28. 日本アレルギー学会 編，アレルギー学用語集，南江堂（1995）

C. 微生物学関連（年代順）
29. 東京都福祉保健局 編，東京都感染マニュアル改訂版（第4刷），東京都生活文化局（2006）
30. 天児和暢，南嶋洋一，系統看護学講座・専門基礎6　疾病のなりたちと回復の促進（3）　微生物学（第9版），医学書院（2004）

D. 論　文（年代順）
31. 相原雄幸，口腔アレルギー症候群と食物依存性運動誘発アナフィラキシー，臨床栄養106（4），医歯薬出版（2005）

E. その他（年代順）
32. R.W.Beck，科学史ライブラリー・微生物学の歴史Ⅰ（嶋田甚五郎，中島秀喜 監訳），朝倉書店（2004）
33. 和合治久，最新・健康モーツァルト音楽療法　PART3：免疫系疾患の予防，UNIVERAL CLASSICS（2004）
34. 古川　明，切手が語る医学のあゆみ，医歯薬出版（1986）

図表出典一覧

0 講 (p.1)	生物Ⅰ，p.178-179，数研出版（2006）；生物Ⅱ，p.43-45，新興出版啓林館（2004）；生物Ⅱ，p.73-77，教育出版（2006）；教学図書協会より許諾を得て転載
図1.8	簑田清次，総合アレルギー学（福田 健 編），p.141，図1-66，南山堂（2004）を一部改変
図3.3	Reprinted from A.K.Abbas and A.H.Lichtman, *Basic Immunology*: Functions and Disorders of the Immune System 2nd ed., p.16, Fig 1-14, W.B.Sunder (2004) with permission from Elsevier.
図4.2	Reprinted from A.K.Abbas and A.H.Lichtman, *Basic Immunology*: Functions and Disorders of the Immune System 2nd ed., p.124, Fig 7-1, W.B.Sunder (2004) with permission from Elsevier.
図4.4	W.Levinson and E.Jawetz, *Medical Microbiology & Immunology*: Examination & Board Review (A Large Medical Books) 7th ed., p.369, Fig 58-4 (2002) Reproduced with permission of The McGraw-Hill Companies.
図5.1	中島 泉：分子からみた免疫系，シンプル免疫学 改訂第3版，p.35，2006，南江堂より許諾を得て転載
表5.2	永田和宏，宮坂昌之，宮坂信之，山本一彦 編，分子生物学・免疫学キーワード辞典 第2版，インターフェロンの生理活性の表，p.96，医学書院（2003）を一部改変
図5.3	P.J.Delves, S.J. Martin, D.R.Burton and M.Roitt, *Roitte's Essential Immunology* 11th ed., p.13, Fig 1.14, Blackwell Publishing (2006)
図5.4	Reprinted from A.K.Abbas and A.H.Lichtman, *Basic Immunology*: Functions and Disorders of the Immune System 2nd ed., p.114, Fig 6-8, W.B.Sunder (2004) with permission from Elsevier.
表6.2	東京都福祉保健局健康安全室 感染症対策課ホームページ，東京都感染症予防計画 資料3（疾病類型）
表6.5	天児和暢，南嶋洋一，系統看護学講座・専門基礎6 疾病のなりたちと回復の促進（3） 微生物学（第9版），p.114，表13，医学書院（2004）
図7.1	新病態生理編集委員会 編，新・病態生理できった内科学6 免疫・アレルギー・膠原病，p.35，図27，医学教育出版社（2006）
図7.2	神奈木真理，標準免疫学 第2版（谷口 克，宮坂昌之 編），p.423，図10E-4，医学書院（2002）
図7.3	Reprinted from A.K.Abbas and A.H.Lichtman, *Basic Immunology*: Functions and Disorders of the Immune System 2nd ed., p.218, Fig 12-7, W.B.Sunder (2004) with permission from Elsevier.
表7.1	宮坂昌之，標準免疫学 第2版（谷口 克，宮坂昌之 編），p.430，表11-2，医学書院（2002）
表8.1	大島充一，アレルギー読本，p.36-37，表2.2，表2.3，東海大学出版会（2005）を一部引用改変
表8.2	鈴木直仁，総合アレルギー学（福田 健 編），p.533，表Ⅲ-66，南山堂（2004）
表8.3	鈴木直仁，総合アレルギー学（福田 健 編），p.535，表Ⅲ-67，南山堂（2004）
図8.1	G. Grevers and M. Röcken, *Taschenatlas zer Allergolgie*, p.25, Georg Thieme Verlag (2001)
図8.2	G. Grevers and M. Röcken, *Taschenatlas zer Allergolgie*, p.27, Georg Thieme Verlag (2001)
図8.3	P.J.Delves, S.J. Martin, D.R.Burton and M.Roitt, *Roitte's Essential Immunology* 11th ed., p.357, Fig 15.27, Blackwell Publishing (2006)
表9.1	近藤直実，アレルギー病学（山本一彦 編），p.15，表2.3，朝倉書店（2002）
表10.1	International Union of Immunological Societies Allergen Nomenclature Su-Committee, List of Allergens, International Union of Immunological Societies (2007); http://www.allergen.org/Allergen.aspx を一部引用改変
表10.2	相原雄幸，口腔アレルギー症候群と食物依存性運動誘発アナフィラキシー，臨床栄養106（4），p.456，表1，医歯薬出版（2005）；Hoffman, S.K et al.: High level expression and purification of the major birth pollen allergen, Bet v 1. *Protein Expr. Purif.*, 9: 33-39, 1997 を一部改変
表10.3	安枝 浩，アレルギー病学（山本一彦 編），p.27，表3.3，朝倉書店（2002）
表10.4	平田博国，総合アレルギー学（福田 健 編），p.588，図Ⅲ-96，南山堂（2004）

表 11.1	鼻アレルギー診療ガイドライン作成委員会,鼻アレルギー診療ガイドライン 2005 年版, p.7, 図 3, ライフ・サイエンス (2006)
図 12.1	宮地良樹, アレルギー病学 (山本一彦 編), p.311, 図 4.1, 朝倉書店 (2002)
図 12.3	宮地良樹, アレルギー病学 (山本一彦 編), p.312, 図 4.2, 朝倉書店 (2002)
図 12.4	伊藤雅章, 標準皮膚科学 第 7 版, p.5, 図 2.4, 医学書院 (2004)
表 13.1	向山徳子, 総合アレルギー学 (福田 健 編), p.627, 表Ⅲ-112, 南山堂 (2004)
図 13.1	河野陽一, アレルギー病学 (山本一彦 編), p.369, 図 17.2, 朝倉書店 (2002)
図 13.2	向山徳子, 総合アレルギー学 (福田 健 編), p.629, 図Ⅲ-149, 南山堂 (2004)
表 14.1	河野陽一, アレルギー病学 (山本一彦 編), p.331, 表 8.1, 朝倉書店 (2002)
表 14.2	食物アレルギーの診療の手引き検討委員会,厚生労働科学班による食物アレルギーの診療の手引き 2005, p.12, 厚生労働省 (2005)
図 15.1	K.Vedhara and M.Irwin, *Human Psychoneuroimmunology*, p.321, Fig 13.1 (2005), By permission of Oxford University Press
表 15.1	中澤次夫, アレルギー病学 (山本一彦 編), p.345-346, 表 12.1, 表 12.2, 朝倉書店 (2002) を一部改変

索引

ア

アイソタイプ	44
アイソタイプスイッチ	46
アウトグロー	140
アクセサリー分子	34
アクセサリーペア分子	34
アジュバンド	48, 96
アスピリン	80, 122, 148
アスピリン喘息	89
アデノイド	149
アトピー	79, 125
──の病型	126, 127
アトピー性角結膜炎	124
アトピー性疾患	92, 129, 137
アトピー性皮膚炎	92, 97, 125, 137, 141
──の発症機作	127, 128
アナフィラキシー	16, 79, 87, 90, 110
──の原因	88
アナフィラキシー型	80
アナフィラキシーショック	91
アナフィラキシー様反応	89, 90
アナフィラトキシン	24
アヘン製剤	150
アポトーシス	78
アミノ酸配列	106
アラキドン酸	31
アラキドン酸カスケード	89
アラキドン酸代謝	89, 90
アルサス型	85
アルサス反応	16, 85, 151
アレルギー	79
──の型	80
アレルギー回避	96
アレルギー性結膜炎	110, 123
アレルギー性疾患	92
アレルギー性接触皮膚炎	135, 156
アレルギー性鼻炎	120
アレルギー性皮膚炎	131, 133
──-呼吸器症状	137
アレルギーマーチ	138
アレルギー様反応	148
アレルゲン	102
アレルゲン回避	99, 100
アレルゲン除去食	139
アロタイプ	44
硫黄化合物	152
異原抗原	48
異種移植	67
異種抗原	48
移植片拒絶反応	67
移植片対宿主	68
異所在ホルモン	69
イソシアネート類	157
イソフラボン還元酵素	107
I型アレルギー	80, 81, 144, 150
I型アレルギー反応	143, 147
I型環境汚染	151
I型T細胞非依存性抗原	36
I型薬剤アレルギー反応	150
一類感染症	60, 61
イディオタイプ	44
遺伝的素因	78, 95, 141
イヌ	110
イネ科野草	113
異物認識	18, 22
異物標的	22
医薬品	156
咽喉頭アレルギー性疾患	122
咽喉頭症状	113
飲酒	139
インターフェロン-γ	54, 138
インターロイキン	52
──-2	54
インバリアント鎖	34
ウィスコット-オールドリッチ症候群	75
ウィダール反応	67
ウイルス感染防御	62
ウイルス不活化	41
うつ	99, 158, 159
運動誘発性アナフィラキシー	89
エイズ	72
衛生仮説	93
エオタキシン	130
エピトープ	41, 47, 102
エフェクター細胞	57
塩化コバルト	156
炎症性浮腫	144
オオアワガエリ	119
汚染度評価	109
オーチャードグラス	118
オートクライン	51
オプソニン化	59
オリーブ	118
音楽療法	160

カ

カ	110
外因性喘息	143
疥癬	108
外部寄生虫	136
化学伝達物質	56, 90
化学メディエーター	56
隔絶抗原	49
獲得免疫	3
角膜潰瘍	123
果実	105, 145
カスケード反応	23
仮性アレルギー反応	148
仮性アレルゲン	145
カテプシンB	108
カバノキ花粉症	118
カビ感染	62
過敏反応	79
かぶれ	134
花粉	113
花粉アレルギー	98
花粉アレルゲン	116
花粉カレンダー	114, 115
花粉症	97, 107, 113, 122
花粉飛散期	114
可変領域	44
カモガヤ	118
顆粒球	30, 31
環境汚染アレルギー	151
環境病因説	11
環境要因	125, 141
眼瞼アレルギー	123
眼瞼炎	123
眼瞼浮腫	123
感情的要因	157
完全抗原	48
感染症	59, 60
──の類型	60
感染症法	59
寛容	125
寛容依存	159
間葉組織	132
偽アレルギー	89
起因花粉	114

索引 **173**

既往歴	140	建築資材	153	サイトカインコネクション	62
記憶細胞	40	原虫感染	62	細胞介在型	86
気管支	144	好塩基球	21, 31	細胞傷害型	81, 84
気管支過敏症	141, 144	好炎症性サイトカイン	87	細胞傷害性アナフィラキシー	90
気管支喘息	82, 110, 137, 141, 143	交感神経	157	細胞膜貫通型	35
気管支平滑筋	144	口腔アレルギー症候群	105, 111, 148	細胞溶解型	84
気管支閉塞	143	抗血清	87	作業関連アレルギー	155
キク科野草	113, 119	抗原決定基	47	サバ中毒	147
キク科植物	156	抗原提示細胞	21, 31, 35, 42, 82, 134	サルファ剤	150, 151
気候刺激	99, 100	抗原暴露	82, 86	Ⅲ型アレルギー	81, 85, 86
気候療法	99, 141	膠原病	85	Ⅲ型薬剤アレルギー反応	151
寄生虫感染	62	抗原レセプター	42	酸性非ステロイド系抗炎症薬剤	89
季節性アレルゲン	107	交差アレルギー	120	三類感染症	60, 61
季節性鼻アレルギー	121	交差反応	104, 105	自家移植	67
喫煙	139, 141	交差反応性炭水化物構造	107	紫外線照射	99, 100
基底膜	132	好酸球	21, 31, 122	自己	76
忌避予防法	112	好酸球性気管支炎	143	刺咬昆虫	110, 112
急性中毒性皮膚炎	133	恒常性	2, 157	自己抗原	48
急性副鼻腔炎	122	抗生物質	87	自己抗体	151
急性皮膚炎	133	光線アレルギー	135	自己免疫疾患	75, 76, 84
吸入アレルゲン	104	酵素	89	自己免疫性	84
牛乳不耐性	148	酵素異常症	145	自己免疫性溶血性貧血	84
共刺激分子	32, 34, 57	酵素欠損	79	脂質メディエーター	82
胸腺	27	抗体	41	糸状仮足	22
魚介類	89, 145	抗体依存型	84	糸状球腎炎	85
キラーT細胞	33, 34	抗体依存性細胞傷害	22, 84	システインプロテアーゼ	102, 108
筋弛緩剤	89, 150	抗体産生細胞	42	ジスルフィド結合	43
金属アレルギー	135	好中球	21, 31	自然発生説	12
空気アレルギー	135	好中球不全	75	自然免疫	2
くしゃみ	82, 120	後天性免疫不全症	72, 75	シックハウスアレルギー	152, 153
クルシュマン螺旋体	143	抗毒素	13	シックハウス症候群	152
グループアレルギー	135	高内皮細胞静脈	36	湿疹	134
クローン	78	高リスク職業	156	疾病の二度なし	10, 11
群アレルギー	135	香料	156	指定感染症	61
経口投与	64, 65	ゴキブリ	109	ジフテリア	65
経口免疫寛容	141	呼吸器感染微生物	141	ジフテリア毒素	13
形質細胞	41	国際的評価法	109	脂肪細胞	132
経胎盤感作	140	国際命名規約	104	シャペロン	34
経母乳感作	140	枯草熱	13, 98, 113	シャルコー-ライデン結晶	143
血液製剤	89	骨髄	26	重クロム酸塩	156
血管アドレシン	37	古典経路	24	宿主対移植片	68
血管収縮	91	小麦	145	樹状細胞	21, 32, 59
血管性浮腫	136	小麦粉	156, 157	受動喫煙	129, 141
血小板減少症	151	五類感染症	60, 61	受動的音楽療法	160
血清型 IgA	45	コレクチン	25	受動免疫	15, 64
血清総 IgE 値	101	コンタクトレンズ洗浄液	123	種特異抗原	48
血清病	14	昆虫アレルギー	110	樹木花粉	105, 116
血清療法	14	**サ**		腫瘍壊死因子	52, 130
ケモカイン	55			腫瘍関連抗原	68
ケラチノサイト	129	臍帯血	129, 138	腫瘍拒絶抗原	68
ケンタッキーブルーグラス	119	サイトカイン	51, 54, 132	主要組織適合遺伝子複合体	34, 68

腫瘍マーカー	68
腫瘍免疫	22
純粋培養法	13
常在微生物叢	20
常在ミクロフローラ	20
消毒薬	156
小児アレルギー	137, 138, 142
小児蕁麻疹	142
小児喘息症候群	141
睫毛小胞ダニ	123
初期予防	97
職業性アレルギー	155
職業性花粉症	120
職業性呼吸疾患	156
職業性接触皮膚炎	156
職業性喘息	157
食事療法	98
食中毒	145
食品アレルギー	142
食品衛生法	145, 146
食品表示	145, 146
食物アレルギー	92, 97, 145, 147
食物アレルギー反応	147
食物アレルゲン	104, 145, 146
食物依存性運動誘発アナフィラキシー	148
食物障害	146
食物毒性反応	145
食物不耐性	145, 147
初乳	64
シラカンバ	118
自律神経	160
自律神経システム	140
新感染症	61
真菌感染	62
神経システム	157
神経毒	23
人工抗原	15, 49
真皮	132
蕁麻疹	82, 97, 112, 135, 142
蕁麻疹性皮膚血管炎	135
親油性物質	134
心理神経免疫学	158
心理的密着	139
垂直感染	139
髄洞	28
水溶性鼻漏	113, 120
スギ	116
スキンケア	141
スキンシップ	159
スクラッチテスト	101

ストレス	94, 158
ストレス性作用	152
ストレス誘因性	143
ストローン	93
スーパー抗原	49
棲み分け現象	38
スルホンアミド	89
成熟B細胞	35
成人喘息	143
生体ネットワークシステム	157
生物活性	102
──の安定性	103
摂取アレルゲン	104
接触アレルゲン	104
接触感染説	11
接触性結膜炎	123
接触皮膚炎	97, 134, 156
接着分子	57
セファロスポリン	89, 105
セリンプロテアーゼ	108
潜在抗原	49
全身性アナフィラキシー反応	90, 111
喘息	97, 144
喘息性気管支閉塞	144
先天性免疫不全症	72
造影剤	87, 89, 90
憎悪	125
走化性	22
臓器特異性抗原	48
相対湿度	98, 99, 108
瘙痒症	159
側鎖説	15
即時型	81
即時型アレルギー	80, 150
即時型エフェクター機作	82, 83
組織リモデリング	127
そば	89, 145
ソラマメ中毒	79

タ

胎児性タンパク質	68
体質素因	125
代替食	139
第二経路	24
胎盤	64
多形核白血球	21, 30
多重化学物質過敏症候群	153
建物シック症候群	153
ダニ	107
ダニアレルギー	108
ダニ汚染度	109

タバコ	153
卵	89, 126, 145
単核食細胞系	21, 22
単球	21, 30
タンパク質分解酵素	139
鍛錬療法	97
チェディアック-東症候群	76
遅延型	81
遅延型アレルギー	86, 147
遅延型過敏症	86
窒素化合物	152
遅発型アレルギー	150
遅発型エフェクター機作	83, 84
チモシー	119
中枢リンパ器官	26
中毒疹	133
超可変領域	44
小児アトピー性皮膚炎	141
直接刺激性接触皮膚炎	156
通年性アレルゲン	107
通年性鼻アレルギー	122
低アレルゲン性乳製品	129, 139
低血圧	82
定常領域	44
ディジョージ症候群	75
ディーゼル汚染	152
ディーゼル排出微粒子	152
デスモゾーム	130
デフェンシン	25, 130
転地療法	141
天然抗原	49
同系移植	67
同種移植	67
同種抗原	48
トキソイド	65
特異体質	79
毒液	87
毒性反応	79, 80, 146
毒素	65
毒素中和	41
特発性アナフィラキシー	89
特発性血小板減少性紫斑病	84
ドーム	29
ドライスキン	128
鳥肌様皮膚	125
貪食作用	18, 22

ナ

内因性抗原	34
ナイーブ細胞	27
内分泌システム	140, 157

生ワクチン	65	鼻腔関連リンパ組織	121	平滑筋収縮	80, 87
Ⅱ型アレルギー	81, 84	飛散時間帯	114	ペット	140
Ⅱ型環境汚染	151	非自己	76	ペニシリン	86, 89, 105, 151
Ⅱ型T細胞非依存性抗原	36	ヒスタミン	56, 80, 157	ヘパリン	56, 151
Ⅱ型薬剤アレルギー反応	151	ヒスタミンレセプター	121	ペプチドホルモン	89
二次的アレルギー	135	脾臓	28	ヘルパーT細胞	33, 73
二次予防	98	非毒性反応	147	ペレニアルライグラス	118
乳製品	87, 89, 145	皮内テスト	101	扁桃	29
乳頭下層	132	鼻粘膜免疫	121	防腐剤	94, 124, 147, 156
乳頭層	132	ヒノキ	116	母子免疫	138
乳糖不耐症	147	皮膚アレルギー	113	ホスホリパーゼ	111
二類感染症	60, 61	皮膚角化細胞	133	ホソムギ	118
ネコ	110	皮膚関連リンパ組織	131	保存剤	80
粘膜関連リンパ組織	28	皮膚疾患	158	補体	23
粘膜バリア	131	皮膚リンパ球抗原	147	補体カスケード	85
能動的音楽療法	160	鼻閉	113, 120	補体欠損	76
能動免疫	15, 64	百日咳	65	補体システム	23, 90
ハ		病原体関連分子パターン	22, 59	補体受容体	24
パイエル板	29, 38	表皮	129	補体第一成分阻害分子	136
肺疾患	85	表皮細胞	129	母乳	139
ハウスダスト	109, 153	ヒョウヒダニ	107	母乳アレルギー	139
ハウスダストダニ	107	日和見感染	73	ホーミング受容体	37
ハウスダストダニアレルギー	98	微粒子汚染物質	152	ホルムアルデヒド	153
播種性蕁麻疹	136	プロB細胞	35	**マ**	
破傷風	65	ファゴリソソーム	23	マイトジェン	36
パターン認識レセプター	19, 22, 59	ファブリシウス嚢	35	マイナーアレルゲン	104
ハチ	110	フィコリン	24	膜貫通構造	22
ハチアナフィラキシー	110	α-フェトプロテイン	138	マクロファージ	21, 22, 30, 59
ハチアレルゲン	111	フェニトイン	150	麻酔薬	89
ハチ刺咬	110, 111	p-フェニレンジアミン	157	マスト細胞	21, 31, 89, 90
ハチ毒	111	不活化ワクチン	65	慢性瘙痒症	159
パッチテスト	101	不完全抗原	48	慢性中毒性皮膚炎	133
鼻アレルギー	92, 97, 113, 120, 137	複合アレルギー	135	慢性肉芽腫症	75
鼻づまり	82, 113, 120	副交感神経	157, 160	慢性粘膜皮膚カンジダ症	76
鼻ポリープ	122	複合大気汚染	95	慢性副鼻腔炎	122
鼻水	82, 113, 120	腐生生物	107	マンノース結合レクチン	24
パフォーリン	22	ブタクサ	119	味覚補強剤	80
ハプテン	47, 48, 87	浮遊微粒子状物質	95, 152	無顆粒球	30
ハブトキソイド	65	プラウスニッツ-キュストナー反応	17	無ガンマグロブリン血症	75
パラクライン	51	ブラジキニン	87	ムラミダーゼ	24
貼付試験	101	プラズマ細胞	41	眼アレルギー	113, 123
バルビツール剤	89, 150	プリックテスト	101	迷走神経	143
パンアレルゲン	106	プレB細胞	35	メジャーアレルゲン	104
斑状丘疹性発疹	150	フロクマリン系物質	80	メチリンペプチド	111
ヒアルロニダーゼ	111	プロゲステロン	138	メディエーター	56, 90
非アレルギー反応	90	プロスタグランジン	56, 82	メラノサイト	130
鼻炎アレルギー	108, 110	プロタミン	90	免疫異常	3
皮下接種	65	プロテアーゼ	56	免疫学的素因	78
皮下組織	132	分解酵素	105	免疫監視機構	68
光アレルギー性皮膚炎	151	粉塵	95	免疫寛容	78
		分泌型IgA	45, 139, 141		

免疫記憶	40	レクチン経路	24	IgM	45
免疫機能	3, 4	ロイコトリエン	82, 87	IL-2	54
免疫グロブリン	41	――C_4	56, 57	IL-γ	82
免疫蛍光法	67	ワクチン	12, 64, 89	JAK-1	46
免疫血清	64			JAK-3	46
免疫現象	10	**欧 文**		LFA-1	34
免疫原性	47, 102	ADCC	22, 84	LPS	48
免疫疾患	160	AFP	68	L鎖	43
免疫制御	121	APC	31, 35, 134	MALT	28
免疫特異性	40	B細胞	30, 35	MBP	56
免疫トレランス	78	――の分化	82	MHC	34, 57, 68
免疫複合体	14, 85	Bリンパ球	30	MHCクラスI分子	34
免疫複合体型	81, 85	CCD	107	MHCクラスII欠損症	76
免疫複合体形成	89, 90	CD抗原	32, 33	MHCクラスII分子	34
免疫不全症	72	CD40	82	MPS	21, 22
毛細血管拡張	80, 87	CLA	147	MSIS	157
毛細血管拡張性失調症	75	CRP	25	M細胞	29
網状層	132	C-反応性タンパク質	25	NALT	121
モルヒネ	89	C1欠損症	76	――B細胞	121
		DC	32	NK細胞	21, 30, 31, 84
ヤ		DC1	32	NKT細胞	22, 30
薬剤	88, 89	DC2	32	OAS	105, 111, 148
薬剤アレルギー	86, 150	DEP	152	PAMP	22, 59
野菜	105	DPT三種混合ワクチン	65	P-K反応	17
野草花粉	105, 118, 119	ECP	56, 152	PMN	21, 30
優占種	20	EDN	56	PNI	158
誘発食品	142	ELISA	67, 109	PRR	19, 22, 59
誘発・負荷試験	101	EPO	56	PRタンパク質	106
溶血性貧血	142, 151	E-セレクチン	127, 131, 147	Rh型不適合	84, 142
予防接種	40, 64	Fabフラグメント	43	RIST法	101
予防接種法	13	Fcフラグメント	46	ROFA	95
ヨモギ	119	Fcレセプター	43	SALT	131
IV型アレルギー	81, 86, 150	FDEIAn	148	SIV	74
IV型アレルギー反応	134, 141, 147	Fd部分	43	sIgA	139
IV型薬剤アレルギー反応	151	GVH反応	68	SPM	95, 152
四類感染症	60, 61	HEV	36	Tc細胞	33, 34
		HIV	72	TGF-β	138
ラワ		――-1	74	Th1細胞	33, 93, 138
ラテックス	94, 122, 133, 156	――-2	74	Th2細胞	34, 93, 138
ラテックスアレルギー	98	HLAの適合性	68	Th細胞	33
ラテックス・フルーツ症候群	105, 148	HVG反応	68	TNF	52, 130
ランゲルハンス細胞	131	H鎖	43	Toll様レセプター	62
リソソーム	23	ICAM-1	34	TPHAテスト	67
リゾチーム	24	IFN-γ	54, 138	T細胞	30, 138
リハビリ治療	142	IgA	45, 89	T細胞依存性抗原	35, 48
リポ多糖体	48	IgA単独欠損症	76	T細胞介在遅延型アレルギー	87
リンパ球	36, 37	IgD	46	T細胞非依存性抗原	48
リンパ球再循環現象	36	IgE	46, 125	T細胞レセプター	33, 34
リンパ球ホーミング	37	――の結合	82	Tリンパ球	30
リンパ節	28	――の産生	82, 83		
レアギン	17	IgG	45, 89		

著者紹介

扇元 敬司(おうぎもとけいじ)（医学博士・農学博士）

1959年 東北大学大学院農学研究科修了後，ミュンヘン大学，東北大学などで微生物学・寄生虫学の教育研究に携わる．1981年 マレーシア国立大学理学部生命科学科客員教授，1989～1995年 東北大学農学部動物微生物科学教授，1995～2013年 日本獣医生命科学大学客員教授，2003～2015年 十文字学園女子大学非常勤講師（微生物学，免疫学担当）

専 門	微生物学・寄生虫免疫学
学 会	日本寄生虫学会評議員，日本細菌学会，日本免疫学会などに所属
著 書	"*Atlas of Rumen Microbiology*"（JSSP），"バイオのための基礎微生物学"（講談社）ほか多数
翻訳書	"食品微生物学入門"（培風館），"ハウスマン原生動物学入門"（弘学出版）など

NDC 491　183p　26cm

わかりやすいアレルギー・免疫学講義(めんえきがくこうぎ)

2007年4月10日　第1刷発行
2021年1月28日　第5刷発行

著　者	扇元 敬司(おうぎもとけいじ)
発行者	鈴木章一
発行所	株式会社 講談社
	〒112-8001　東京都文京区音羽2-12-21
	販　売　(03)5395-4415
	業　務　(03)5395-3615
編　集	株式会社 講談社サイエンティフィク
	代表　堀越俊一
	〒162-0825　東京都新宿区神楽坂2-14　ノービィビル
	編　集　(03)3235-3701
印刷所	株式会社双文社印刷
製本所	株式会社国宝社

落丁本・乱丁本は購入書店名を明記のうえ，講談社業務宛にお送り下さい．送料小社負担にてお取替えします．なお，この本の内容についてのお問い合わせは講談社サイエンティフィク宛にお願いいたします．定価はカバーに表示してあります．

© K. Ogimoto, 2007

本書のコピー，スキャン，デジタル化等の無断複製は著作権法上での例外を除き禁じられています．本書を代行業者等の第三者に依頼してスキャンやデジタル化することはたとえ個人や家庭内の利用でも著作権法違反です．

JCOPY <（社）出版者著作権管理機構 委託出版物>
複写される場合は，その都度事前に（社）出版者著作権管理機構（電話 03-3513-6969, FAX 03-3513-6979, e-mail : info@jcopy.or.jp）の許諾を得て下さい．

Printed in Japan
ISBN 978-4-06-153729-3